# 现代儿科疾病诊治

刘小虎 ◎著

吉林科学技术出版社

图书在版编目（CIP）数据

现代儿科疾病诊治/ 刘小虎著. -- 长春 :吉林科
学技术出版社, 2019.5
ISBN 978-7-5578-5596-3

Ⅰ.①现… Ⅱ.①刘… Ⅲ.①小儿疾病–诊疗Ⅳ.
①R72

中国版本图书馆CIP数据核字(2019)第108523号

现代儿科疾病诊治
XIANDAI ERKE JIBING ZHENZHI

| | | |
|---|---|---|
| 出 版 人 | 李 梁 | |
| 责任编辑 | 李 征　李红梅 | |
| 书籍装帧 | 山东道克图文快印有限公司 | |
| 封面设计 | 山东道克图文快印有限公司 | |
| 开 本 | 787mm × 1092mm 1/16 | |
| 字 数 | 337千字 | |
| 印 张 | 14.5 | |
| 印 数 | 3000册 | |
| 版 次 | 2019年5月第1版 | |
| 印 次 | 2019年5月第1次印刷 | |

| | |
|---|---|
| 出 版 | 吉林科学技术出版社 |
| 发 行 | 吉林科学技术出版社 |
| 地 址 | 长春市福祉大路5788号出版集团A座 |
| 邮 编 | 130000 |
| 发行部电话/传真 | 0431-81629529　81629530　81629531 |
| | 81629532　81629533　81629534 |
| 储运部电话 | 0431-86059116 |
| 编辑部电话 | 0431-81629508 |
| 网 址 | http://www.jlstp.net |
| 印 刷 | 山东道克图文快印有限公司 |

| | |
|---|---|
| 书 号 | ISBN 978-7-5578-5596-3 |
| 定 价 | 98.00元 |

# 前　言

　　儿科是医院重要科室之一,也是医院较大的科室之一,更是一个特殊的科室。孩童是天真无邪的,他们是祖国的未来、家庭的希望,因此儿科医生身上的责任就会更重,这就要求我们工作要更加严谨,对患者要有责任心,并不断地在临床实践中积累经验。

　　本书涉及多种儿科常见疾病的诊疗,包括新生儿疾病、呼吸系统疾病、消化系统疾病、泌尿系统疾病、血液系统疾病等内容,具有思维清晰、内容丰富新颖、逻辑性、实用性强等特点,同时编者希望本书的出版,能为儿科医护人员提供帮助。

　　在编写过程中,编者力求在内容、格式上做到统一,但难免会有些疏漏和错误之处,欢迎同道不吝指正,以便在以后不断地改正和进步。

编　者

# 目　　录

# 第一章　新生儿疾病

## 第一节　新生儿呼吸窘迫综合征

### 一、NRDS 诊断标准

#### (一)具有发病的高危因素

母孕期患有糖尿病、胆汁淤积、宫内感染、早产、胎膜早破超过 24 小时、宫内窘迫、剖宫产、产时窒息等。

#### (二)具有 NRDS 临床症状及体征

1.症状

生后 6 小时内发生进行性加重的呼吸急促(＞60/分)。

2.体征

(1)发绀、鼻翼、吸气性三凹征和明显的呼气呻吟。

(2)严重时呼吸浅快,呼吸节律不整、呼吸暂停及四肢松弛。

(3)听诊可闻及双肺呼吸音减低。

#### (三)具有典型的胸部 X 线检查特征

胸片特征性改变是判断 NRDS 严重程度的重要指标之一,但不是早期诊断的必需条件之一。NRDS 胸片特征性改变包括:

Ⅰ级:双肺透光度降低,呈毛玻璃样改变。

Ⅱ级:双肺透光度降低,见明显支气管充气征,心影及肋膈角清楚。

Ⅲ级:双肺透光度明显降低,见明显支气管充气征,心影及肋膈角模糊。

Ⅳ级:全肺透光度严重降低,呈"白肺"样改变。

#### (四)、辅助检查

(1)如果可能,应在生后 1 小时内抽取胃液做泡沫震荡实验。

(2)在使用肺表面活性物质(PS)治疗前及治疗后检测血气分析。

(3)尽快完成胸片检查,并在使用 PS 后 6~12 小时进行复查,必要时增加复查次数。

(4)严重病例应当完善心脏彩超检查,以明确有无肺动脉高压及动脉导管未必。

(5)积极完善血糖、乳酸、电解质、肝肾功等检测,了解患儿机体内环境状态。

### 二、NRDS 治疗

#### (一)PS 的应用

(1)胎龄＜28 周的早产儿都应接受表面活性物质预防性治疗(生后 15min 内)。

(2)如果新生儿在产房内需接受气管插管,或母亲未接受产前皮质激素治疗,则对胎龄

大于 28 周～小于 30 周的新生儿应预防性使用表面活性物质

对已患 RDS 或 RDS 高危的新生儿应尽早给予 PS,以降低死亡率及肺气漏。

(3)在有 RDS 进展的证据时,如持续需氧、需要机械通气或 CPAP 6cmH$_2$O 需氧浓度＞50%,应给与第二或第三剂表面活性物质。

(4)对需从 CPAP 改为机械通气治疗的 RDS 患儿,应给与第二剂 PS。

(5)在有可能的条件下,给药后立即(或早期)拔除气管插管改为 CPAP,能缩短机械通气时间,从而有利于患儿稳定。

PS:剂量 100～200mg/kg,肺灌洗液中提取的天然制剂较好,生后 2～4h(12～24h 内)应用,由气管内给药可维持 8～15 小时,(2～4 次)。6～12h 重复,最多应用 4 次,除 800g 以下,一般给药 1～2 次即可。滴入或气雾法。

制剂:天然;半合成;人工合成。固尔苏,意大利生产,通用名:猪肺表面活性物质 poractantalfa,别名:猪肺磷脂;

**(二)机械通气治疗**

1.机械通气策略

(1)呼吸衰竭的 NRDS 患儿应使用机械通气提高存活率。

(2)低碳酸血症会增加 BPD 和脑室周围白质软化的危险性,应尽可能避免。

(3)应经常调整呼吸机参数。从而获得最佳肺容量。

(4)应尽可能缩短机械通气使用时间,减少肺损伤。

(5)优先考虑使用 CPAP 或 NIPPV,避免或减少气管插管和机械通气时间。

(6)采用同步和潮气量控制的常频通气模式,及积极的撤机方案能缩短机械通气时间。

(7)撤机后可以接受 pH＞7.22 的中等程度的高碳酸血症。

2.CPAP 的应用

(1)对所有存在 RDS 高危因素的患儿,如胎龄＜30 周不是必须使用机械通气者都应使用 CPAP,直到临床状况被进一步评估。

(2)PEEP 至少要保证在 5cmH$_2$O 的压力。

(3)为了减少机械通气的使用,对 RDS 患儿应早期使用 CPAP 和 PS。

CPAP:压力 5～10cmH$_2$O;

3.人工呼吸器

用 CPAP 后 PaO$_2$ 仍≤50mmHg(6.67kPa),PaCO$_2$≥60mmHg(8kPa)或频发呼吸暂停或体重＜1500g。吸气峰压 20～25cmH$_2$O(1.96～2.45kPa),呼气末正压 4～5cmH$_2$O(0.39～0.49kPa),氧浓度开始 6 生后第 1 天即可使用全静脉营养。0～80%,以后渐减至 40%,呼吸率 30～40 次/分,吸:呼=1:1～2。

**(三)败血症的防治**

(1)RDS 患儿应常规使用抗生素,直到排除败血症。

(2)治疗过程中需要考虑到真菌感染可能性。

**(四)支持疗法**

为使 RDS 患儿达到最好的治疗效果,适合的支持疗法是必要的,包括维持正常体温、合理的液体疗法、良好的营养支持、治疗动脉导管开放及稳定循环功能维持合适的血压和组织灌注。

1.体温控制

体温维持在 36.5～37.2℃

2.液体和营养治疗

(1)置于湿化暖箱中的大多数患儿,静脉补液量从 70～80mL/(kg·d)开始。

(2)早产儿液体和电解质疗法应个体化处理,生后 5d 允许体重每天下降 2.5%～4%(总共 15%)。

(3)生后数天限制补钠,尿量增多后逐渐增加补钠,需要小心监测液体平衡和电解质水平。

(4)生后第 1 天即可使用全静脉营养。

(5)生后第 1 天,如果无特殊情况即可开始微量肠道喂养。

3.组织灌注的维持

定期监测血压,维持正常的组织灌注,必要时使用血管活性药物。

4.PDA 的治疗

如果有指征(出现 PDA 早期表现如低血压,特别是舒张压降低,和脉压增大),可使用药物关闭动脉导管。

### 三、预防

产前预防,地塞米松 6mg 肌内注射 q12h×4 应于临产 24h 以前使用。产后预防,表面活性剂的应用,生后 15～30min 给药。

### 四、医患沟通

1.费用问题

机械通气,PS 的应用费用昂贵等。

2.疗程及转归

生后头 3 天为危险期,疗程较长。

3.并发症

早产儿视网膜病(ROP),支气管肺发育不良(BPD),机械通气相关性肺炎(VAP)等。

# 第二节 新生儿败血症

### 一、病原菌

依地区而异,我国一直以葡萄球菌最常见,其次是大肠埃希氏菌。近年来随着极低体重儿存活率的提高和气管插管的较为普遍使用,表皮葡萄球菌、克雷白杆菌、枸橼酸杆菌等条件致病菌感染增多。在美国以链球菌感染较多,尤其是 B 组链球菌较为普遍,现 D 组链球菌也有所增加。凝固酶阴性葡萄球菌(CNS)主要见于早产儿,尤其是长期动静脉置管者。金黄色葡萄球菌主要见于皮肤化脓性感染,产前及产时感染以大肠埃希氏菌为主的革兰阴性菌较为常见。气管插管机械通气患儿以革兰阴性菌如绿脓杆菌、克雷白杆菌、沙雷菌等多见。

## 二、感染途径

### 1.产前感染

孕母细菌很少经胎盘感染胎儿,因母免疫力强,且一发病即接受抗生素治疗,况且胎盘有一定屏障作用。胎盘化脓性病变破入羊水,胎儿再吸入感染者更少见。但结核杆菌、李斯特菌、胎儿空弯菌能经胎盘感染胎儿。羊水穿刺或宫内输血消毒不严时可致医源性败血症。

### 2.产时感染

胎膜早破、产程延长、细菌上行污染羊水,或胎儿通过产道时吸入吞入该处细菌而使胎儿感染。孕母产道特殊细菌定植,淋球菌,B组链球菌。分娩环境不清洁、或接生时消毒不严致胎儿感染。

### 3.产后感染

最常见,尤其是金黄色葡萄球菌,新生儿皮肤感染如脓疱疮、尿布皮炎及皮肤黏膜破损,脐部、肺部感染是常见病因。对新生儿的不良行为如挑马牙、挤乳房、挤痱疖等,或长期动静脉置管、气管插管破坏皮肤黏膜屏障后使表皮葡萄球菌等易于侵入血循环所致。各种吸痰器、暖箱、雾化器中的水易被绿脓杆菌污染而致医源性感染。

## 三、败血症诊断标准

### (一)具有发病的高危因素

凡有产前/产时/产后感染因素者均应考虑。

### (二)具有败血症临床症状及体征

#### 1.局部表现

脐部炎性反应,红肿且伴有脓性分泌物。

#### 2.全身表现

一般表现为早期出现精神食欲欠佳、哭声减弱、体温不稳定等,发展较快,可迅速进入不吃、不哭、不动、面色不好、神萎、嗜睡。体壮儿常有发热,体弱儿、早产儿常体温不升。如出现以下特殊表现时,常提示败血症。

(1)黄疸:有时是败血症的唯一表现,表现黄疸迅速加重、或退而复现;严重时可发生胆红素脑病。

(2)肝大:出现较晚,一般为轻至中度肿大。

(3)出血倾向:皮肤黏膜瘀点、瘀斑、针眼处渗血不止,消化道出血、肺出血等。

(4)感染性休克:面色苍灰,皮肤呈大理石样花纹,血压下降,尿少或无尿,硬肿症出现常提示预后不良。

(5)其他:呕吐、腹胀、中毒性肠麻痹、呼吸窘迫或暂停、青紫。

(6)可合并肺炎、脑膜炎、坏死性小肠结肠炎、化脓性关节炎和骨髓炎等。

### (三)辅助检查

(1)病原菌的检出:应在使用抗生素之前做血培养找细菌,抽血时必须严格消毒;同时做各种感染液的涂片镜检非常重要。

(2)外周血常规:白细胞$<5\times10^9$/L,或$>20\times10^9$/L,中性粒细胞杆状核细胞所占比例$>$

＝0.20,出现中毒颗粒或空泡,血小板计数＜$100×10^9$/L有诊断价值。C-反应蛋白可升高。

(3)一旦诊断败血症,均需要脑脊液检查明确有无颅内感染。

### 四、败血症治疗

#### (一)抗感染

抗生素的用药原则:

(1)早用药:对于临床上怀疑败血症的新生儿,不必等待血培养结果即应使用抗生素。

(2)静脉,联合给药:病原菌未明确前可结合当地菌种流行病学特点和耐药菌株情况选择两种抗生素联合使用;病原菌明确后,可根据药敏实验选择用药;药敏不敏感但临床有效者可暂不换药。

(3)疗程足:血培养阴性,经抗生素治疗后病情好转时应继续治疗5～7天;血培养阳性,疗程10～14天;有并发症应治疗3周以上。

(4)注意药物的毒不良反应;1周以内新生儿,特别是早产儿肝肾功能不成熟,给药次数应减少,每12～24小时给药1次,1周后每8～12小时给药1次。氨基糖甙类抗生素因可产生耳毒性以不主张在新生儿期使用。

#### (二)对症支持治疗

1.处理严重并发症

(1)抗休克治疗。

(2)清除感染源。

(3)纠正酸中毒和低氧血症。

(4)减轻脑水肿。

2.支持疗法

注意保温,供给足够热卡和液体,维持血糖和电解质在正常水平。

3.免疫疗法

(1)静注免疫球蛋白,每天300～500mg/kg,3～5日。

(2)重症患者可行交换输血,换血量100～150mL/kg。

#### (三)清除感染灶

脐炎局部用3%过氧化氢、2%碘酒及75%酒精消毒,每日2～3次。

### 五、医患沟通

和家属沟通方面首先要让家属知道败血症不是白血病。败血症是感染性疾病,及时得当的治疗是完全可以治愈的,白血病是血液系统的恶性肿瘤。但是,败血症疗程也较长,一般来说至少需10～14天,有并发症者应治疗3周以上。另外,家长们也应知道不是每个患儿都肯定能治愈,有的因严重感染导致感染性休克或DIC而死亡,且这样的死亡率不低。有的并发化脓性脑膜炎会留有不同程度的神经系统后遗症。对此,家长们应有充分的心理准备。

# 第三节　新生儿持续肺动脉高压

## 一、概述

新生儿持续肺动脉高压(PPHN)是由于生后肺血管压力的持续增高使胎儿循环不能正常过渡到新生儿循环,当肺血管压力超过体循环压力时,大量未氧合血经动脉导管及卵圆孔水平右向左分流。引起新生儿青紫,低氧血症,吸高浓度氧发绀不能缓解,也叫持续胎儿循环。

## 二、病因及发病机理

有原发性和继发性两大类

### (一)原发性

由肺小动脉中层平滑肌增厚,使肺血管床的管腔缩小而致机械性梗阻,使肺动脉压增高。可能与宫内慢性缺氧(血管发育不良),胎盘功能不全,母长期摄入水杨酸或吲哚美辛致动脉导管收缩有关。

### (二)继发性

(1)严重低氧血症,酸中毒使肺血管收缩。见于围生期窒息(肺动脉主动收缩,或继发于全身动脉血压增高)、胎粪吸入(MAS)、感染性肺炎及 HMD 等。

(2)继发于肺及肺血管床发育不良,如膈疝、先天性肺发育不良。

(3)其他:如心肌损害、心功能不全、红细胞增多症等。

## 三、临床表现

多见于足月儿、过期产儿、有胎粪污染羊水的病史,早产儿常见于肺透明膜病。

### (一)症状

生后 12 小时内即可出现症状,有青紫和呼吸增快,但不伴呼吸暂停和三凹征。青紫为全身性,呼吸窘迫与低氧血症不平行,吸高浓度氧青紫多数不能改善,少数病例发绀虽能短暂缓解,但很快又恶化,临床上与发绀型先心病难以区别。

### (二)体征

肺部无明显体征。心脏听诊帮助不大,杂音可有可无。部分患者胸骨下缘或心尖部可闻及收缩期杂音(三尖瓣和二尖瓣反流所致),心功能不全者有心音低钝,血压下降和末梢循环不良。

## 四、诊断

### (一)筛查试验

凡有严重低氧血症,$PaCO_2$ 接近正常者,如果胸部 X 线检查肺野相对清晰,应疑为 PPHN,可做筛查试验。

#### 1.高氧试验

吸入 $80\%\sim100\%$ 氧 10 分钟观察,如为肺实质性疾病则 $PaO_2$ 有所改善,青紫减轻,而 PPHN 或先心病则无或很少改善。

2.导管前、后血氧差异试验

同时取导管前(颞、右桡动脉)和导管后(左桡、脐或股动脉)动脉血,$PaO_2$ 差＞2kPa(15mmHg)或氧饱和度相差＞10％,表明导管水平有右向左的分流。

3.高氧-高通气试验

可鉴别 PPHN 与青紫型先心病。用手控加压通气 80～120 次/分,共 10 分钟,使 $PaCO_2$ 下降,动脉血 PH 上升,此法可使 PPHN 患者 $PaO_2$ 上升而青紫型先心病则无反应。

### (二)辅助检查

(1)X 线:胸片可见肺血管影减少。

(2)心脏超声检查:心脏超声 Doppler 既可排除先心病,亦可进行肺动脉血流动力学评估,近年来已广泛应用于 PPHN 的诊断。可观察卵圆孔或开放的动脉导管水平有否右向左分流,以多普勒测定左或右肺动脉平均血流速度,流速降低提示肺血管阻力增加,有肺动脉高压。还可以根据肺动脉高压时三尖瓣反流速度计算肺动脉压力。

## 五、治疗

### (一)稳定患儿

1.镇静

苯巴比妥或地西泮。

2.纠正

酸中毒、低体温、红细胞增多症、低血糖等。

### (二)机械通气

高通气法。使 $PaO_2$ 维持在＞10.6kPa(80mmHg),$PaCO_2$ 维持在 4.7～6.0kPa(35～45mmHg),pH 保持在 7.45～7.5。如无肺实质性疾病,可用低压、短吸气时间的通气方式,呼吸频率 60～120 次,PIP20～25cm$H_2O$,PEEP2～4cm$H_2O$ 即 0.2～0.4kPa,吸气时间 0.2～0.4秒,气流量 20～30L/分。如有肺实质性疾病应根据肺原发病做相应调整,可用稍低频率及较长吸气时间通气。

### (三)血管扩张药治疗

1.碱化血液,扩张肺血管

5％碳酸氢钠

2.血管扩张药

(1)硫酸镁:镁为钙的拮抗药,通过作用于前列腺素代谢,抑制儿茶酚胺的释放及减少平滑肌对血管收缩反应起作用。剂量为 200mg/kg,静脉 30min 缓慢输入,然后以 20～50mg/kg·h 静脉滴注。治疗时应监测血浓度,有效血浓度为 2.88～5.67mmol/L。

不良反应为低血压和低血钙。注意监测血电解质和血压。

(2)前列腺素:开始剂量为 0.02μg/(kg·min),在 4～12h 逐渐增加到 0.06μg/(kg·min);维持量 0.03～0.06μg/(kg·min),可用 3～4 天。

(3)其他药物:妥拉苏林。

### (四)提高体循环血压,逆转右向左分流

保证血容量,不足时补以 5％白蛋白、新鲜血浆或全血;常用多巴胺及多巴酚丁胺以增加心搏出量及维持血压,剂量为 3～5μg/(kg·min),剂量不宜过大。

## （五）新疗法（我科室尚未开展）

### 1.体外膜肺法（ECMO）

用于最大限度呼吸机支持加药物治疗无效者。

### 2.NO 吸入疗法

NO 为内皮细胞衍化舒张因子，是维持血管处于低阻力的重要因素。吸入的 NO 经肺泡弥散到肺血管平滑肌细胞后，活化局部鸟苷酸环化酶使 cGMP 增加，cGMP 是导致血管平滑肌松弛的重要媒介而引起肺血管扩张。

### 3.NO 加高频震荡通气治疗（HFO）

用常规呼吸机加 NO 或单用 HFO 通气失败者，联合 HFO 通气＋NO 吸入后疗效显著提高，尤其对严重肺实质病变所致的 PPHN，可促进 NO 的有效释放与弥散。

# 第四节 新生儿高胆红素血症

## 一、概述

新生儿高胆红素血症又称新生儿黄疸。生后 1 周内黄疸发生率：足月儿 60％，早产儿 80％。有生理性和病理性黄疸之分，区分目的在于及时处理病理性黄疸，防止胆红素脑损伤和肝硬化等。

## 二、病史采集

### 1.黄疸出现时间及特点

出现时间生后＜24 小时常考虑新生儿溶血症，2～3 天多见生理性黄疸，也有部分 ABO 溶血症，4～7 天考虑母乳性黄疸、败血症，＞7 天常常由母乳性黄疸、败血症、肝炎和胆道闭锁引起。发展速度快或面色苍白，多提示溶血症；起病隐匿或缓慢进展多考虑肝炎和胆道闭锁。

### 2.询问神经系统（胆红素脑病）表现

嗜睡、吮吸无力、尖叫、呼吸暂停、抽搐、发热等。

### 3.二便颜色

粪便变浅或白陶土样多提示胆道阻塞，尿颜色深提示尿胆元或/和胆红素增高，常见于肝炎和胆道闭锁。

### 4.易感因素

有无围生期缺氧、感染史、摄入不足（开奶延迟、体重明显下降）、胎便排出延迟或便秘等加重黄疸的因素，有否用过引起黄疸的药物。

### 5.家族史

前几胎有无患过新生儿溶血症，G6PD 缺陷病家族史，母亲肝炎史。有否长期黄疸患者。

### 6.妊娠史

有无流产、死胎、孕期感染、胎膜早破，产程延长等产时感染的危险因素。

### 7.喂养及环境史

母乳还是配方奶。有否接触过樟脑丸、维生素 $K_3$、维生素 $K_4$ 等易致溶血的物质。

## 三、体格检查

1.可根据皮肤黄疸部位估计血清胆红素水平

表 1-1　皮肤黄疸估计血清胆红素对应表

| 黄疸部位 | 血清胆红素 umol/L（±50） |
|---|---|
| 头颈部 | 100 |
| 躯干上半部 | 150 |
| 躯干下半部及大腿 | 200 |
| 臂及膝关节以下 | 250 |
| 手、脚心 | > 250 |

2.肝脾

注意大小和质地。

3.有无贫血及感染相关体征

皮肤黏膜苍白、苍白与黄疸是否呈比例、水肿、心力衰竭、头部包快、瘀斑瘀点、脐部、皮黏膜感染灶。

4.注意神经系统（胆红素脑病）体征

肌张力减弱或增高、双眼凝视、角弓反张、原始反射减弱。

## 四、辅助检查

1.急查血胆红素水平

血清总胆红素（TB）、结合或直接胆红素（DB）。

2.常规检查

（1）血常规、肝功能和 TORCH 筛查。

（2）备选检查：①疑诊新生儿溶血症,做新生儿溶血病筛查；②疑诊败血症,测外周血 I/T、PCT（降钙素原）、CRP（C-反应蛋白）和血培养,必要时,尿培养和脑脊液检查；③疑诊肝胆道病变,肝胆道超声,必要时,MRCP 检查；④疑诊 G-6-PD 缺陷症,测 G-6-PD 活性和基因；⑤疑诊胆红素脑病,行听觉诱发电位（BAEP）,颅脑 CT 或 MRI 检查。

## 五、治疗原则

治疗要求：尽快降低血清胆红素水平,积极防治胆红素脑病；胆道阻塞应在 2～3 月内有效诊疗,积极控制胆汁淤积性肝炎,防止胆汁淤积性肝硬化、肝功能衰竭等。

1.光照疗法

以波长 425～475nm（蓝色）或 510～530nm（绿色）甚至日光均可。可选用光疗箱、光疗灯、光疗毛毯等设备进行。主要用眼罩以防视网膜损伤,穿尿布以防尿液损伤设备电路。光疗指征：①早产儿出现黄疸,②足月儿 TB>12.9mg/dL,③新生儿溶血病黄疸出现。不良反应包括发热、腹泻、皮疹、核黄素缺乏和青铜症。

2.药物疗法

（1）补液、纠酸。

（2）白蛋白或血浆：白蛋白 1g/kg.次或血浆 25mL/次可增加与未结合胆红素的联结,减少核黄疸发生。换血前 2～4h 使用可增加胆红素的换出。

（3）静脉免疫球蛋白（IVIG）：用于新生儿溶血症,0.6～1.0g/kg。

（4）减少肠肝循环：肠道微生态制剂,思密达以及茵栀黄等中药。

3.换血疗法

严重高胆红素血症的抢救治疗措施。换血指征：产前已诊断溶血症,出生时已黄疸,Hb＜120g/L,水肿肝脾大,心力衰竭；总 TB＞342μmol/L（20mg/dL）；已有核黄疸早期表现；早产儿,放宽指征。血源可用同型血、或 O 型红细胞＋AB 型血浆,换血量为 2 倍血（2×85mL）可换出 85% 致敏红细胞,60% 胆红素及抗体,采用经静脉、或动静脉双管同步换血。

4.纠正不利因素

应早开奶；通便,尤其应促进胎便排出。尽快纠正缺氧和脱水。积极控制感染。

## 六、病情观察及随访要点

1.黄疸演变

皮肤黄疸累及范围、深浅变化、对光疗者应观察眼眶罩和尿布遮盖处皮肤。根据情况动态检测血清胆红素水平,如微量血胆红素。

2.警惕胆红素脑病

对确诊或疑诊胆红素脑病患儿及严重黄疸之早产儿,出院后定期随访：①1 月内（早产儿以纠正日龄为准）,随访新生儿神经行为评分（NBNA）；日龄满 50 天后,随访发育商（DQ）；②日龄 42 天后,复查听力筛查,未通过者,建议做 BAEP 检查；③1 月龄,完善颅脑 MRI 检查,必要时,1～2 月复查；④若 DQ 或影像学提示脑损伤较重,尽早到康复中心开始康复训练。

3.如为感染性黄疸

注意肝脾大小和肝功能检查随访,新生儿败血症的非特异性检查的动态检测。

4.阻塞性黄疸

大小便颜色、肝脾大小、DB/TB 比值变化、尿二胆变化、有无眼结膜干燥斑及出血趋向。随访肝胆超声或 MRI。

# 第五节　早产儿管理

## 一、概述

早产儿是指出生时胎龄＜37 周的新生儿,其中出生体重＜1500g 者为极低出生体重儿（VLBW）,＜1000g 为超低出生体重儿（ELBW）。在早产儿中,胎龄＜32 周或出生体重＜1500g 者临床问题较多、病死率较高,是早产儿管理的重点。

## 二、出生前和出生时处理

1.了解病史

对可能发生早产者,新生儿医师要尽早参与,详细询问病史,了解孕期母亲和胎儿情况,早产的可能原因,有否促胎肺成熟的措施,评估分娩时可能发生的情况,做好出生时的处理准备。

2.积极复苏

产科并发症可能较多,窒息发生率较高,对窒息儿出生时要积极复苏。

### 三、保暖

产房温度应保持 27~28℃。出生后迅速将全身擦干,放在预热棉毯中,尽量不让患儿裸露,在复苏处理后尽快放在预热的暖箱中。暖箱相对湿度一般为 60%~80%,胎龄和出生体重越低,暖箱相对湿度要高一些,对超低出生体重儿,暖箱湿度对维持体液平衡非常重要,对出生体重较大(超过 2000g)的早产儿也可以用开放式辐射式保暖床并盖以塑料薄膜进行保暖。

表 1-2　不同出生体重早产儿适中温度(暖箱)

| 出生体重 | 暖箱温度 | | | |
|---|---|---|---|---|
| (kg) | 35℃ | 34℃ | 33℃ | 32℃ |
| 1.0~ | 初生 10d | 10d~ | 3 周~ | 5 周 |
| 1.5~ | — | 初生 10d | 10d~ | 4 周 |
| 2.0~ | — | 初生 2d | 2d~ | 3 周 |

表 1-3　超低出生体重早产儿暖箱温度和湿度

| 日龄(d) | 1~10 | 11~12 | 21~30 | 31~40 |
|---|---|---|---|---|
| 温度(℃) | 35 | 34 | 33 | 32 |
| 湿度(%) | 100 | 90 | 80 | 70 |

### 四、呼吸管理

1.吸氧

头罩、鼻导管和暖箱吸氧。

吸室内空气时经皮血氧饱和度(TcSO$_2$)在 85%~87%,并伴有呼吸困难者,应给予吸氧。早产儿吸氧必须监测经皮血氧饱和度,严格控制吸入氧浓度,根据 TcSO$_2$ 或血气检测调整吸入氧浓度,一般将 TcSO$_2$ 维持在 88%~93%即可,不宜高于 95%。

2.持续气道正压呼吸

对有呼吸困难的轻度或早期新生儿呼吸窘迫综合征(NRDS)、湿肺、感染性肺炎及呼吸暂停等病例可使用鼻塞持续气道正压呼吸(CPAP),CPAP 能使肺泡在呼气末保持正压,有助于萎陷的肺泡重新张开。CPAP 压力以 4~6H$_2$O 为宜,吸入氧浓度根据 TcSO$_2$ 尽快调整至<0.4。及时使用 CPAP 可减少机械通气的使用。

3.机械通气

如用 CPAP 后病情仍继续加重、PaCO$_2$ 升高>8.0~9.3kPa(60~70mmHg)、PaO$_2$ 下降<6.7kPa(50mmHg),则改用机械通气。一般先用常频机械通气(CMV),根据病情和血气分析调节呼吸机参数。如常频机械通气效果不理想,可使用高频机械通气。

**4.肺表面活性物质(PS)的应用**

对诊断或疑诊 NRDS 者应给 PS 治疗,要早期给药,一旦出现呼吸困难、呻吟,即可给药,不必等到 X 线出现典型 NRDS 改变。剂量每次 100mg/kg 左右,如吸入氧浓度>0.4 或平均气道压>0.8kPa(8cmH_2O),可考虑重复给药,有些重症病例需给 2~3 次。对轻度和早期 NRDS 可采用 PS+CPAP 方法。预防用药:对胎龄小于 28 周和出生体重小于 1000g 的早产儿,出生时可考虑给 PS 预防。

**5.呼吸暂停的防治**

(1)颈部姿势自然。

(2)刺激呼吸:托背、弹足底,出现青紫需气囊给氧。

(3)药物治疗:氨茶碱:负荷量 4~6mg/kg,静脉滴注,12h 后给维持量每次 2mg/kg,每天 2~3 次,保持血药浓度在 5~15μg/mL,疗程 5~7d。枸橼酸咖啡因、纳洛酮。

(4)频发的阻塞性或混合性呼吸暂停,可使用鼻塞 CPAP。继发性呼吸暂停者,应积极治疗原发病。

**6.支气管肺发育不良(BPD)的防治**

(1)呼吸支持。

(2)限制液体量。

(3)糖皮质激素。

(4)抗感染。

(5)营养支持。

## 五、动脉导管开放(PDA)的治疗

心脏超声检查确定诊断,对合并心功能不全的 PDA 应给予治疗。

**1.限制液体量**

一般每天 80~100(mL/kg)。

**2.吲哚美辛**

一般静脉滴注,也可口服或栓剂灌肠。布洛芬:布洛芬对肾脏的不良反应较吲哚美辛少。

**3.手术治疗**

若药物使用 2 个疗程还不能关闭动脉导管,并严重影响心肺功能时,可考虑手术结扎。

## 六、早产儿脑损伤的防治

**1.颅内出血**

主要表现为室管膜下—脑室内出血,预防产儿颅内出血的主要措施包括:维持血压稳定和血气正常,保持安静。生后常规用维生素,1mg 静脉滴注,给 1 次。影像学检查是诊断早产儿颅内出血的重要手段,对出生体重低于 1500g 者在生后第 3~4 天可进行床旁头颅 B 超检查,生后第 14 天和 30 天随访 B 超,以后还要定期随访,必要时头颅 CT 检查。

**2.脑室周围白质软化(PVL)**

PVL 与早产、缺氧缺血、机械通气、低 PaCO_2、低血压、产前感染等因素有关,临床症状不明显,可表现为抑制、反应淡漠、肌张力低下、喂养困难,严重者发生脑瘫。B 超是诊断的重要手段,一般损伤 4 周左右软化灶明显。PVL 尚无有效的治疗方法,要重视预防。强调在新生儿期开始早期干预和康复治疗,尽可能减少后遗症。

## 七、感染的防治

**1.诊断**

早产儿产前感染发生率较高,感染部位以败血症和肺炎为多,其他有尿路感染和中枢感染,常发生院内感染。早产儿感染的临床表现不典型,对可疑感染者应做检查,及时诊断。

**2.预防**

早产儿感染应以预防为主,要严格遵守消毒隔离制度,尽可能减少接触患儿,减少侵袭性操作,每次检查患儿或超作前,都必须认真洗手。各种监护治疗仪器(监护仪、呼吸机、保暖箱等)要严格消毒

**3.治疗**

根据病原特点和药敏结果选用抗感染药物。

## 八、保持血糖稳定

**1.低血糖症**

凡血糖低于 2.6mmol/L 为低血糖症,早产儿出生后应常规检测血糖,每天 3～4 次,直到血糖稳定。低血糖易导致脑损伤,应积极防治:

(1)早期喂养:对可能发生低血糖症者生后 1h 即开始喂 5% 葡萄糖,生后 2～3h 开始喂奶。

(2)静脉滴注葡萄糖:血糖低于 2.6mmol/L,不论有无症状,应给 10% 葡萄糖 6～8mg/(kg · min)静脉滴注,如血糖低于 1.7mmol/L,应给 10% 葡萄糖 8～10mg/(kg · min)静脉滴注,维持血糖在正常范围。对反复发生或顽固性低血糖症,应积极查找病因,进行病因治疗。

**2.高血糖症**

血糖超过 7mmol/L 为高血糖症。如血糖持续超过 15mmol/L,其他治疗方法未奏效时,可应用胰岛素,开始剂量每小时 0.1U/kg,静脉滴注维持,密切监测血糖,根据血糖结果调节剂量。

## 九、消化问题的处理

**1.胃食管反流的防治**

胎龄和出生体重越小发生率越高,常伴有吸入和呼吸暂停。治疗措施主要有:
(1)体位:喂奶速度要缓慢,喂奶后多抱一会,头部和上身抬高30°,右侧卧位。
(2)药物:可以使用吗丁啉、小计量红霉素或西咪替丁。

**2.坏死性小肠结肠炎(NEC)的防治**

早产儿易发生。主要防治措施有:(1)禁食。胃肠减压,肠外营养,胃中有积乳(可从胃管抽取积乳量大于前一次入量1/3量来衡量)则不加量或降至前一次量。(2)防治感染:可用第三代头孢加甲硝唑。(3)改善循环功能。(4)外科治疗。

## 十、营养支持

**1.能量需求**

生后第 1 天 30kcal/(kg · d)(1kcal=4.2kJ),以后每天增加 10kcal/(kg · d),直至 100～

120kcal/(kg·d)。

2.喂养途径和方法

(1)经口喂养。

(2)胃管喂养:适用于吸吮、吞咽功能不协调的小早产儿,包括间歇胃管法和持续胃管法。

(3)十二指肠喂养:适用于胃潴留较明显和频繁胃食道反流的患儿。

3.乳类选择

母乳对早产儿有利,但需补充母乳强化剂。可选用早产儿配方乳。

4.肠道外营养

脂肪和氨基酸用量,从 1.0g/(kg·d)开始,一般最大剂量 3.0～3.5g/(kg·d)。外周静脉中心置管(PICC)输注营养液,应注意非营养性吸吮。

## 十一、保持液体平衡

表 1～4　保持液体平衡

|  | <1500g | ≥1500g |
| --- | --- | --- |
| 第 1 天 | 80mL/(kg·d) | 60mL/(kg·d) |
| 第 2 天 | 100mL/(kg·d) | 80mL/(kg·d) |
| 第 3 天 | 120mL/(kg·d) | 100mL/(kg·d) |
| 第 4 天 | 140mL/(kg·d) | 120mL/(kg·d) |
| 第 5 天 | 160mL/(kg·d) | 140mL/(kg·d) |
| 第 6 天 | 180mL/(kg·d) | 150mL/(kg·d) |

## 十二、早产儿贫血的防治

急性贫血通常为失血所致,慢性贫血常发生能够在生后 2～3 周。应注意减少医源性失血,每天记录取血量。药物治疗:用重组促红细胞生成素(EPO),每次 250IU/kg,每周 3 次,皮下注射或静脉滴注,疗程 4～6 周,维生素 E10mg/d,分 2 次口服。1 周后再给铁剂。输血:对急性贫血,失血超过血容量的 10%,对慢性贫血,如血红蛋白低于 80～90g/L。

## 十三、早产儿黄疸的治疗

(1)积极防治早期黄疸,因为早产儿易发生胆红素脑病。

(2)早产儿胆汁淤滞综合征的防治:常在生后 3～4 周开始出现阻塞。防治措施包括:尽可能早期肠内喂养,减少肠道外营养的量和时间,防治感染。

## 十四、早产儿视网膜病(ROP)的防治

1.积极预防

要积极治疗早产儿各种并发症,减少对氧的需要。合理用氧,监测经皮血氧饱和度,不宜超过 95%,避免血氧分压波动过大。

2.早期诊断

ROP 早期诊断的关键在于开展筛查,出生体重<2000g 的早产儿,不论是否吸过氧都应列为筛查对象。筛查时机:生后第 4 周或矫正胎龄 32 周开始。

3.早期治疗

Ⅰ、Ⅱ期为早期，一密切观察为主，Ⅲ期是早期治疗的关键。

### 十五、听力筛查

早产儿易发生许多并发症，需机械通气、长时间在 NICU 监护治疗，这些因素可促使发生听力障碍，生后 3d、30d 各查 1 次，如筛查未通过，需做脑干诱发电位检查，做到早期发现早期治疗。

### 十六、积极护理

环境舒适，灯光柔和，在保暖箱上盖深颜色的小被单，减少光线刺激，同时要减少噪音。减少不良刺激，尽量减少不必要的操作，必需的操作尽量集中在一起进行。严格消毒各种仪器，各种操作要严格无菌。用心电监护仪随时监护，仔细观察，每小时记录 1 次病情变化。

# 第六节  新生儿缺氧缺血性脑病

## 一、HIE 的定义

新生儿缺氧缺血性脑病（HIE）是指围生期窒息导致脑的缺氧缺血性损害，临床出现一系列中枢神经系统异常的表现。

## 二、HIE 的诊断标准

本诊断标准仅适用于足月新生儿 HIE 的诊断

1.临床表现

是诊断 HIE 的主要依据，同时具备以下 4 条者可确诊，第 4 条暂时不能确定者可作为拟诊病例。

(1)有明确的可导致胎儿宫内窘迫的异常产科病史，以及严重的胎儿宫内窘迫表现(胎心<100 次/分，持续 5 min 以上；和/或羊水Ⅲ度污染)，或者在分娩过程中有明显窒息史。

(2)出生时有重度窒息，指 Apgar 评分 1min≤3 分，并延续至 5min 时仍≤5 分，和/或出生时脐动脉血气 pH ≤7.00。

(3)出生后不久出现神经系统症状，并持续至 24h 以上，如意识改变(过度兴奋、嗜睡、昏迷)、肌张力改变(增高或减弱)、原始反射异常(吸吮、拥抱反射减弱或消失)，病重时可有惊厥、脑干征(呼吸节律改变、瞳孔改变、对光反应迟钝或消失)和前囟张力增高。

(4)排除电解质紊乱、颅内出血和产伤等原因引起的抽搐，以及宫内感染、遗传代谢性疾病和其他先天性疾病所引起的脑损伤。

## 三、HIE 的临床分度

HIE 的神经症状在出生后是变化的，症状可逐渐加重，一般于 72 h 达高峰，随后逐渐好转，严重者病情可恶化。临床应对出生 3d 内的新生儿神经症状进行仔细的动态观察，并给予分度。

### 四、辅助检查

可协助临床了解 HIE 时脑功能和结构的变化及明确 HIE 的神经病理类型,有助于对病情的判断,作为估计预后的参考。由于生后病变继续进展,不同病程阶段影像检查所见不同,通常生后 3 天内脑水肿为主,也可检查有无颅内出血。如要检查脑实质缺氧缺血性损害及脑室内出血,则以生后 4～10 天检查为宜。3～4 周后检查仍有病变存在,与预后关系较密切。

1.脑电图

脑电图可反映疾病时脑功能障碍改变,在 HIE 的早期诊所及预后判断中起一定作用。

(1)HIE 的脑电图表现以背景活动异常为主,以低电压(任何状态下电压都少于 10～15μV),等电位(电静息现象)和爆发抑制为量多见。

(2)生后 1 周内检查脑电图异常程度与临床分度基本一致,2～3 周后脑电图仍无显著好转,对判断预后有一定意义。

(3)在脑电图检查过程中,要注意清洁头皮,去除胎脂,若能做 24 小时动杰脑电圈.更能提高临床应用价值

2.B 超

可在 HIE 病程早期(72 h 内)开始检查,有助于了解脑水肿、脑室内出血、基底核、丘脑损伤和脑动脉梗死等 HIE 的病变类型。脑水肿时可见脑实质不同程度的回声增强,结构模糊,脑室变窄或消失,严重时脑动脉搏动减弱;基底核和丘脑损伤时显示为双侧对称性强回声;脑梗死早期表现为相应动脉供血区呈强回声,数周后梗死部位可出现脑萎缩及低回声囊腔。B 超具有可床旁动态检查、无放射线损害、费用低廉等优点。但需有经验者操作。

HIE 的 B 超检查所见

(1)脑实质内广泛均匀分布的轻度圕声增强,伴脑室、脑沟及半球裂隙的变窄或消失和脑动脉搏动减弱,提示存在脑水肿。

(2)基底神经节和丘脑里双侧对称性强回声反射,提示存在基底神经节和丘脑损伤。

(3)在脑动脉分布区见局限性强回声反射,提示存在大脑犬动脉及其分支的梗死。

(4)在冠状切面中.见翻脑室前角外上方里倒三角形双侧对称性强回声区,矢状切面中沿侧脑室外上方呈不规剐分布强回声区.提示存在脑室周围白质软化。

3.CT

待患儿生命体征稳定后检查,一般以生后 4～7d 为宜。脑水肿时,可见脑实质呈弥漫性低密度影伴脑室变窄;基底核和丘脑损伤时呈双侧对称性高密度影;脑梗死表现为相应供血区呈低密度影。有病变者 3～4 周后应复查。要排除与新生儿脑发育过程有关的正常低密度现象。CT 图像清晰,价格适中。但不能作床旁检查,且有一定量的放射线。

CT 检查所见:

(1)CT 扫描时要测定定脑实质的 CT 值,正常足月儿脑白质 CT 值在 20 以上,≤18 为低密度。

(2)要排除与新生儿脑发育有关的正常低密度现象,即在早产儿的额—枕区和足月儿的额区呈现低密度为正常表现。

(3)双侧大脑半球呈弥漫性低密度影,脑室变窄甚至消失,提示存在脑水肿

(4)双侧基底神经节和丘脑呈对称性密度增高,提示存在基底神经节和丘脑损伤,常与脑水肿并存。

(5)在脑大动脉分布区见脑组织密度降低,提示存在大动脉及其分支的梗死。

(6)在脑室周围,尤其是侧脑室前角外上方呈对称性低密度区,提示脑室周围白质软化,常伴有脑室内出血,早产儿多见。

(7)根据 CT 检查脑白质低密度分布范围可分为轻、中、重 3 度,CT 分度并不与临床分度完全一致,2～3 周后出现的严重低密度(CT 值＜8～10 Hu)则与预后有一定关系。①轻度:散在局灶低密度影分布 2 个脑叶内。②中度:低密度影超过 2 个脑叶,白质灰质对比模糊。③重度,弥漫性低密度影,灰质白质界限消失,但基底核、小脑尚有正常密度。中、重度常伴有蛛网膜下腔出血、脑室内出血或脑实质出血。

4.MRI

对 HIE 病变性质与程度评价方面优于 CT,对矢状旁区和基底核损伤的诊断尤为敏感,有条件时可进行检查。常规采用 T.Wl,脑水肿时可见脑实质呈弥漫性高信号伴脑室变窄;基底核和丘脑损伤时呈双侧对称性高信号;脑梗死表现为相应动脉供血区呈低信号;矢状旁区损伤时皮质呈高信号,皮质下白质呈低信号。弥散成像(DW)所需时间短,对缺血脑组织的诊断更敏感,病灶在生后第 1 天即可显示为高信号。MRI 可多轴面成像、分辨率高、无放射线损害,但检查所需时间长、噪声大、检查费用高。

## 五、注意事项

(1)在围生期急性缺氧(包括严重宫内窘迫及生后窒息)的新生儿出生后短时间内必定有神经系统症状,生后如无神经系统症状就不能诊断 HIE。但生前缺氧的少数病例可在生后数天内无临床症状。

(2)对一些在生后出现神经系统症状(如兴奋激惹、肌张力增高或减低、拥抱反射不完全)的重症窒息病例(Apgar 评分 1min＜3 分),在 6～12 h 内上述症状消失者,不能轻易诊断 HIE,需要观察。

(3)胎心监护在出现胎心无变异及晚期减速时,提示心脑严重缺氧,需高度警觉。

(4)CT 扫描在不同时间可呈现 HIE 的 5 种神经病理类型:皮质及皮质下白质软化、脑梗死、基底核出血坏死、脑室周围白质软化及室管膜下脑室内出血。但对出生 3～12 d 的婴儿,依靠 CT 扫描确定 HIE 的诊断及判断预后要慎重,至少需要进行 1 个月的追踪复查;且须将脑白质低密度的范围、低密度的程度(CT 值)及低密度形态三者结合,才能通过 CT 图像客观判断脑损害与否。

(5)对那些无围产缺氧病史或无严重宫内窘迫史,也无神经系统症状的患儿不要单凭 CT 的低密度改变来诊断 HIE 或评估预后等。

注意:①HIE 诊断主要依据临床;②CT 检查仅是重要参考,但可确定神经病理类型;③CT 检查需要复查观察,观察 HIE 主要病理改变需要在发病 3 周～4 周,因此生后 1 个月时要复查 CT 评估脑损害;④早产儿评估白质低密度宜在纠正年龄达 40 周时;⑤需要临床、NBNA 及 CT 三者综合评估 HIE 的预后。

## 六、HIE 的治疗

三支持、三对症、分阶段,个体化、综合治疗。

**1.HIE 损伤后的防治目标包括**

①尽早确认具有脑损伤高危风险的新生儿。

②支持治疗保证脑的灌注和营养。

③积极干预脑损伤进程。

**2.尽早确认具有脑损伤高危风险的新生儿**

HIE 的治疗时间窗很短,因此,患儿生后应尽快确定高危风险度以利于尽早干预。早期判断的内容包括:①出生过程中的生命体征异常(胎儿心率异常);②出生时长时间低 Apgar 评分;③出生时需要复苏(包括插管,胸外心脏按压和/或使用肾上腺素);④胎儿严重窒迫的客观证据(脐动脉 pH<7.0 和/或 BE<-16 mmol/L);⑤脑功能评估异常,结合 aEEG 可以提高早期识别高危儿的准确率,减少漏诊率。

**3.支持治疗保证脑的灌注和营养**

支持治疗应从窒息复苏后立即开始,目的是保证脑的灌注和营养,防止和减轻继发性脑损伤。治疗内容包括维持血气正常;适量控制液体,维持血压;避免低血糖;治疗惊厥。合理的支持治疗是减少神经系统后遗症的关键。

生后 3 天内治疗。

(1)维持良好的通气换气功能及血气正常:合理氧疗、纠正酸中毒、机械通气。

(2)维持周身各脏器足够血流及血压心率正常 心音低钝、心率≤120 次/分、肤色苍白、肢端冷凉、CRT≥3 秒时应用多巴胺,2.5~5μg/(kg·min)。

(3)维持血糖在正常高值(5.0mmol/L)葡萄糖速度 6~8mg/(kg·min)为宜。

(4)控制惊厥:苯巴比妥钠:负荷量 20mg/kg,12h 后给予维持量 5mg/(kg·d)。

(5)降低颅内压:24h 以内,呋塞米 1mg/kg,可 6h 重复;24h 以后,甘露醇 0.25~0.5g/kg,可 4h 或 6h 或 8h 重复。

(6)消除脑干症状:频繁惊厥、昏迷、呼吸节律不规整、瞳孔改变,给予纳洛酮:负荷量:0.05~0.1mg/kg继之 0.03~0.05mg/kg·h,每日维持 4~6h。

(7)亚低温疗法(见附件):生后 4~10 天治疗。主要是促进神经细胞代谢药物或改善脑血流药物,促进受损神经细胞逐渐恢复功能(丽珠赛乐、丹参)。

10 天以后治疗,主要是针对重度经上述治疗不满意者,应继续治疗,同时早期干预以防止后遗症。

新生儿期后的治疗:定期随访,必要时继续治疗。

(1)评价指标:NBNA>35,DQ>85 为正常。

(2)随访:生后前 6 个月每月一次进行 DQ 评分。

足月儿 3~4 周后进行 CT 复查,如有异常 3 个月时再查,早产儿胎龄满 40 周时复查;足月儿 3~4 周后进行脑电图复查。

(3)方法:早期干预及康复治疗:视觉、听觉、皮肤感觉、前庭运动、爬行刺激,智力训练、早期听力语言训练、弱视预防与治疗。

药物干预:脑活素、胸磷胆碱。10 天一疗程。

# 第七节　新生儿感染性肺炎

肺炎可分为早发和晚发两大类。

## 一、病因与发病机制

### (一)早发肺炎多有母体获得,感染途径有

(1)病原体经胎盘通过血性传播至胎儿,如梅毒螺旋体,巨细胞病毒,单纯疱疹病毒,风疹病毒,结核杆菌等。宫内感染的肺炎可导致胎儿死亡或出生后立即出现严重症状。

(2)继发于羊膜炎后。羊膜炎可由细菌(B 组溶血性链球菌、大肠杆菌、肠球菌、流感嗜血杆菌)、病毒(巨细胞病毒、单纯疱疹病毒)、衣原体。支原体及真菌等引起,为逆行性感染所致,一旦胎儿吸入感染病原体的羊水则易发生肺炎。

易感因素包括:早产,胎膜早破,第二产程延长,频繁的产科指检。

(3)分娩过程中吸入产道病原菌而致感染。

### (二)晚发肺炎多为后天感染所得

包括社区获得性肺炎和院内获得性肺炎,多种病原体均可致病,其中院内感染以耐药金黄色葡萄球菌、耐药表皮葡萄球菌、肺炎克雷白菌、绿脓杆菌及呼吸道病毒为多。

## 二、诊断

1.临床表现

早发肺炎常在出生后立即或 3～5 天内出现症状,而 1 周后发生着多为晚发肺炎。表现为体温不稳定,拒奶、嗜睡,以后出现口吐白沫、呼吸急促、呼吸暂停、程度不同的呼吸窘迫和发绀,重者可有心动过速、末梢灌注不良、呼吸性和代谢性酸中毒,甚至肺动脉高压等。较大的新生儿可有咳嗽,呛奶,肺部啰音可有可五。社区获得性肺炎往往开始于上呼吸道感染,起病缓慢,院内获得性肺炎则表现为在原发病基础上全身情况的恶化,如对氧和呼吸机的需要增加。

2.病原学检查

胃液细菌学检查可提示有无感染的机会,尤其是 B 组溶血性链球菌和大肠杆菌阳性时。生后 8 小时内气管分泌物的涂片和细菌培养则有助于早发肺炎的病原学诊断,对疑似肺炎的患儿应做血培养,当血培养阳性时应做脑脊液检查。如疑为病毒、支原体等肺炎则选择相应的病原学检查。

3.胸部 X 线检查

一般表现为肺液中点片状浸润影或肺纹理增粗模糊。宫内感染的肺炎尤其是 B 组溶血性链球菌肺炎,往往表现为两肺均匀一致的透过度减低、支气管充气征,与 RDS 不易鉴别。有的早发肺炎出生后第一天肺部 X 线检查可正常,而后来逐渐出现浸润影,这种常常是在分娩中感染的表现。细菌性肺炎以支原体肺炎为主,病毒性肺炎则往往是间质性肺炎。

### 三、鉴别诊断

**1.B 组溶血性链球菌肺炎**

GBS 肺炎常继发于母亲羊膜炎后或分娩过程中吸入而导致感染。多发生在出生后 3 天之内。患儿在出生时或几个小时后即出现呼吸窘迫，而且可有 GBS 败血症或脑膜炎同时存在。胸片征象有时与 RDS 不易区分，尤其当 GBS 感染发生在早产儿时。

**2.呼吸道合胞病毒性肺炎**

表现为气促、喘憋、呼吸暂停、精神萎靡，尤其好发在冬季，多见于小早产儿，常与慢性肺疾病有关。X 线胸片可见过度通气，斑点状浸润或条索影。

**3.院内获得性肺炎**

易感因素包括：①气管插管机械通气；②出生体重＜1500 克；③住院时间长；④严重的原发病；⑤多种进入性操作；⑥过度拥挤；⑦护士/患儿比例低；⑧污染的医疗设备；⑨洗手不充分。临床诊断取决于 X 胸片出现新浸润影，对氧或呼吸机的依赖增加；异常的白细胞计数及脓性气道分泌物。细菌学诊断考血、气道分泌物或胸腔积液的培养结果。

### 四、治疗

**1.支持治疗**

注意保暖，营养支持，维持水电解质和酸碱平衡，监测生命体征等。

**2.呼吸管理**

注意体位，及时排痰，药物雾化吸入，保持呼吸道通常，有轻度发绀、呼吸急促者给予面罩吸氧。可根据低氧血症程度不同选用 CPAP 或机械通气辅助呼吸。

**3.病原学治疗**

针对不同病原体选择有效抗病原药物。抗生素选择见败血症章。

**4.物理治疗**

如体位引流，定时翻身叩背等。有利于促进分泌物排出，减少肺不张。

# 第八节　呼吸机相关性肺炎

呼吸机相关性肺炎（VAP）是指机械通气（MV）后出现的肺部感染，属难治性肺炎，目前尚缺乏快速理想的病原学诊断方法，治疗主要依赖于经验用药。

### 一、诊断标准

主要根据临床特点、X 线表现和辅助检查结果确定诊断。当患儿进行呼吸机治疗后出现发热、脓性痰或气管支气管分泌物增多；痰液涂片革兰氏染色可见细菌，白细胞计数增多＞$10.0×10^9$/L，或较原先增加 25%；X 线胸片出现新的或进展中的浸润灶；气管吸出物定量培养阳性，菌落计数＞$10^5$/L，临床可诊断呼吸机相关性肺炎。细菌性和病毒性肺炎在 X 线胸片上不易区别，常表现为：①两肺广泛点状浸润影；②片状大小不一，不对称的浸润影，常伴肺气肿、肺不张，偶见大叶实变伴脓胸、肺溃疡、肺大疱；③两肺弥漫性模糊，阴影密度深浅不一，以细菌性感染较多见；④两肺门旁及内带肺野间质条絮影，可伴散在肺部浸润、明显肺气肿以及纵膈疝，以病毒性肺炎较多见。上呼吸机患儿应动态观察 X 线胸片。

## 二、处理措施

及时床旁隔离。

下呼吸道分泌物培养，明确病原，及时使用敏感抗生素。病原不明情况下使用抗生素的"重拳出击，降阶治疗"。

及时胸部影像学检查，明确病变范围。

加强呼吸道管理，促进分泌物排除，减少其他并发症的发生。

及时报院感卡，上报感染科。

## 三、预防措施

1.切断外源性传播途径

一个世纪前推行的消毒和无菌技术曾有效地预防医院内感染的发生。近年来各类抗生素，甚至超广谱抗生素的使用非但没有使医院内感染发生率（包括 VAP）下降，反而使其发生率有所上升，并出现了多重耐药菌的感染。除了宿主因素（各种新的诊断和治疗技术而致易患性增加）外，亦与医务人员对消毒隔离、无菌技术的忽视不无关系。所以医务人员应强化无菌意识，特别注意以下几点。

（1）洗手：医护人员的手是传播 VAP 病原菌的重要途径。调查发现不少医护人员的手常有革兰阴性杆菌和金葡菌的定植，医护人员在护理、检查重症感染的患者后手上所带病原菌的量可达 103～105CFU/cm²，若不洗手就接触另一患者，极有可能导致病原菌在患者之间的传播定植，并可通过吸痰或其他操作致使细菌进入下呼吸道引起 VAP。

（2）共用器械的消毒灭菌：污染的器械如呼吸机、纤支镜、雾化器等是 VAP 发生的又一重要传播途径。纤支镜检查后并发肺部感染的发生率为 0.5%～3.0%，部分与纤支镜消毒不彻底有关。呼吸机管道的污染是 VAP 病原体的重要来源。这主要是医务人员在常规更换呼吸机管道时，污染了管道系统，从而传播来源于其他患者或医务人员的病原体。传统方法是每 24h 更换 1 次管道。最近美国医院感染控制顾问委员会（HICPAC）推荐 48h 以上更换 1 次，以减少管道被污染的机会。目前认为呼吸机管道以 2～7 天更换 1 次为宜。呼吸机雾化器及氧化湿化瓶的污染也是 VAP 发病的一个重要感染源。呼吸机湿化器是应用热湿化原理，温度应在 50℃左右。较高的温度可防止几乎所有病原菌在湿化器中的定植和生长。但许多医疗机构使用的湿化器温度常偏低。一般应保持在 45℃～50℃之间为宜。湿化器和波纹管、湿化水每日至少彻底更换 1 次。

（3）患者及病原体携带者的隔离：呼吸道合胞病毒（RSV）传播可引起暴发流行，易累及患者和医务人员，并较难控制。对该病毒感染患者应采取隔离措施，即便无条件也应给患者戴口罩、帽子、穿无菌隔离衣，此法可有效阻止部分外源性医院内病毒性肺炎的流行。

（4）病室管理：由于患者气管插管或气管切开后，下呼吸道与外界直接相通，丧失了上呼吸道的湿化、温化、过滤作用。外界环境中的异常菌群易侵入下呼吸道而并发感染。因此，将患者安置在单人监护病房，医护人员进入病房应衣帽穿戴整齐；严格控制探视，必要时家属应穿隔离衣，戴口罩、帽子，换拖鞋，避免交叉感染；病房定时开窗通风，每日紫外线消毒 2 次，地面用消毒灵拖擦3次。因为潮湿是各种细菌滋生的良好环境。医院环境,特别是重症监护室均应保持干爽,监护室内不应设洗手池、放置鲜花和存放拖把等物。

2.减少或消除口咽部及胃腔病原菌的定植和吸入

(1)气道管理:上呼吸道是呼吸系统非特异性防御功能的重要组成部分,能保护气管和支气管黏膜,维持支气管上皮细胞的生理功能,促进正常的纤毛运动,清除吸入气中的尘埃颗粒、微生物、有害物质及呼吸道分泌物,在一定程度上起到了预防肺部感染的生理保障作用。正常时鼻腔、呼吸道黏膜对吸入气体有加温和湿化作用。机械通气时,气流绕过大部分上呼吸道,直接进入气管,加上机械通气使呼吸道的水分蒸发增加。如果湿化不足,呼吸道黏膜干燥,纤毛运动减弱,使分泌物黏稠或形成痰栓、痰痂,不易排出或堵塞气道。呼吸道引流不通畅,肺的防御功能降低,均易发生VAP。

具体措施:①痰液观察:观察痰液的量、颜色、气味、性状(稀薄、有无痰痂等)和黏稠度,同时还须观察口腔内有无菌斑形成;②充分气道湿化:加强气道湿化是预防VAP发生的主要措施之一,其效果受湿化液种类、数量、间隔时间等影响,采用20mL生理盐水+α糜蛋白酶1支(4000U),$2\sim3$mL/($1\sim2$)h气道内直接注入,呼吸道干燥、痰液黏稠者酌情增加每次注入液量,并缩短间隔时间。恒温湿化器是呼吸机的重要组成部分,加以温湿化空气,减少寒冷、干燥的气体对呼吸道黏膜的刺激,使气体进入呼吸道后温度渐升至体温水平,并可使相对湿度达到维持纤毛活动的生理要求,预防气道水分丢失过多所致的分泌物黏稠和排出障碍。雾化器是利用射流的原理,以压缩气源作动力将液滴撞击成微小颗粒,一般低于$5\mu m$,容易沉淀到呼吸道壁,不易进入下肺单位;而湿化器产生的水蒸气以分子结构存在于气体中。雾化器容易让患者吸入过量的水分,而湿化器则不会。恒温湿化器与雾化器配合使用,可以互相弥补湿化的不足。临床实验结果表明,使用恒温湿化器配合间断以压缩气源为动力雾化吸入,其气道分泌物的量适中,且分泌物黏稠发生率、肺部音发生率及VAP的感染率低;③正确吸引分泌物使用一次性吸痰管,为提高分泌物吸引效率,导管应在负压关闭前提下尽可能深地插入气管与支气管内,继后再打开负压,并将导管缓慢、旋转地提出;动作要轻巧,负压适当,避免损伤黏膜。对不能耐受缺氧的患者,吸引前后分别将吸入氧浓度($FiO_2$)调至100%;酌情控制一次吸引时间($\leqslant15s$),并避免连续多次吸引而增加损伤与感染概率,间隔时间根据患者分泌物多寡酌情掌握;④正确操作气囊充盈与放气,尤其是放气前应充分吸引,以避免咽喉部分泌物在气囊后误入气道,造成窒息或感染加重。

(2)口咽部管理:近年来有学者提出胃管损伤胃肠括约肌的功能且刺激咽部而引起恶心、呕吐,将胃内的细菌带至咽部,在由咽部进入下呼吸道,即存在胃-咽-下呼吸道逆行感染途径。也有学者提出,胃内细菌可沿胃壁逆行上移至咽,再进入下呼吸道。口腔内细菌迅速繁殖,气管导管妨碍会厌关闭、细菌随口咽分泌物由导管周围经声门下漏进入呼吸道等可造成口咽部细菌下移而提高VAP的发生率。Marik等通过143例次VAP分析鉴定,大部分细菌来源于口咽部常住菌,因此,在气管插管或气管切开前用0.02%呋喃西林、0.02%氯己定交替漱口或擦洗2次;气管插管后口腔内导管周围用呋喃西林纱布堵塞,4h更换1次;气管切开者切口周围每日换药,每日口腔护理2次,并及时清理口腔分泌物。

(3)控制胃内容物反流:①减少或消除口咽部及胃腔病原菌的定植和吸入;②控制胃内容

物反流:胃腔病原菌是引起气管插管患者发生 VAP 的病原菌重要来源。在机械通气患者中,胃内容物反流很常见。尤其患者处于平卧位,放置鼻胃管或及胃中含有大量内容物时则更易发生。因此,对接受机械通气患者采取半卧位,可能是减少胃内容物反流进入下呼吸道的简单有效方法。

(4)加强机体免疫防御功能,合理使用抗生素:全身或局部免疫防御功能受损是住院患者易发生肺炎的原因之一。因此,应加强重症患者的营养支持、积极维持内环境的平衡、合理使用糖皮质激素及细胞毒药物。对建立人工气道患者,创造条件尽早拔除插管的同时,合理使用免疫调节剂可能有助于减少 VAP 的发生。

呼吸机相关性肺炎(VAP)的预防措施:①缩短机械通气时间;②针对医护人员进行预防VAP 方面的强制培训;③声门下分泌物的吸引;④避免不必要的呼吸机管路的处理和更换;⑤清空呼吸机管路中的冷凝物;⑥使用湿热变换器;⑦避免胃过度扩张;⑧洗手和消毒;⑨避免不必要的预防应激性溃疡药物的使用;⑩机械通气患儿护工的教育监护;⑪简化的临床肺部感染评分。

表 1-5　临床肺部感染评分表

| 参数 | 数值 | 分值 |
|---|---|---|
| 体温(℃) | ≥36.5 且≤38.4 | 0 |
| | ≥38.5 且≤38.9 | 1 |
| | ≥39.0 或≤36.0 | 2 |
| 血白细胞(mm³)≥4000 且≤11000 | | 0 |
| | <4000 或>11000 | 1 |
| 气道分泌物 | 少量 | 0 |
| | 中量 | 1 |
| | 大量 | 2 |
| | 脓性 | +1 |
| 氧合(PaO₂/FiO₂ mmHg) | >240 或存在 ARDS | 0 |
| | ≥240 且无 ARDS | 2 |
| | 无浸润影 | 0 |
| 胸片 | 弥漫性(或斑片状)浸润1 | |
| | 局限性浸润 | 2 |

注:总分为 10 分,CPIS≥5 分提示存在 VAP(在机械通气情况下)

# 第九节　新生儿气漏综合征

本诊疗常规主要针对:新生儿气胸、纵隔气肿和气腹的情况而制定。如下情况出现时应当考虑到并发气胸、纵隔气肿和气腹的可能性。

## 一、诊断思维

对于新生儿在自主呼吸,尤其是在机械通气状态下,突然病情恶化;患侧胸廓抬高而使两侧胸廓不对称、呼吸暂停和心动过缓发作增加,患侧呼吸音降低应当考虑到气胸可能;腹胀突然加重,肠鸣音消失应当考虑到气腹可能。

## 二、诊断方法

(1)如果患儿病情允许,可立即前往放射科完善胸片(正侧位)或腹片(立卧位)检查明确诊断。

(2)如果病情不允许(如正采用机械通气辅助治疗),立即联系放射科进行床旁胸片或腹部平片检查。

## 三、治疗流程

(1)如诊断为气胸、纵隔气肿,立即请胸心外科急会诊,明确有无胸腔闭式引流的指针。

1)如无胸腔闭式引流的指针,则必要时胸腔穿刺,再次复查胸片。

2)如有胸腔闭式引流的指针,则立即胸腔闭式引流,再次复查胸片。

(2)如果诊断为气腹,立即请外科会诊,商讨手术治疗相关事项。

(3)病情突然变化,均应当由主治医师以上级别医师组织诊疗,在紧急抢救后电话告知家长患儿病情变化,需要手术(包括转外科手术,或胸腔闭式引流),则立即通知家长来院进一步当面沟通。

# 第十节　新生儿窒息复苏

## 一、复苏准备

(1)每次分娩时有1名熟练掌握新生儿复苏技术的医护人员在场,其职责是照料新生儿。

(2)复苏1名严重窒息儿需要儿科医师和助产士(师)各1人。

(3)多胎分娩的每名新生儿都应由专人负责。

(4)复苏小组每个成员都需有明确的分工,每个成员均应具备熟练的复苏技能。

(5)检查复苏设备、药品齐全,并且功能良好。

## 二、复苏的步骤

### (一)快速评估

出生后立即用几秒钟的时间快速评估4项指标:

（1）足月妊娠；（2）羊水清；（3）有哭声或呼吸；（4）肌张力好。

如以上任何1项为"否"，则进行以下初步复苏。

**（二）初步复苏**

1.保暖

2.体位置新生儿头轻度伸仰位（鼻吸气位）。

3.吸引

应限制吸管的深度和吸引时间（＜10 s），吸引器的负压不超过 100mmHg（1mmHg＝0.133kPa）。

4.擦干

快速擦干全身。

5.刺激

用手拍打或手指弹患儿的足底或摩擦背部 2 次以诱发自主呼吸，如这些努力无效表明新生儿处于继发性呼吸暂停，需要正压人工呼吸。

**（三）气囊面罩正压人工呼吸**

1.指征

（1）呼吸暂停或抽泣样呼吸。

（2）心率＜100 次/分。

（3）持续的中心性发绀。

2.方法

（1）正压呼吸需要 20～25cmH$_2$O（1cmH$_2$O＝0.098kPa），少数病情严重的初生儿起初可用 2～3 次 30～40cmH$_2$O，以后维持在 20cmH$_2$O。

（2）频率 40～60 次/分（胸外按压时为 30 次/分）。

（3）充分的人工呼吸应显示心率迅速增快，由心率、胸廓起伏、呼吸音、心率及肤色来评价。

（4）如正压人工呼吸达不到有效通气，需检查面罩和面部之间的密闭性，是否有气道阻塞（可调整头位，清除分泌物，使新生儿的口张开）或气囊是否漏气，面罩型号应正好封住口鼻，但不能盖住眼睛或超过下颌。

（5）经 30s100％氧的充分人工呼吸后，如有自主呼吸，且心率≥100 次/分，可逐步减少并停止正压人工呼吸。如自主呼吸不充分，或心率＜100 次/分，须继续用气囊面罩或气管导管施行人工呼吸，如心率＜60 次/分，继续正压人工呼吸并开始胸外按压。

（6）持续气囊面罩人工呼吸（＞2min）可产生胃充盈，应常规插入 8F 胃管，用注射器抽气和在空气中敞开胃管端口来缓解。

**（四）喉镜下经口气管插管**

1.气管插管指征

（1）需要气管内吸引清除胎粪时。

（2）气囊面罩人工呼吸无效或要延长时。

（3）胸外按压的需要。

（4）经气管注入药物时。

(5)特殊复苏情况,如先天性膈疝或超低出生体重儿。

2.准备

进行气管插管必需的器械和用品应存放一起,在每个产房、手术室、新生儿室和急救室应随时备用。常用的气管导管为上下直径一致的直管(无管肩)、不透射线和有 cm 刻度。如使用金属管芯,不可超过管端。气管导管型号和插入深度的选择见表1-6。

表1-6 不同体重气管导管型号和插入深度(唇-端距离)的选择

| 体重(g) | 导管内径(ID)mm | 唇-端距离 cm * |
|---|---|---|
| ≤1000 | 2.5 | 6 |
| ~2000 | 3.0 | 7 |
| ~3000 | 3.5 | 8 |
| >3000 | ~4.0 | 9 |

\* 为上唇至气管导管管段的距离。

**(五)胸外按压**

1.指征

100%氧充分正压人工呼吸 30s 后心率<60 次/分。在正压人工呼吸同时须进行胸外按压。

2.方法

应在胸骨体下 1/3 进行按压:

(1)拇指法:双手拇指端压胸骨,根据新生儿体型不同,双手拇指重叠或并列,双手环抱胸廓支撑背部。此法不易疲劳,能较好地控制压下深度并有较好的增强心脏收缩和冠状动脉灌流的效果。

(2)双指法:右手食、中两个手指尖放在胸骨上,左手支撑背部。其优点是不受患儿体型大小及操作者手大小的限制。

按压深度为前后胸直径的 1/3,产生可触及脉搏的效果。按压和放松的比例为按压时间稍短于放松时间,放松时拇指或其他手指应不离开胸壁。

3.胸外按压和正压人工呼吸需默契配合

避免同时施行。胸外按压和人工呼吸的比例应为 3:1,即 90 次/分按压和 30 次/分呼吸,达到每分钟 120 个动作。因此,每个动作 1/2s,2s 内 3 次胸外按压 1 次正压呼吸。30s 后重新评估心率,如心率仍<60 次/分,除继续胸外按压外,考虑使用肾上腺素。

**(六)药物**

在新生儿复苏时,很少需要用药。新生儿心动过缓通常是因为肺部充盈不充分或严重缺氧,而纠正心动过缓的最重要步骤是充分的正压人工呼吸。

1.肾上腺素

(1)指征:心搏停止或在 30s 的正压人工呼吸和胸外按压后,心率持续<60 次/分。

(2)剂量:静脉或气管注入的剂量是 0.1~0.3mL/kg 的 1:10 000 溶液(0.01~0.03mg/kg),需要时 3~5min 重复 1 次。

（3）用药方法：首选气管导管内注入，如效果不好可改用外周静脉，有条件的医院可经脐静脉导管给药。

2.扩容剂

（1）指征：对怀疑失血或休克（苍白、低灌注、脉弱）的低血容量的新生儿，如对其他复苏措施无反应要考虑扩充血容量。

（2）扩容剂的选择：可选择等渗晶体溶液，推荐生理盐水。大量失血则需要输入与患儿交叉配血阴性的同型血或 O 型血红细胞悬液。

（3）方法：首次剂量为 10mL/kg，经外周静脉或脐静脉（＞10min）缓慢推入。在进一步的临床评估和反应观察后可重复注入 1 次。

3.新生儿窒息

复苏时不推荐使用碳酸氢钠和纳洛酮。

4.脐静脉插管

脐静脉是静脉注射的最佳途径，用于注射肾上腺素或纳洛酮以及扩容剂和碳酸氢钠。可插入 3.5F 或 5F 的不透射线的脐静脉导管，导管尖端应仅达皮下进入静脉，轻轻抽吸就有回血流出。插入过深，则高渗透性和影响血管的药物可能直接损伤肝脏。务必避免将空气推入脐静脉。

## 三、正压人工呼吸不能产生肺部充分通气的特殊复苏情况

如按复苏流程规范复苏，新生儿心率、肤色和肌张力状况应有改善。如无良好的胸廓运动，未听及呼吸音，可能有以下问题。

表 1-7　新生儿复苏的特殊情况

| 情况 | 病史/临床症状 | 措施 |
| --- | --- | --- |
| 气道机械性阻塞 | | |
| 胎粪或黏液阻塞 | 胎粪污染羊水 | 气管导管吸引胎粪/正压人工呼吸 |
| 后鼻孔闭锁 | 哭时红润。安静时发绀 | 口腔气道，气管插管 |
| 咽部气道畸形（Robin 综合征） | 舌后坠进咽喉上方将其堵塞，空气进入困难 | 俯卧体位，后鼻咽插管或喉面罩气道 |
| 肺功能损害 | | |
| 气胸 | 呼吸困难，双肺呼机音不对称，持续发绀/心动过缓 | 胸腔穿刺术 |
| 胸腔积液 | 呼吸音降低<br>持续发绀/心动过缓 | 立即插管<br>胸腔穿刺术，引流放液 |
| 先天性膈疝 | 双肺呼吸音不对称<br>持续发绀/心动过缓，舟状腹 | 气管插管<br>插入胃管 |

| 情况 | 病史/临床症状 | 措施 |
|---|---|---|
| 心肺功能损害 | | |
| 先天性心脏病 | 持续发绀/心动过缓 | 诊断评价 |
| 胎儿失血/母出血 | 苍白:对复苏反应不良 | 扩容,可能包括输血 |

新生儿持续发绀或心动过缓可能为先天性心脏病。此类患儿很少在出生后立即发病。所有无法成功复苏的原因几乎都是通气问题。

### 四、复苏后监护

复苏后的新生儿可能有多器官损害的危险,应继续监护,包括:①体温管理;②生命体征监测;③早期发现并发症。

继续监测维持内环境稳定包括:氧饱和度、心率、血压、血球压积、血糖、血气分析及血电解质等。复苏后立即进行血气分析有助于估计窒息的程度。及时对脑、心、肺、肾及胃肠等器官功能进行监测,早期发现异常并适当干预,以减少窒息所致的死亡和伤残。

### 五、早产儿窒息复苏需关注的问题

(1)体温管理:置于合适中性温度的暖箱。对出生体重<1500g 的极低出生体重儿(VLBWI)尤其是出生体重<1000g 的超低出生体重儿(ELBWI)需复苏者可采用塑料袋保温。

(2)对于出生体重<1500g 的极低出生体重儿(VLBWI)尤其是出生体重<1000g 的超低出生体重儿(ELBWI)因肺不成熟,缺乏肺泡表面活性物质易发生呼吸窘迫综合征,出生后有可能立即需要气管插管进行肺泡表面活性物质进行防治。

(3)早产儿由于肺发育不成熟,通气阻力大,复苏时推荐使用 T-组合复苏器。

(4)由于生发层基质的存在,易造成室管膜下-脑室内出血。心肺复苏时应保温,避免使用高渗药物,注意操作轻柔,维持颅压稳定。。

(5)围生期窒息的早产儿易发生坏死性小肠结肠炎,应密切观察、延迟喂养或进行微量喂养。

(6)早产儿对高动脉氧分压非常敏感,易造成氧损害。需要规范用氧,复苏时尽量避免使用100%浓度的氧并进行经皮氧饱和度或血气的动态监测使经皮氧饱和度维持在 90%～95%,并定期随访眼底。

# 第十一节　新生儿坏死性小肠结肠炎

### 一、适用对象

临床疑诊或确诊 NEC 的患儿。

### 二、诊断依据

常以腹胀、便血为首发表现,可伴有呕吐、腹泻及全身症状,X 线肠壁囊样积气或门脉积气征为特征性表现。根据病情的严重程度和进展 NEC 的临床分为三期。

1. Ⅰ期—疑诊期

全身症状和体征:可伴有体温不稳定、呼吸暂停、心率减慢、嗜睡等。

肠道症状和体征:奶量减少、饲喂前胃潴留增加、轻度腹胀、呕吐、大便潜血(+)。

腹部X线平片:正常或肠扩张,肠道动力性改变,轻度功能性肠梗阻。

2. Ⅱ期—确诊期

全身症状和体征:同Ⅰ期,加上轻度代谢性酸中毒,轻度血小板减少症,或WBC↑或↓或I/T↑,或CRP+或血培养(+)。

肠道症状和体征:在Ⅰ期基础上,加上肠鸣音消失,腹部触痛+/-,可有腹壁红肿或右下1/4肿块。

腹部X线平片:肠扩张,功能性肠梗阻,肠壁囊样积气征或门静脉积气(此两种征也可没有,不是诊断Ⅱ期的必要条件),加上,+/-腹水。

3. Ⅲ期—严重期

全身症状和体征:同Ⅱ期,加上低血压,心率慢,严重的呼吸暂停,混合性酸中毒,中性粒细胞减少症,严重血小板减少症,DIC。

肠道症状和体征:同Ⅱ期,加上腹膜炎的症状,明显的触痛,及明显腹胀。

腹部X线平片:同Ⅱ期,加上明确的腹水表现,+/-气腹。

## 三、治疗方案的选择

### (一)内科治疗

1. 一般护理

(1)注意观察面色、神志、体温、脉搏、呼吸、血压、外周循环的变化。

(2)注意观察呕吐物、排泄物。

(3)注意腹胀的变化每日定时测量腹围并记录。

2. 禁食胃肠减压

3. 足量的静脉内液体补充

纠正水电解质平衡紊乱。

4. 抗生素治疗

针对病原菌选用敏感抗生素。疗程视具体情况而定,下列可做参考:Ⅰ期3～7天抗生素;Ⅱ期7～14天,Ⅲ期14～21天。

5. 胃肠道外全静脉营养(TPN)

6. 腹片

急性期每6小时摄一次腹部X线平片。

7. 纠正

如果血小板明显减少应予以纠正。

8. 气管通气

如果患儿有呼吸暂停和心律减慢,需要气管插管及机械通气。

### (二)外科治疗

凡下列情况之一者,必须立即请外科会诊并建议手术治疗。

（1）Ⅰ期 NEC 入院经过治疗 6 小时,腹围增大≥1cm,或临床体征或血常规任意一项提示败血症、腹膜炎,立即复查腹片请外科医生会诊。

（2）或不管腹围持续增大与否,只要腹壁触痛伴红肿。

（3）只要伴有代谢性酸中毒。

（4）只要有败血症的化验指标,如血培养阳性、WBC↑或↓、血小板降低、I/T≥0.16 以及 CRP≥8mg/L 等中任一项符合者。

（5）Ⅱ期、Ⅲ期 NEC 立即请外科医生会诊,建议剖腹探查。

## 四、入院后第 1～2 天

### 1.必须检查的项目

（1）血常规、I/T、CRP;尿常规;大便常规＋隐血;大便培养。

（2）腹片、腹部 B 超。

（3）血培养、血气分析、电解质、肝肾功能。

（4）如消化道出血明显:凝血功能检查。

### 2.感染性筛查

如需输血液制品进行感染性疾病筛查(TORCH、HIV、乙肝、梅毒等)。

## 五、注意事项

### （一）入院宣教,签 NEC 知情同意书

### （二）腹围监测

（1）急性期每 6 小时测 1 次最大腹围和过脐腹围,如经过治疗腹围增大≥1cm,立即通知家长复查腹片同时请外科会诊。

（2）恢复期每天至少测量 1 次腹围。恢复进食后最初 3 天每 6 小时测 1 次最大和过脐腹围,如出现腹胀或/和胃潴留,消化道出血,重新禁食,重新进入 NEC 治疗途径。

### （三）血常规＋CRP 随访

每天复查。恢复期 3～7 天复查 1 次,病情变化随时复查。

### （四）大便常规＋隐血随访

急性期至少 3 天复查 1 次,严重时每天复查。开奶后前 3 天每天复查 1 次,稳定后 3～7 天复查 1 次,病情变化随时复查。

### （五）注意高危因素

（1）早产、呼吸窘迫综合征。

（2）围生期窒息、缺氧。

（3）脐插管术。

（4）低体温。

（5）休克。

（6）动脉导管未闭、青紫型先天性心脏病。

（7）红细胞增多症、血小板增多症、贫血。

（8）慢性腹泻、先天性胃肠道畸形。

（9）非母乳的高渗配方乳,喂养量过多、增加过快。

(10)交换输血。

(11)鼻－空肠喂养。

(12)NEC流行期间住院。

## 六、开奶标准

(1)腹胀消失、大便隐血转阴性。

(2)血常规恢复正常。

(3)患儿一般情况稳定。

## 七、变异及原因分析

如临床症状好转大便隐血始终阳性或治疗始终好转不明显,需考虑肠道发育畸形或免疫性肠道疾病等,再做其他相关检查及处理。

# 第十二节　新生儿休克

新生儿休克的判断:新生儿休克包括:低血容量性休克、心源性休克、感染性休克和神经源性休克,对于休克的诊断,首先要明确是否存在休克状态,并判断休克严重程度,同时做出病因诊断,确定休克类型,然后评价脏器功能损害情况。确定新生儿休克及其严重度往往采用新生儿休克评分法判断(表1-8)。

表1-8　新生儿休克评分方法

| 评分 | 皮肤颜色 | 皮肤循环 | 四肢温度 | 股动脉搏动 | 血压(Kpa) |
|---|---|---|---|---|---|
| 0 | 正常 | 正常 | 正常 | 正常 | ＞8 |
| 1 | 苍白 | 较慢 | 发凉 | 减弱 | 6-8 |
| 2 | 花纹 | 甚慢 | 发冷 | 触不到 | ＜6 |

注:皮肤循环:指压前臂内侧皮肤毛细血管再充盈时间,正常＜3秒,较慢为3～4秒,甚慢为＞4秒。

　　新生儿休克评分:轻度:5分,中度:6～8分,重度:9～10分。

## 一、实验室检查

(1)血气分析、乳酸、电解质、血糖、肝肾功、心肌酶谱。

(2)血常规、CRP、超敏CRP、降钙素、血培养。

(3)DIC筛选及确诊实验。

(4)胸片、心电图、心脏彩超。

## 二、治疗

1.病因治疗

2.一般治疗

减少搬动,维持正常体温。

3.扩容

扩容(NS20mL/kg,半小时内给入,最大不超过60mL/kg,急性失血者,需立即联系输血治疗)。

4.纠正酸中毒

应当在有效扩容的基础上进行纠酸;对于乳酸酸中毒、酮症酸中毒,改善循环、保证热量供应,减少乳酸和丙酮酸的产生甚为重要,是治疗的首选手段。

5.血管活性药物的应用

必须在有效扩容和纠正酸中毒的基础上应用。可选用多巴胺、多巴酚丁胺、酚妥拉明。其中多巴胺剂量多选用中小剂量[$5\sim10\mu g/(kg\cdot min)$],有效扩容仍不能维持正常血压,可考虑使用大剂量多巴胺[$>10\mu g/(kg\cdot min)$],如多巴胺剂量超过 $15\mu g/(kg\cdot min)$ 仍不能维持正常血压者,可使用肾上腺素持续静脉滴注,剂量从 $0.05\mu g/(kg\cdot min)$ 开始,最大不超过 $1\mu g/(kg\cdot min)$。多巴胺无效或有心源性休克,可用有增强心肌收缩力的多巴酚丁胺,常与多巴胺联用,一般从 $5\mu g/(kg\cdot min)$ 开始,最大不超过 $15\mu g/(kg\cdot min)$。

6.呼吸机支持治疗

7.纠正心功能不全

8.防治 DIC

应当早期应用肝素,不必等到出现高凝状态或 DIC 实验室指标阳性时才用。中度以上休克(循环功能不全评分 4～7 分),血小板 $<100\times10^9$/L 便可考虑使用。首剂:50U/kg 静脉推注,20～25U/kg 维持,根据 APTT 调整剂量,应维持 APTT 延长不超过 1.5 倍。由于需要监测 APTT,目前肝素应用趋向超小剂量和皮下注射:$1U/(kg\cdot h)$ 持续滴注,或每次 20～40U/kg,每 12 小时一次,皮下注射。输注新鲜冰冻血浆 10mL/kg,可提高凝血因子水平 10%～15%,输注血小板 10mL/kg,可提高血小板 $(70\sim100)\times10^9$,快速输注冻干人纤维蛋白原 50mg/kg,可迅速补充凝血因子,尤其在低凝期起效快。

9.糖皮质激素的应用

一般休克不适宜用,只限于有肾上腺皮质功能不全的患儿,目前倾向于使用氢化可的松,每次 1～2mg/kg,每 6～8 小时用一次,也可应用甲泼尼龙。

10.纳洛酮的应用

应用指针:经过常规扩容、纠酸,在中等剂量血管活性药物维持下仍有低血压时应尽早使用,剂量偏大:每次 0.05～0.1mg/kg,每隔 10～30 分钟推注,可连用 2～3 次。

# 第十三节　新生儿肠外营养

肠外营养是指当新生儿不能耐受经肠道喂养时,完全由静脉供给热量、液体、蛋白质、糖类、脂肪、维生素和矿物质等来满足机体代谢及生长发育需要的营养支持方式。

## 一、适应证

各种原因造成较长时间不能经胃肠喂养者。

极低体重儿喂养困难,NEC,消化道畸形手术前后,顽固性腹泻,频繁呼吸困难等。

由于早产儿胃肠道的不成熟或疾病的影响,出生后的一段时间内,无法经口摄入足够的营养素,需要肠外营养的支持。

## 二、禁忌证

严重感染如败血症,NEC 等抗生素治疗病情稳定前。

脱水、代谢性酸中毒、循环衰竭纠正前。

慎用减少剂量。

肝肾功能不全,尿素氮>12.9mmol/L。

严重缺氧,血小板严重减少者。

## 三、方法

1.输注原则

严格无菌操作、液量由少→多、浓度:淡→浓。

2.品种

单独静脉通道、持续(16~18h)均匀,勿超过 24h。

3.输入方式

全合一制剂输液泵静脉输入。

4.输入途径

PICC 周围静脉。

5.具体剂量

(1)出生后 2 小时内开始给予氨基酸,起始剂量 1.5g/(kg·d),增加 1g/(kg·d),并逐步增加到最大 3.8~4.0g/(kg·d)。

(2)生后 24 小时内给予脂肪乳剂 1.0g/(kg·d)增加 0.5g/(kg·d),并逐步增加到 3~4g/(kg·d)。

(3)葡萄糖起始剂量为 4mg/(kg·min),血糖正常情况下每天增加 1~2mg/(kg·min),足月儿 15~18g/(kg·d)[<12.5mg/(kg·min)],早产儿 12~16g/(kg·d)[<11mg/(kg·min)]。在肠内喂养量超过总摄入量 90%前,不要停止 PN。

(4)早产儿能量、蛋白质需求。

表 1-9　能量需求

| | 生后第 1 天 kcal/(kg·d) | 过渡期 kcal/(kg·d) | 生长期 kcal/(kg·d) |
|---|---|---|---|
| ELBW<1000g | | | |
| 　肠外营养 | 40~50 | 75~85 | 105~115 |
| 　肠内营养 | | 90~100 | 130~150 |
| VLBW<1500g | | | |
| 　肠外营养 | 40~50 | 60~70 | 90~100 |
| 　肠内营养 | | 75~90 | 110~130 |

表 1-10　蛋白质需求

|  | 不需追赶生长 | 需追赶生长 |
| --- | --- | --- |
| 26-30wksgA | 3.8~4.2g/(kg·d)<br>PER:3.3g:100kcal | 4.4g/(kg·d)<br>PER:3.4g:100kcal |
| 30~36wksgA | 3.4~3.6g/(kg·d)<br>PER:2.8g:100kcal | 3.8~4.2g/(kg·d)<br>PER:3.3g:100kcal |
| 36~40wksgA | 2.8~3.2g/(kg·d)<br>PER:2.4~2.6g:100kcal | 3.0~3.4g/(kg·d)<br>PER:2.6~2.8g:100kcal |

## 四、监测

1.一般监测

面色、活动、反应

2.血生化监测

开始阶段:电解质、血气分析、血糖、胆红素,血常规,1 次/日(过渡 2 次/周)肝、肾功,1~2次/周,

稳定阶段:1 次/周。

时间较长:血脂、微量元素、凝血时间。

## 五、注意事项

(1)脂肪乳剂须 24 小时内均匀输注。

(2)有明显呼吸系统症状的患儿,脂肪供给从 0.5g/(kg·d)开始,每天增加 0.5g/(kg·d),<3g/(kg·d)。

(3)在败血症急性期时和血小板减少时,<2g/(kg·d)。

(4)严重的高胆红素血症时,脂肪必需<1g/(kg·d)。

(5)监测血三酰甘油水平,并调整静脉脂肪剂量,维持血三酰甘油<200mg/dL,高脂血症时减量或暂时停用,

(6)对 ELBW、患脓毒血症、或氧化能力严重受损的患儿应密切监测,并降低脂肪的剂量为 0.5~1.0g/(kg·d)。

## 六、并发症

技术性:组织损伤、栓塞、血栓形成。

感染性:穿刺局部感染、败血症。

代谢性:高血糖,低血糖,电解质、酸碱紊乱、肝功不全,胆汁淤积,代谢性骨病,高脂血症。

预防并发症:TPN 婴儿应尽快恢复胃肠喂养。

# 第十四节　新生儿输血规范

## 一、输血特点

1.新生儿心脏功能不健全

输血量计算不当或速度过快容易引起循环超负荷而致心力衰竭。

2.新生儿体温调节功能差

心肺发育尚不成熟,不能耐受低温血,输血时应以室温血为宜。

3.新生儿肾脏排钾和保钠及维持酸碱平衡功能差

输入保存时间过久的库血容易出现高血钾,低血钙和酸中毒。

4.新生儿的 HbF 含量高,红细胞内的 2,3-DPG 含量低

红细胞与氧的亲和力大,Hb 需维持在相对较高水平才能满足生理需要。

## 二、输血指征

1.血容量不足

当急性失血量≥10%总血容量,视失血的速度可出现不同程度的临床症状,根据失去的主要成分和失血的速度给予输注相应的成分血液或全血。

2.贫血性疾病

新生儿出生 24 小时内静脉血 Hb<130g/L;慢性贫血患儿,Hb<80～100g/L 可予输注浓缩红细胞。

3.婴儿肺部疾病

应维持 Hb≥130g/L,以确保氧容量,减轻阻滞缺氧。

4.先天性心脏病

如室间隔缺损有大量左向右分流者,维持 Hb>130g/L,可增加肺血管阻力,使左向右分流及肺血流减少,也可促使开放的动脉导管关闭。

5.出现与贫血有关的症状

如气急、呼吸困难、呼吸暂停、心动过速或过缓、进食困难或淡漠等。输血后症状减轻。

6.早产儿贫血

早产儿输血指征见附表。

7.出血性疾病

血小板数量减少和(或)功能障碍,以及一种或多重凝血引子缺乏所致的严重出血。血小板输注指征为:新生儿 PLT<50×10$^9$/L 伴出血征象,或新生儿 PLT<30×10$^9$/L,不伴出血征象。

8.免疫缺陷病,严重感染

先天性低丙种球蛋白缺乏症的患儿,可予输注人血丙种球蛋白(IVIG)以预防或控制感染。中性粒细胞缺乏伴严重新生儿感染,经抗生素治疗48h 以上无效者,首选粒细胞集落刺激因子(G-GSF)。无效时可考虑粒细胞输注,目前认为两者的长期安全性仍需评估。

9.低蛋白血症

可首选人血白蛋白或血浆。

10.其他

如 IVIG 治疗川崎病,特发性血小板减少性紫癜,换血治疗新生儿高胆红素血症等。

表 1-11　早产儿输血指征

| Hct/Hb(g/L) | 机械通气和贫血症状 | 输入量、种类及用法 |
|---|---|---|
| Hct≤0.35 Hb≤110 | 婴儿需要重度机械通气（MAP＞8cmH$_2$O,FiO$_2$＞40％） | 15mL/kg,PRBC2～4h |
| Hct≤0.30 Hb≤110 | 婴儿需要轻度机械通气(任何种类机械通气或 CPAP ＞6cmH$_2$O,FiO$_2$＜40％) | 15mL/kg,PRBC2～4h |
| Hct≤0.25 Hb≤80 | 婴儿需要供氧,但不需要机械通气,有以下表现<br>心动过速＞180 次/分,气急＞80 次/分,超过 24h<br>需氧量较前 48h 增加<br>鼻导管流量从 1/4L/分到 1L/分(增加 4 倍)<br>鼻塞 CPAP 从 10cmH$_2$O 到 12cmH$_2$O(增加≥20％)<br>乳酸浓度升高(≥2.5mmol/L)<br>体重增加＜10g/kg,能量≥100kcal/kgd<br>呼吸暂停及心动过缓增加,24h 内＞2 次,需要面罩呼吸,并接受甲基黄嘌呤治疗量 | 0mL/kg,PRBC2～4h(可分 2 次,每次 10mL/kg) |
| Hct≤0.20 Hb≤70 | 婴儿无症状,网织红细胞绝对值≤0.1×1012/L | 20mL/kg,PRBC2～4h(可分 2 次,每次 10mL/kg) |

注:PRBC:浓缩红细胞

## 三、血制品的种类

1.全血

急性失血;换血。

2.浓缩红细胞

用于各种血容量正常的贫血患儿。

3.洗涤红细胞

多次输血者,或曾有输血发热反应、过敏反应者。免疫性溶血性贫血,血型不合溶血性贫血换血。

4.浓缩血小板

因血小板减少或功能异常引起出血的预防和治疗,体外循环的血小板损耗。

5.浓缩粒细胞

疗效不确切,少用。

6.新鲜冰冻血浆

各种凝血因子缺乏的疾病。

7.冷沉淀

血友病甲、血管性血友病、纤维蛋白原缺乏等。

8.凝血酶原复合物

凝血因子Ⅱ、Ⅶ、Ⅸ、Ⅹ等缺乏引起的出血性疾病。

9.白蛋白

新生儿高胆红素血症,体外循环,换血,休克等。

10.静脉用丙种球蛋白

先天性体液免疫缺陷(选择性 IgA 缺乏症除外),获得性体液免疫缺陷,严重感染,自身免疫性疾病等。

# 第十五节  新生儿激素使用规范

## 一、适应证

### (一)适用范围

1.内分泌系统疾病

用于原发性和继发性肾上腺皮质功能减退症、先天性肾上腺皮质增生症的替代治疗。

2.呼吸系统疾病

早产儿 BPD。

3.严重感染

若伴有休克、脑病或其他与感染有关的器质性损伤等,在有效抗感染的同时,可加用糖皮质激素以缓解中毒症状和器质性损伤。

表 1-12　新生儿使用药物和剂量使用药物和剂量

| 药名 | 途径 | 适用疾病 | 剂量 | 备注 |
|---|---|---|---|---|
| 氢化可的松<br>(Hydrocortisone)<br>(皮质醇)<br>(cortisol) | IVgtt | 急性肾上腺功能不全 | 1~2mg/kg<br>维持:每次 25~50mg,q4-61 次 | 长时期用此激素,不良反应与地塞米松同先天性肾上腺皮质增生症的治疗见本书该症 |
| | | 先天性肾上腺皮质增生症 | 5~10mg/(kg·d),于 8 小时滴入或分 3~4 次慢滴<br>急性肾上腺功能不足:首剂静注 1~2mg/kg,维持:每次 6~40mg,每 6 小时 1 | |
| | | 抗休克<br>持续性低血糖 | | |

| 药名 | 途径 | 适用疾病 | 剂量 | 备注 |
|------|------|---------|------|------|
| 地塞米松 | PO | | 每剂：0.025～0.08mg/kg，1日3～4次 | 作用同氢化可的松。但对糖代谢作用强，对电解质作用弱 |
| | IM<br>IV.<br>IVgtt | | 每次0.5～1mg/kg 每日1～2次 | 不良反应：长期用抑制生长发育，抵抗力降低，容易感染，骨质稀疏，有时出现高血糖 |
| 倍他米松<br>（Betamethasone） | PO，<br>IM.<br>IV | | 0.06～0.16mg/kg，q6～8h<br>0.2～1.6mg/(kg·d)分数次 | 为地塞米松的异构体。注意点和不良反应同地塞米松 |
| 氟氢可的松<br>（fludrocortisone） | 片剂，PO | | 0.05～0.2mg/d，1日1次 | 促进钠的再吸收，钾的排泄，用于急性和慢性肾上腺皮质功能减退症，上副为每天量。用药期间注意调节 NaCl 摄入量<br>不良反应：钠滞留作用强，易出现水肿，大剂量可能出现糖尿和肌肉麻痹 |
| 泼尼松<br>（Prednisone）<br>（泼尼松） | 片剂，PO | | 1～2mg/(kg·d)，分3～4次 | 抗炎作用为考的松的3～5倍.对钠滞留，对钾排泄作用较小<br>不良反应：同醋酸氢化可的松，但轻少 |
| 泼尼松龙 | PO，<br>IM，<br>IVgtt | | 0.5～2mg/(kg·d)，分3～4次 | 同泼尼松 |

# 第二章　呼吸系统疾病

## 第一节　急性上呼吸道感染

### 一、概述

急性上呼吸道感染(acute upper respiratory infection，AURI)，简称感冒，是指喉部以上呼吸道的感染，是儿童时期最常见的疾病。它主要侵犯鼻、鼻咽和咽部，可诊断为"急性鼻咽炎""急性扁桃体炎""急性咽炎"。引起上呼吸道感染的病原90%以上的病原体为病毒，主要有鼻病毒、流感病毒、副流感病毒、肠道病毒，可继发溶血性链球菌、肺炎链球菌、肺炎支原体感染。

### 二、病史要点

(1)呼吸道症状的发生情况。

(2)全身症状轻重，热度高低，精神食欲状况，有无烦躁不安，或伴发其他系统症状。

(3)高热惊厥者，详细询问惊厥与发热时间的关系。惊厥时的体温、次数和持续时间，惊厥后神志和精神状态、既往惊厥史和家族史。体检中注意体温、神志，有无前囟饱满和脑膜刺激征，以警惕神经系统疾病。

(4)询问病前有无急性呼吸道感染和急性传染病接触史，附近有无流行。同时注意传染病的既往史和预防接种史。

### 三、体检要点

(1)注意咽部和扁桃体是否充血肿大，有无滤泡(多见于病毒)；表面有无渗出物，黄色脓性渗出物提示链球菌感染，白模样渗出物提示葡萄球菌可能，也可见于腺病毒，但需排除白喉。注意咽峡和附近有无疱疹及溃疡(疱疹性咽峡炎)。

(2)检查有无结合膜充血(咽结合膜热)及渗出物，外耳道流脓，颌下及颈部淋巴结肿大等。

(3)腹痛者应询问部位和轻重，检查中不应有固定压痛或肌紧张等急腹症体征。

### 四、辅助检查

1.血常规与C反应蛋白检查

病毒感染一般白细胞偏低或正常，分类以淋巴细胞为主，C反应性蛋白在正常范围；细菌感染则白细胞总数大多增高，分类以中性粒细胞为主，C反应性蛋白增高。

2.病原学检查

必要时做咽拭子培养或呼吸道病毒免疫荧光检测。

### 五、诊断要点及鉴别诊断

1.诊断要点

(1)急性起病，临床表现轻重差异很大。

(2)婴幼儿局部症状常较轻，全身症状较重，部分婴幼儿可于骤然高热初期出现高热惊厥。

婴幼儿期可引起中耳炎、鼻窦炎、咽后壁脓肿及颈淋巴结炎,感染向下蔓延可引起支气管炎和肺炎。

(3)年长儿近似成人,全身症状轻而局部症状重,可诉头痛、咽痛或腹痛。年长儿链球菌咽峡炎可引起风湿热和肾炎。

2.两种特殊类型上呼吸道感染

(1)疱疹性咽峡炎:由柯萨奇 A 组病毒引起,多见于夏秋两季。急性起病、高热、流涎、咽痛、拒食、呕吐等;咽部明显充血,咽腭弓、腭垂、软腭等处有 2～4mm 大小的疱疹,周围有红晕,疱疹破溃后形成小溃疡,病程一周左右。

(2)咽—结合膜热:由腺病毒 3、7 型引起,多见于春夏季节,可在儿童较集中的地方引起小流行,临床以发热、咽炎、结膜炎为特征。表现为高热,咽痛,眼部刺痛,咽部充血,一侧或两侧滤泡性结膜炎,颈部、耳后淋巴结可肿大,病程为 1～2 周。

3.鉴别诊断

本症一般 3～7 日恢复,如持续发热,应注意并发症与其他发热性疾病或麻疹、腮腺炎、沙门氏菌感染等急性传染病鉴别。上呼吸道感染引起的肠系膜淋巴结炎需要与急性阑尾炎鉴别;上呼吸道感染发生高热惊厥需除外颅内感染所致惊厥。

## 六、病情观察及随访要点

观察随访有无并发症发生:

(1)咳嗽是否加重,有无气急、青紫出现,警惕支气管炎、肺炎发生。

(2)有无声音嘶哑,语音不清,头后仰、发热等喉炎或咽后壁脓肿的表现。

(3)有无耳痛(年长儿)或哭闹不安,用手抓耳(婴儿)及耳壳牵扯疼痛,外耳道流脓,或年长儿头痛伴流脓涕等中耳炎或副鼻窦炎表现。

(4)年长儿恢复期有无尿少,尿色改变等肾炎可疑症状。

## 七、治疗措施

1.日常注意

适当休息,注意隔离,多饮水,近易消化饮食。

2.控制感染

本病多为病毒感染,一般不使用抗生素。但年幼病重,有细菌感染可能或有并发症时可选用磺胺药口服或青霉素肌内注射。利巴韦林(三氮唑核苷)为广谱抗病毒药,其滴鼻浓度为 0.5%,每 2 小时滴一次或雾化吸入,或口含服片剂 2 毫克 1 次,4～6 次/日,疗程 3～5 日。金刚烷胺对甲型流感病毒有效,每次 2mg/kg,每日二次,一般疗程 3～5 日,不超过 10 天。其制剂流感糖浆(0.5%),1～2 岁每次 4 毫升,2～4 岁每次用 5～6 毫升,4～6 岁每次用 7～8 毫升,≥7 岁每次用 9～10 毫升,每日二次,疗程同上。

3.对症治疗

(1)降温:高热时物理降温(温水擦浴),或用退热剂,如对乙酰氨基酚每次 10～15mg/kg 或布洛芬每次 5～10mg/kg。婴幼儿可用安乃近滴鼻,每侧鼻孔 1～2 滴。

(2)镇静止惊:烦躁不安或高热惊厥可用苯巴比妥钠每次 5～8mg/kg,肌内注射,或其他镇静止惊药。

(3)鼻塞:先清除鼻腔分泌物后用 0.5%～1%麻黄素或萘甲唑啉滴鼻、哺乳前或睡前 15 分钟滴用。

### 八、预防

增强机体抵抗力,防止病毒侵入是预防上感的关键。

(1)注意体格锻炼,多在户外活动,提高耐寒能力,如冬季冷水洗脸及擦浴。

(2)合理喂养,提倡母乳喂养及时添加辅食,积极防治营养不良,佝偻病,贫血等慢性疾病。

(3)加强护理,气候变化时应及时增添衣被,避免受凉。

(4)加强卫生宣教,保持室内空气新鲜,少去公共场所以避免接触呼吸道感染患者。

# 第二节　急性感染性喉炎

### 一、概述

急性感染性喉炎(acute infectious laryngitis)为喉部黏膜急性弥漫性炎症,以声嘶、犬吠样咳嗽、吸气性喉鸣和呼吸困难为临床特征,引起的喉梗阻常为儿科急症之一。可发生于任何季节,以冬春季常见,多见于婴幼儿,由病毒或细菌感染引起,常见病毒为副流感病毒1型,其他有副流感病毒2、3型、流感病毒、腺病毒、呼吸道合胞病毒。亦可继发于麻疹、百日咳等急性传染病。

### 二、病史要点

(1)了解有无上感、麻疹等先驱疾病,喉炎发生的时间以及与先驱病的关系。麻疹并发喉炎常由金黄色葡萄球菌引起。

(2)询问发热、声嘶、犬吠样咳嗽、喉喘鸣(哮吼)、吸气性呼吸困难等基本表现,注意其发生和发展过程,严重程度。并与痉挛性喉炎(常夜间突发,重复发作,无全身症状和发热)和喉骨软化症(先天性喉喘鸣,卧位明显,哭声正常,无全身症状,2岁自愈)鉴别。

(3)病后精神、神志状况,有无极度烦躁或转为萎靡,嗜睡、无力等全身衰竭症状。

(4)有无异物吸入史和白喉流行病接触史,注意与喉内异物及咽白喉的鉴别。前者常骤然起病,早期无发热;后者起病缓,中毒症状重,犬吠样咳嗽轻或不显,声嘶、呼吸困难逐渐加重。

### 三、体检要点

(1)有无鼻翕,发绀,烦躁不安,出汗以及吸气性喉喘鸣,三凹征(以胸骨上凹最明显)等吸气性呼吸困难。安静时抑或活动后出现。

(2)注意心音和心率,呼吸节律与频率,肺部呼吸音有无减低,有无管状呼吸音和啰音。

(3)咽部有无充血,渗出物或假膜,注意其颜色、大小,是否易刮脱,咽白喉的假膜呈灰白或略呈蓝绿色,不易搽去。

(4)判断喉梗阻程度(表2-1)。

### 四、辅助检查

(1)咽部或气管切开分泌物作涂片及细菌培养,注意找白喉杆菌。

(2)与喉异物或咽白喉鉴别困难者,在患儿情况允许时,考虑直接喉镜检查。

表 2-1　喉梗阻分度

| 喉梗阻分度 | 临床特点 |
| --- | --- |
| Ⅰ度 | 患儿仅于活动后出现呼吸困难 |
| Ⅱ度 | 患儿于安静时亦出现喉喘鸣和吸气性呼吸困难 |
| Ⅲ度 | 呼吸困难严重,三凹征明显,因缺氧出现烦躁不安,口唇发绀,心率增快,肺部呼吸音降低 |
| Ⅳ度 | 呼吸极度困难,缺氧明显,患儿由烦躁转向衰竭,呼吸无力,三凹征不明显,心音低钝,肺部呼吸音几乎消失 |

### 五、病情观察及随访要点

(1)密切观察呼吸困难和缺氧程度。药物治疗见效时,通常 12～24 小时好转。继续加重时,做好气管切开准备。

(2)气管切开后,注意气管分泌物量、黏稠度和颜色,必要时反复取分泌物做细菌培养及药物敏感试验。密切观察体温和肺部体征,警惕继发感染,尤其是肺炎的发生。

(3)治愈标准:体温、呼吸正常,犬吠样咳嗽和喉喘鸣消失,气管切开者拔管顺利。

### 六、诊断要点及鉴别诊断

1.诊断要点

急性起病,以声嘶、犬吠样咳嗽、喉喘鸣、吸气性呼吸困难为表现,注意判断喉梗阻程度。

2.鉴别诊断

需要与先天性喉软骨发育不良、白喉、呼吸道异物、咽后壁脓肿相鉴别。

### 七、防治措施

1.控制感染

病情严重或发展迅速的患儿多为细菌感染,可选用青霉素、庆大霉素等单用或两种合用。无效或疑为金黄色葡萄球菌感染可给予红霉素,新型青霉素等。

2.肾上腺皮质激素

有喉梗阻时应用,可使炎症及水肿较快消散。轻症可选用泼尼松口服,重者氢化可的松、甲泼尼龙或地塞米松静脉滴注,剂量偏大,1～3 次症状好转即停用。

3.对症治疗

(1)雾化吸入布地奈德。

(2)烦躁不安者,酌情给予镇静药,可交替使用,禁止用吗啡类药物,以免抑制呼吸。

(3)呼吸困难者给氧。

(4)病情较重者注意保证足够的输液量和营养。

4.气管插管或切开

经上述治疗喉梗阻症状仍无明显好转,以及Ⅲ～Ⅳ度喉梗阻者应及时气管插管或施行气管切开术。

# 第三节 肺 炎

## 一、概述

肺炎(pneumonia)是指不同的病原体或其他因素(如吸入羊水、动植物油和过敏反应等)所致的肺部炎症,是婴幼儿时期重要的常见病、多发病。四季均可发病,尤以冬春气温骤变季节多见。根据病因分为细菌性、病毒性、支原体、真菌性、吸入性、过敏性肺炎;按病理特点分为支气管肺炎、大叶性肺炎和间质性肺炎;按病程长短又可分为急性(病程<1月)、迁延性(1~3月)、慢性(>3月)肺炎;按感染发生地点分为:社区获得性肺炎(community acquired pneumonia,CAP)和院内获得性肺炎(hospital acquired pneumonia,HAP)。

支气管肺炎是小儿时期最常见的肺炎,以婴幼儿多见,全年均可发病,以冬、春寒冷季节多发。病原以病毒和细菌为主,引起不同年龄肺炎的病原不同,肺炎链球菌是最常见的细菌病原,近年随着侵入性检查与操作的增加,广谱抗生素的大量使用,耐药细菌性肺炎有增加趋势,呼吸道合胞病毒是最常见的病毒病原体。

## 二、病史要点

(1)询问发热、咳嗽、气急、青紫的发生,发展和加剧过程,了解发热程度、热型,咳嗽轻重,有无痰响和进食呛咳。

(2)询问病后精神、食欲改变。有无烦躁、呻吟、萎靡、嗜睡和惊厥。进食减少程度,有无呕吐、腹泻。

(3)院外诊断、重要检查和治疗情况,特别是所用抗生素种类及疗程。

(4)病前有无上呼吸道感染和麻疹、百日咳、流感等传染病史。有无呼吸道传染病接触史。

## 三、体检要点

(1)测定体温、呼吸、脉搏。注意营养发育状况,精神和神志状态。

(2)呼吸困难情况,有无喘憋、呻吟、鼻翕,点头呼吸和吸气性"三凹征",有无口周、甲床青紫,面色青灰或苍白。尚须注意有无呼吸节律异常,尤其是小婴儿。

(3)肺部有无中细湿啰音、捻发音,分布和密集程度。严重病例注意呼吸音降低,管状呼吸音,语音(哭声)震颤增强,叩诊发浊等融合实变体征。

(4)注意心音强弱、心率和心律。有无腹胀,肝脏大小(叩上、下界)、质地及压痛,脾脏大小。

(5)注意有无皮肤化脓感染灶、脓胸及脓气胸并发症体征(提示金葡菌感染)。

## 四、辅助检查

1.外周血检查

细菌性肺炎白细胞总数、中性粒细胞以及C反应蛋白(CRP)显著增高,甚至可出现核左移,胞浆中见中毒颗粒;病毒性肺炎白细胞总数及中性粒细胞正常或降低,CRP正常或轻度增加。

2.病原学检查

采取痰液、气管吸出物、胸腔穿刺液、血液、肺活检组织等进行细菌、肺炎支原体、沙眼衣原体、肺炎衣原体、真菌培养和病毒分离,并作细菌药物敏感试验。

3.X检查

早期肺纹理增粗,以后出现小斑片状阴影,以双肺下野、中内带及心膈角居多,并可伴肺气肿和/或肺不张。亦可融合成大片,甚至波及节段。若并发脓胸,早期示患侧肋膈角变钝,积液较多时,患侧呈一片致密阴影,纵隔、心脏向健侧移位。并发脓气胸时,患侧胸膜可见液、气平面。肺大疱时可见壁薄、多无液平的易变性空泡。

4.必要时测定

二氧化碳结合力,血清钠、钾、氯化物及做血气分析。Ⅰ型呼吸衰竭:海平面吸室内空气时 $PaO_2 \leqslant 50mmHg$ 或 $6.67kPa$;Ⅱ型呼吸衰竭:$PaO_2 \leqslant 50mmHg$ 及 $PaCO_2 \geqslant 50mmHg$ 或 $6.67kPa$。

## 五、诊断要点

1.临床特征

热型不定,多为不规则热,新生儿、重度营养不良可不发热或体温不升。多伴有中毒症状,包括食欲缺乏、烦躁和嗜睡,重者可出现意识障碍和惊厥,临床中以呼吸衰竭多见。早期为干咳,以后有痰,可出现气促和发绀。新生儿则表现为呛奶,口吐白沫。可有呕吐、腹泻、少数可出现胃肠道出血,甚至发生中毒性肠麻痹。极重型病例可发生多器官功能衰竭。

2.几种不同病原体所致肺炎特点

(1)毛细支气管炎:本病主要因病毒感染引起,其中呼吸道合胞病毒引起的毛细支气管炎最常见。临床特点:①多见于2岁以内,尤多见于6个月内婴儿,冬春季多发,有时可有流行。②常见于上感后2~3天出现下呼吸道阻塞表现,阵发性干咳、发作性呼气性呼吸困难、喘憋可伴烦躁、鼻翕、三凹征等缺氧表现,重者可出现呼吸衰竭。肺部听诊广泛哮鸣音,吸气末或喘憋缓解时可闻及细湿啰音。③全身中毒症状轻,一般无发热或低至中度发热。④外周血常规白细胞及中性粒细胞正常或降低。⑤X线表现为不同程度肺气肿及支气管周围炎,有时可伴点片状阴影。病程一般一周左右,部分患者以后可出现反复喘息,发展为哮喘的患病率增高。

(2)金黄色葡萄球菌肺炎:多见于新生儿及婴幼儿,临床特点:①发病前部分患者有肺外感染病灶,如皮肤感染,疖肿等。②起病急骤,中毒症状重,可出现猩红热样或麻疹样皮疹;病情进展迅速,易并发脓胸、脓气胸。③咳嗽频繁,呼吸困难,青紫,肺部体征出现较早。④周围血白细胞及中性粒细胞增高并有核左移,胞浆内可见中毒颗粒,少数病例白细胞不增高,甚至降低。⑤胸部X线改变,早期呈一般支气管肺炎改变,以后有大小不等的斑点状结节影,短期内出现肺脓肿、肺大疱、脓胸、脓气胸等改变。

(3)腺病毒性肺炎:多见于6月~2岁婴幼儿。临床特点:①潜伏期3~8天。一般急骤发热,往往自第1~2日起即发生39℃以上的高热,至第3~4日多呈稽留或不规则的高热;3/5以上的病例最高体温超过40℃。②呼吸系统症状:大多数患儿自起病时即有咳嗽,往往表现为频咳或轻度阵咳。呼吸困难及发绀多数开始于第3~6日,逐渐加重;重症病例出现鼻翼翕动、三凹征、喘憋(具有喘息和憋气的梗阻性呼吸困难)及口唇指甲青紫。初期听诊大都先有呼吸音粗或干啰音,湿啰音于发病第3~4日后出现。重症患儿可有胸膜反应或胸腔积液(多见于第2周)。③神经系统症状:一般于发病3~4天以后出现嗜睡、萎靡等,有时烦躁与萎靡相交替。在严重病例中晚期出现半昏迷及惊厥。部分患儿头向后仰,颈部强直。④循环系统症状:面色苍白较为常见,重者面色发灰。心律增快。重症病例的 35.8% 于发病第 6～14 日出现心力衰竭。肝脏逐渐肿大,可达肋下 3～6cm,质较硬,少数也有脾肿大。⑤消化系统症状:半数以上有轻度腹泻、呕吐,严重者常有腹胀。⑥其他症状:可有卡他性结膜炎、红色丘疹、斑丘疹、猩红热样皮疹,扁桃体上石灰样小白点的出现率虽不高,也是本病早期比较特殊的体征。

(4)肺炎支原体肺炎:临床特点:①亚急性起病,多见学龄期儿童,婴幼儿也不少见。②多有发热,热型不定,热程 1～3 周。③咳嗽为突出表现,呈阵发性干咳,有时甚至呈百日咳样痉挛性咳嗽,咳出黏稠痰,甚至带血丝,但呼吸困难不明显。④肺部体征不明显是本病特点之一。⑤易出现肺外表现,如:皮疹、溶血性贫血、心肌炎、心包炎、渗出性胸膜炎等。⑥X 线改变显著而肺部体征轻微亦是本病特点之一。可呈支气管肺炎、间质性肺炎改变或均一实变影,多为单侧病变。

婴幼儿患本病则起病急,病程长,仅临床表现与其他病原所致间质性肺炎不易区别。

(5)衣原体肺炎:由沙眼衣原体或肺炎衣原体所致。沙眼衣原体肺炎临床特点:①多见于 3 个月以内的小婴儿或新生儿。②起病缓慢,先有鼻塞、流涕等,而后出现气促、频繁咳嗽、半数患者可伴结膜炎。③一般无发热,少数仅低热,有人认为小婴儿无热性肺炎应考虑本病。④肺部可闻及湿啰音。⑤X 线呈肺气肿、弥漫性间质性改变或间杂有片状影,肺部体征及 X 线改变可持续一个月以上才消失。

3.体征

呼吸 40～80 次/分,可伴鼻翼、点头呼吸、三凹征、唇周发绀。肺部体征早期可不明显,以后可闻及固定的中、细湿啰音,当病灶融合扩大时,可有语颤增强、叩浊、并可听到管状呼吸音。发生并发症脓胸、脓气胸、肺大疱、肺脓肿、败血症、化脓性心包炎等,则有相应的体征。

## 六、病情观察及随访要点

(1)逐日记录体温、呼吸(次数和节律),脉搏和心率,恢复正常为止。

(2)观察体温、精神、食欲、咳嗽、气急、青紫、肺部体征及肝脏大小的改变。一般病例经恰当治疗,首先精神好转,体温逐日下降,气急青紫在 2～3 日内消失。肺部啰音由细变粗而消失,咳嗽常于最后好转,总共需 7～10 天。典型腺病毒性肺炎须 2～3 周,金葡菌肺炎可更长。

(3)经一般抗生素治疗,若症状反而日益加剧,应注意肺部啰音是否更细更密。甚至代之以管状呼吸音和叩诊变浊,提示感染未控制,病灶融合,多见于金葡菌和腺病毒性肺炎。

(4)肺炎治疗过程中突然出现烦躁不安、呼吸困难和青紫加重时应检查有无痰液黏稠、不易咳出或吸氧管阻塞,并警惕。

1)胸腔内并发症:有无脓气胸体征、颈部皮下气肿(纵隔气肿);有无心音遥远、心包摩擦音和肝大(心包炎)。

2)呼吸衰竭:检查呼吸频率(过速、过慢)、幅度、节律、随访血气分析。

3)心力衰竭:对于有先天性心脏病患儿注意检查心力衰竭各项指标,密切观察其进展及治疗后的反应。

4)重症肺炎:出现惊厥、昏迷时,中毒性脑病可能性大,注意有无脑膜刺激征和锥体束征。必要时查脑脊液与脑膜炎或脑炎鉴别。

5)治愈标准:体温正常,症状体征基本消失,胸部 X 线检查无实质病变。

### 七、治疗措施

**1.一般治疗**

保持室内空气流通,室温保持在20℃左右,相对湿度60%。保持呼吸道通畅,经常变换体位,以利痰液排出。保证足够入量,不能进食者,可给予静脉补液每天80mL/kg。

**2.抗感染治疗**

(1)肺炎球菌肺炎:首选青霉素或阿莫西林,复方新诺明等。病情重或疑有混合感染时可选用新型青霉素,头孢菌素等,用药时间应持续至体温正常后5～7天或症状、体征消失后3天。

(2)金黄色葡萄球菌肺炎:第1、2代头孢菌素,新型青霉素,万古霉素等。疗程宜长,一般于体温正常后用药2周或总疗程6周。

(3)支原体或衣原体肺炎:大环内酯类抗生素,如:红霉素、阿奇霉素、交沙霉素等,疗程2～3周。

(4)病毒性肺炎:利巴韦林,肌内注射、静脉滴注或雾化吸入,主要针对呼吸道合胞病毒。干扰素肌内注射或雾化吸入;中药针剂静脉滴入或雾化吸入,但其疗效未经循证医学证实。

**3.对症治疗**

给氧、降温、祛痰、吸痰、镇静等。

**4.糖皮质激素**

中毒症状严重,严重喘憋,中毒性脑病,感染性休克,呼吸衰竭者可短期应用。

**5.并发症治疗**

发生脓胸、脓气胸、张力性气胸者应及时做胸腔穿刺,抽脓抽气,若脓液量多、黏稠,经反复穿刺抽脓不顺利者,可行胸腔闭式引流。

# 第四节　支气管哮喘

## 一、概述

支气管哮喘是儿科常见慢性气道变态反应性疾病,由多种炎性细胞(包括嗜酸性粒细胞、肥大细胞、中性粒细胞、T淋巴细胞、气道上皮细胞等)和细胞组分参与的气道慢性炎症。这种气道炎症使易感者对各种激发因子具有气道高反应性,并可引气道狭窄。临床上表现为反复发作性喘息,呼吸困难,胸闷和咳嗽等症状,常在清晨或夜间发作或加重。目前认为气道慢性炎症、气道高反应性以及可逆性气道阻塞构成了哮喘的三大病理生理特点。其中气道慢性炎症是引起气道高反应性的原因,而气道高反应性是哮喘最基本的特点。

根据临床表现及其肺功能,支气管哮喘分为:

**1.急性发作期**

患儿表现为突发咳嗽,喘息,呼气性呼吸困难,烦躁不安,胸闷;体征可见胸廓饱满,叩诊双肺过清音,双肺可闻及哮鸣音,严重时呼吸音降低。

**2.慢性持续期**

哮喘患儿没有急性发作,但在相当长的时间内有不同频度和不同程度地出现症状如喘息、咳嗽、胸闷。主要根据白天和夜间临床表现和肺功能进行病情严重程度的评价。

3.临床缓解期

经过治疗或未经过治疗症状，体征消失，儿童肺功能恢复到第一秒用力最大呼气容量（FEV1）或最大呼气峰流速（PEF）＞80％预计值，并维持3月以上。

## 二、病史要点

（1）既往反复发作和其他变态反应病史。家族中哮喘和变态反应疾病史。

（2）起病缓急、有无精神刺激、疲劳、受惊等诱因。询问有关的先兆症状：感染性者可先有轻微上呼吸道感染；外源性者有胸闷，喉痒，喷嚏，流清涕；食物性者有呕吐、腹痛、腹泻、荨麻疹等。

（3）询问本次哮喘持续时间，是否日轻夜重或持续严重。有无端坐呼吸，烦躁焦虑，冷汗，面色苍白或发绀，了解咳嗽轻重，痰的性质和痰液量。首次发作须注意与哮喘性支气管炎、心源性哮喘、呼吸道异物等鉴别。

（4）院外和既往发作情况，何种解痉药有效。

## 三、体检要点

（1）体位，精神和神智，面色，指甲黏膜青紫程度。

（2）有无鼻翼，呼气三凹征，呼气延长，两肺呼吸音降低，哮鸣音，鼾音和啰音。同时注意阻塞性肺气肿体征。

（3）哮喘危重状态：是指哮喘严重发作，经合理用拟交感神经或茶碱类药物仍不能缓解称哮喘持续状态。应测体温、脉搏、呼吸及血压，注意意识、瞳孔、呼吸节律和深度、肌张力及四肢末梢循环。

## 四、辅助检查

1.血、痰中嗜酸性细胞计数

外源性哮喘血、痰中嗜酸性细胞超过 $300 \times 10^6$。

2.血清变应原特异性 IgE

哮喘患儿血清变应原特异性 IgE 升高。

3.皮肤过敏原皮试

哮喘患儿特异性过敏原皮试可为阳性，可了解患儿过敏状态协助诊断。

4.肺功能检查

肺功能检查对估计是否有气流受限、哮喘的严重程度及疗效判断有重要意义。哮喘患儿的用力肺活量，第一秒用力呼气容积（FEV1）和最大呼气流速（PEF）降低。在给予支气管舒张药，上述肺功能指标明显改善，增加12～15％，表明有可逆性气流受阻，即舒张试验阳性。

5.支气管激发试验

通过支气管激发试验来判断是否存在气道的高反应性，通常采用药物如乙酰胆碱、组织胺或运动激发。对于 FEV1 大于正常预计值70％的疑诊哮喘患儿做支气管激发试验。

6.胸部 X 线检查

发作期可有肺过度充气，肺纹理增多。合并感染时，出现肺部点片状或片絮状阴影。通过

X线检查有助于除外其他肺部疾病、先天异常等。

### 五、诊断与鉴别诊断

1.哮喘的诊断

主要根据病史(包括家族史,个人过敏史)、体征、辅助检查及治疗效果。

(1)儿童哮喘的诊断标准:①年龄≥3岁,喘息反复发作;②发作时双肺闻及呼气相哮鸣音,呼气相延长;③支气管舒张药有明显疗效;④除外其他喘息、胸闷和咳嗽等疾病。对疑诊病例,可作支气管舒张试验:喘乐宁吸入或0.1%肾上腺素0.01mL/kg皮下注射15分钟后,喘息明显缓解及肺部哮鸣音明显减少,或第一秒用力呼气量上升率?15%,即为支气管舒张试验阳性,可作哮喘诊断。

(2)咳嗽变异性哮喘诊断标准:①咳嗽持续或反复发作>4周,常在夜间和/或清晨发作,运动后加重,痰少,无感染症或长期抗生素无效;②支气管舒张药可使咳嗽发作缓解(基本诊断条件);③有个人过敏史或家庭过敏史;④气道呈高反应特征,支气管激发试验阳性可作辅助诊断;⑤除外其他原因引起的慢性咳嗽。

2.鉴别诊断

哮喘的诊断必须除外其他造成引起反复喘息的原因。如胃食道反流、支气管异物、支气管淋巴结结核、先天性气道畸形(软化、狭窄)、先天性心脏病等。

### 六、病情观察及随访要点

(1)用支气管舒张药后大多在一小时或数小时内缓解。记录体位、精神、面色、青紫、呼吸困难和肺部体征的好转情况。

(2)各种支气管舒张药治疗无效时,应警惕:

1)肺部继发感染和并发症:本病肺部体征大多两侧一致,出现体温增高,脓痰、肺部啰音增多或一侧性呼吸音减低时,应考虑肺部感染和并发症发生。应重复血白细胞计数及分类,胸部X线检查。

2)哮喘危重状态:即既往的哮喘持续状态,是指哮喘急性发作经合理使用支气管舒张药和糖皮质激素等治疗后,仍有严重或进行性呼吸困难的患儿。应定时(2~4小时)测体温、呼吸、脉搏感和血压,记录出入液量。观察是否极度烦躁或转为无力伴严重哮喘缺氧,双肺呼吸音明显减低,以上提示预后严重,应采取紧急措施。同时分析持续发作的原因是否体液耗损过多,痰稠不易排出,继发感染,精神过度紧张等从而采取相应措施。根据需要重复血白分,血气分析和心电图至哮喘缓解。

3)随访中注意该患儿好发季节,诱因,尽可能找出变应原。记录间歇期呼吸、心率、肺部体征,有无慢性非阻塞性肺气肿症状、体征。有条件者测定肺功能。

4)症状控制,体征基本消失即可出院。

### 七、防治措施

1.治疗原则

坚持长期,持续,规范化,个体化。发作期:快速缓解症状、抗炎、平喘;缓解期:长期控制症状、抗炎、降低气体高反应性、避免触发因素、自我保健,全球哮喘防治创议(GINA)提出哮喘长期管理的阶梯式治疗方案。

2.常用药物

表 2-2 治疗哮喘常用药物

| 快速缓解药物 | 长期预防用药 |
|---|---|
| 短效吸入型 $\beta_2$ 受体激动药 | 吸入型糖皮质激素 |
| 短效口服 $\beta_2$ 受体激动药 | 长效 $\beta_2$ 激动药 |
| 抗胆碱能药物 | 抗白三烯药物 |
| 全身性皮质激素 | 缓释茶碱 |
| 短效茶碱 | 色甘酸钠,尼多克罗米,口服激素 |

(1)糖皮质激素:最有效的抗炎药,作用机制:①干扰花生四烯酸代谢、白三烯、前列腺素合成;②减少微血管渗漏;③抑制细胞因子合成;④增加气道平滑肌对 $\beta_2$ 激动药的敏感性;⑤降低气道高反应性。作用途径:可通过静脉,口服,吸入等不同途径给药。对急性严重的哮喘发作首选静脉使用琥珀酸氢化可的松或甲泼尼龙,病情缓解后改口服泼尼松。皮质激素吸入疗法具有剂量小、局部抗炎作用强、疗效高和不良反应少的优点。年幼儿应配合储雾罐吸入。除二丙酸倍氯米松和丁地曲安西龙外,目前常用丙酸氟替卡松。

(2)$\beta_2$ 受体激动药:可通过激活腺苷酸环化酶增加细胞合成 cAMP,使①气道平滑肌松弛而导致支气管扩张;②稳定肥大细胞膜;③增加气道的黏液纤毛清除力;④改善呼吸肌的收缩力。目前用沙丁胺醇溶液或气雾剂。尚有口服 $\beta_2$ 受体激动药如丙卡特罗,而沙美特罗、福美特罗作为长效 $\beta_2$ 受体激动药与激素联合应用有效性得到证实。

(3)茶碱:茶碱的作用:①对支气管平滑肌有直接松弛作用;②改善气道纤毛清除作用;③增强呼吸肌收缩力;④兴奋呼吸中枢;⑤增强心肌收缩力。首剂 3～5mg/kg＋GS.30mL～50mL,在 20～30 分钟静脉滴入,每 6～8 小时重复,重症:0.6mg～0.9mg/(kg·h)×3h 维持血浓度:5$\mu$g～15$\mu$g/mL,如>20mg/mL,即发生不良反应。注意茶碱的不良反应。

(4)抗胆碱药物:溴化异丙托品雾化溶液:每 1mL 含药物 250$\mu$g,2 岁 125$\mu$g;>2 岁 250$\mu$g,用生理盐水稀释至 2mL,每日 3～4 次。

(5)白三烯受体拮抗药:孟鲁司特是一种有效的选择性白三烯受体拮抗药,<6 岁 4mg/次,6～14 岁 5mg/次,>15 岁 10mg/次,每日晚上一次。

(6)抗生素:合并呼吸道细菌感染时,可选择适当的抗生素治疗。

(7)哮喘持续状态处理:

①给氧:一般采用鼻导管给氧和面罩给氧,保持正常的氧分压。

②补充液体和纠正酸中毒:用 1/5 张含钠液纠正失水,防止痰栓形成。

③肾上腺皮质激素:根据病情的轻重,可选用氢化可的松 5～10mg/kg 或甲泼尼龙每次 1～2mg/kg,每 6 小时 1 次,重复使用。

④支气管舒张药:沙丁胺醇溶液雾化吸入,根据病情每隔 20 分钟吸入一次,连续 3～4 次。以后根据病情 1～4 小时可重复吸入治疗;抗胆碱能药物异丙托溴铵联合沙丁胺醇,疗效及安

全性已得到证实。

⑤维持水及酸碱平衡：开始按 1/2～1/3 张含钠液，以后用 1/4～1/5 张含钠液维持，一般补液量 50mL～120mL/kg，见尿补钾。呼吸性酸中毒可通过改善通气，代谢性酸中毒可用碳酸氢钠纠正。

⑥镇静药：可用水合氯醛口服或苯巴比妥肌内注射。

⑦机械通气：应用指征：a.持续严重的呼吸困难；b.呼吸音减低到几乎听不到呼吸音或哮鸣音；c.因过度通气和呼吸肌疲劳使胸廓运动受限；d.意识障碍，烦躁或抑制，甚至昏迷；e.吸入 40% 氧发绀无改善；f.$PaCO_2$ 8.6kPa（65mmHg）。

## 八、预后

与起病年龄、病情轻重、病程长短、治疗方法及家族史有关。大多数经过正规治疗，20%～80% 儿童在青春期前后完全缓解。

## 九、预防

预防哮喘的发作是支气管哮喘现代治疗的重要组成部分。主要的措施有：①哮喘患儿的系统管理；②避免过敏原和诱发因素；③预防呼吸道感染；④哮喘儿童的心理教育。

# 第三章　神经系统疾病

## 第一节　吉兰-巴雷综合征

### 一、概述

吉兰-巴雷综合征(Guillain-Barrésyndrome,GBS)又称急性感染性多发性神经根神经炎,是目前我国引起小儿急性弛缓性瘫痪的最常见原因。本病是一种急性免疫性周围神经病,感染或疫苗接种可诱发。周围神经内巨噬细胞和淋巴细胞浸润,以及神经纤维脱髓鞘、轴索变性。临床上以进行性对称性弛缓性肢体瘫痪为主要特征,常伴有颅神经受累,Ⅸ、Ⅹ、Ⅻ后组颅神经麻痹时引起吞咽困难,构音障碍和咳嗽无力,易引起吸入性肺炎和窒息。严重时可出现呼吸肌麻痹。本病感觉障碍相对较轻,以主观感觉异常和神经根痛为主。部分患儿可有一过性尿潴留,直立性低血压、窦性心动过速、出汗异常等自主神经功能障碍。病程自限,瘫痪进展期不超过4周,绝大多数患儿于数周或数月恢复,10%~15%患儿于起病后1年遗留不同程度的肌无力,个别患儿(1.7%~5%)急性期死于呼吸衰竭。

### 二、病史要点

(1)病前2~4周是否有前驱感染(如上呼吸道感染、腹泻、出疹性疾病、流感、病毒性肝炎、传染性单核细胞增多症等)或预防接种史。

(2)起病形式,瘫痪发生的时间,瘫痪的部位和发展(多从双下肢开始,上行性发展,或由双上肢开始,下行性发展),瘫痪的程度和持续进展的时间,尤其应注意是否伴有流涎、呛咳、吞咽困难、声嘶、咳嗽无力,以及呼吸困难。

(3)询问有无神经根痛,有无肢体的感觉异常,如手足发麻、疼痛,手套或袜套样的感觉减退。

(4)询问有无一过性尿潴留,有无多汗等。

(5)既往是否有过类似的瘫痪病史。

### 三、体检要点

(1)全面的神经系统检查,注意四肢肌力降低及其程度、肌张力降低、腱反射减弱或消失、病理征阴性、有无早期出现的肌萎缩。有无颅神经麻痹,尤其是Ⅸ、Ⅹ、Ⅻ后组颅神经。

(2)一般体检中注意血压、呼吸、心率,尤其注意有无呼吸肌麻痹,有无胸式呼吸或腹式呼吸的减弱或消失,有无青紫、呼吸困难及心律失常。

### 四、辅助检查

1.脑脊液检查

典型的脑脊液改变呈"蛋白-细胞分离"现象,脑脊液中白细胞计数正常,而蛋白含量增高。

"蛋白-细胞分离"于病程后 1 周逐渐明显,第 2、3 周达高峰。

2.神经传导功能检查

运动和感觉神经传导速度减慢、F 波阙如或潜伏期延长;或神经传导波幅明显降低。

### 五、诊断要点或诊断标准及鉴别诊断

1.诊断

对于急性进行性对称性弛缓性瘫痪的患儿,应考虑 GBS 的诊断,结合脑脊液的"蛋白-细胞分离"现象和以脱髓鞘及(或)轴索变性为主要改变的神经传导特点,进一步确诊。

2.诊断标准

可参考 2004 年 Ryan 提出儿童 GBS 的诊断标准。

(1)GBS 的临床表现:进行性、对称性肢体瘫痪。①起病 1 周内深部腱反射减弱或消失;②病程进展不超过 4 周;③四肢感觉障碍。

(2)支持 GBS 诊断的实验室检查及电生理诊断标准:起病 3 周内,脑脊液中蛋白含量高于 0.45g/L,至少两侧肢体异常神经电生理特点支持急性炎症性多发性神经病变。①运动神经和感觉神经传导速度减慢(小于年龄正常下限的 80%)。②传导阻滞或暂时性的复合肌肉动作电位(CMAP)弥散。③远端潜伏期延长;④F 波异常(缺失、弥散)。⑤轴索病变特点:CMAP 波幅缺失;或者感觉神经的动作电位幅度小于年龄正常下限的 80%。

(3)排除 GBS 诊断的特征:①持续性、非对称性肢体瘫痪;②有明显的或可感知的感觉平面。③明显的膀胱括约肌功能障碍和肠道功能紊乱;④脑脊液中单核细胞数目大于 50/mL。

### 六、鉴别诊断

(1)急性脊髓灰质炎或非脊髓灰质炎肠道病毒感染:脊髓灰质炎系脊髓灰质炎病毒所致脊髓前角细胞病变,以非对称性肢体弛缓性瘫痪(常为下肢单瘫)为特点,无感觉障碍,脑脊液在早期白细胞增多,运动神经传导功能见 H 反射异常,而无传导速度及波幅的改变。大便病毒分离可证实。非脊髓灰质炎肠道病毒感染系由柯萨奇病毒、埃可病毒等肠道病毒感染引起,临床表现与脊髓灰质炎类似,但瘫痪程度较轻,恢复较快,预后相对较好。

(2)急性横贯性脊髓炎:脊髓休克期表现为急性弛缓性瘫痪需与 GBS 鉴别,但脊髓休克期后出现上运动神经元瘫痪,同时伴有受损平面以下完全性感觉障碍及持续性括约肌功能障碍,脑脊液蛋白与白细胞均增高,而周围神经传导功能正常,脊髓 MRI 检查可见脊髓肿胀,而不难鉴别。

(3)低钾型周期性瘫痪:是一组与钾代谢有关的少见遗传病,以发作性弛缓性瘫痪为主要表现,伴发作期血清钾变化。根据血钾变化可分为低血钾型、高血钾型及正常血钾型。

(4)重症肌无力(全身型):是一种自身免疫性疾病,主要累及神经肌肉接头处突触后膜的乙酰胆碱受体。表现为活动后加重的全身肌无力,可伴有眼睑下垂和眼球活动受限,或咀嚼无力、吞咽困难,休息后缓解,并具有晨轻暮重的特点,新斯的明试验阳性,有条件者可做重复电刺激试验、乙酰胆碱受体的抗体检测。

### 七、病情观察及随访要点

(1)瘫痪的进展或恢复。随访肌力和腱反射的变化。

(2)一旦发生呼吸肌麻痹,应严密随访呼吸功能的变化,监测动脉血气分析。

（3）注意有无后组颅神经麻痹，预防吸入性肺炎和窒息。

（4）并发症：注意压疮、肺不张和肺炎的发生。

## 八、治疗

（1）急性期卧床休息，勤翻身，注意保持功能位，预防压疮和坠积性肺炎。

（2）注意营养及水、电解质平衡。吞咽困难者给予鼻饲饮食。

（3）保持呼吸道通畅，维持正常通气功能，出现呼吸肌麻痹或窒息时，需要气管插管和机械通气。

（4）IVIG：400mg/（kg·d），连用 5 天，或总剂量 2g/kg，在 1～2 天静脉滴注。

（5）血浆置换：安全有效，但需专用设备，价格昂贵，儿科应用受限。

（6）肾上腺皮质激素：无明显疗效，有可能减轻根痛。

（7）康复治疗：恢复期加强肢体功能锻炼，促进瘫痪恢复，预防肌萎缩和关节挛缩。

## 九、医患沟通

（1）吉兰-巴雷综合征是引起小儿急性弛缓性瘫痪的常见原因。急性病程中可出现进行性四肢瘫痪，可伴有吞咽困难，构音障碍和咳嗽无力，易引起吸入性肺炎和窒息。严重者可出现呼吸肌麻痹而导致呼吸衰竭时需转入 ICU 行呼吸机辅助呼吸治疗。

（2）本病治疗以对症及营养神经治疗为主，IVIG 或血浆置换有助于病情恢复，但花费昂贵，部分有效，需签署血液制品知情同意书。

（3）本病病程自限，瘫痪急性进展期不超过 4 周，绝大多数患儿于数周或数月恢复，10%～15% 患儿于起病后 1 年遗留不同程度的肌无力，个别患儿（1.7%～5%）急性期死于呼吸衰竭。

# 第二节　急性横贯性脊髓炎

## 一、概述

急性横贯性脊髓炎（acute transverse myelitis，ATM）又称急性横贯性非特异性脊髓炎（不包括病毒性脊髓炎、化脓性脊髓炎、结核性脊髓炎、真菌性脊髓炎、梅毒性脊髓炎等特异性脊髓炎），是一原因尚不明确、急性或亚急性起病、进展迅速的横贯性炎性脊髓损害。目前多认为本病可能为各种感染或预防接种所诱发的免疫介导性疾病。病变可累及脊髓的任何节段，以胸髓最常受累。临床上以双侧肢体无力（双下肢截瘫最为多见），伴受损平面以下完全性感觉障碍（传导束型感觉障碍），以及持续性的括约肌功能障碍为特点。肢体瘫痪程度因病变程度而不同，主要为上运动神经元瘫痪，疾病早期可出现脊髓休克，表现为肌张力降低、腱反射消失、病理反射阴性等弛缓性瘫痪的特点，脊髓休克期持续数天至数周不等。高位颈髓病变者可出现呼吸功能障碍而需要人工辅助呼吸。本病预后差异大，44% 预后良好，33% 可独立行走但存在痉挛性步态、感觉障碍或括约肌功能障碍，23% 患儿遗留严重后遗症不能独立行走。

## 二、病史要点

（1）病前 2～4 周是否有前驱感染（如上呼吸道感染、腹泻、出疹性疾病、流感、病毒性肝炎、传染性单核细胞增多症、HIV 等)或预防接种史(若狂犬病、破伤风、麻疹、乙肝疫苗等)。

(2)起病形式,是否伴有发热,是否有后背及下肢疼痛,病前是否有明确的外伤史。

(3)瘫痪发生的时间,瘫痪的部位(截瘫或四肢瘫),瘫痪的程度和进展,尤其应注意是否伴有流涎、呛咳、吞咽困难、声嘶、咳嗽无力,以及呼吸困难。

(4)感觉障碍的表现和进展。

(5)括约肌功能障碍:是否有持续性的尿潴留、大小便失禁或便秘。

### 三、体检要点

1.运动障碍

注意四肢肌力、肌张力、腱反射、病理征的检查。

2.感觉障碍

全面的浅深感觉检查。

3.脊柱

外观有无畸形,脊柱旁有无包块,有无脊柱压痛。

4.颅神经

尤应注意Ⅸ、Ⅹ、Ⅻ后组颅神经有无麻痹表现。

5.呼吸肌

肋间肌和膈肌功能。

6.一般体检中

注意血压、呼吸、心率,尤应注意有无青紫、呼吸困难及心律失常。

### 四、辅助检查

1.脑脊液

半数以上患儿脑脊液可有轻度白细胞数增多和蛋白升高,糖及氯化物正常,病原学检查阴性。感染诱发者可有脑脊液 IgG 合成率升高。

2.神经电生理检查

体感诱发电位(SEP)常有异常,运动神经传导速度(NCV)正常,可与周围神经疾病相鉴别;视觉诱发电位(VEP)正常,可与视神经脊髓炎、多发性硬化相鉴别。

3.脊髓 MRI

可显示脊髓病变的部位、范围和性质,排除脊髓占位性病变。患儿受累节段脊髓肿胀,脊髓内呈斑片状或纵行梭形长 $T_1$ 长 $T_2$ 异常信号,部分患儿 MRI 无特异性改变。

### 五、诊断要点或诊断标准及鉴别诊断

1.诊断

对于以双侧肢体无力,伴受损平面以下完全性感觉障碍以及持续性括约肌功能障碍的患儿,应考虑急性横贯性脊髓炎的诊断,根据 2002 年横贯性脊髓炎协作组所制定的诊断标准,符合全部纳入标准且不具备任何排除标准者,可确诊。

(1)纳入标准:

1)由于脊髓原因引起的感觉、运动及自主神经功能障碍。

2)症状和(或)体征的双侧性(不必完全对称)明确地感觉平面。

3)通过影像学排除脊髓受压(MRI或脊髓造影)。

4)CSF细胞增多/鞘内IgG合成率增高/MRI显示增强信号均提示脊髓内炎症,如起病时不符合上述炎症特点,应在起病2~7天内重复MRI或腰穿。

5)出现症状后4小时~21天进展至高峰(假如患者因症状从睡眠中觉醒,症状应在醒后更加加重)。

(2)排除标准:

1)在过去10年中的脊髓放射史。

2)符合脊髓前动脉血栓的明确血管分布区的功能障碍。

3)与脊髓动静脉畸形符合的脊髓表面异常血管流空。

4)结缔组织病的血清学和临床证据(如类肉瘤病、白塞病、干燥综合征、SLE、混合结缔组织病等)

5)中枢神经系统梅毒、莱姆病、HIV、HTLV-1、支原体及其他病毒感染(HSV-1、HSV-2、EBV、HHV-6、肠道病毒等)的临床表现。

6)脑MRI异常提示多发性硬化。

7)视神经炎病史。

2.鉴别诊断

(1)吉兰-巴雷综合征:又称急性感染性多发性神经根神经炎,临床以急性对称性弛缓性瘫痪,非传导束性感觉障碍(主观感觉异常),一过性括约肌功能障碍,运动神经传导功能异常,脑脊液呈"蛋白-细胞分离"为特点。

(2)急性脊髓灰质炎或非脊髓灰质炎肠道病毒感染:脊髓灰质炎系脊髓灰质炎病毒所致脊髓前角细胞病变,以非对称性肢体弛缓性瘫痪(常为下肢单瘫)为特点,无感觉障碍,脑脊液在早期白细胞增多,运动神经传导功能检测可见H反射异常,大便病毒分离可证实。非脊髓灰质炎肠道病毒感染系由柯萨奇病毒、埃可病毒等肠道病毒感染引起,临床表现与脊髓灰质炎类似,但瘫痪程度较轻,恢复较快,预后相对较好。

(3)视神经脊髓炎:除脊髓病变外,伴有视力下降或视觉诱发电位异常,系多发性硬化的一种亚型,视神经病变可出现在脊髓病变前、同时或之后。

(4)脊髓血管病:起病急骤,脊髓缺血常表现为脊前动脉综合征,除截瘫、持续性括约肌功能障碍外,伴有分离性感觉障碍(痛温觉丧失而深感觉存在);脊髓出血则常由外伤或血管畸形引起,脊髓MRI及脊髓血管造影助诊。

(5)椎管内肿瘤:起病缓慢,常以根痛或运动障碍为首发症状,其后逐渐出现脊髓压迫症状,脊髓MRI示椎管内占位。

## 六、病情观察及随访要点

(1)瘫痪的进展或恢复,随访肌力和腱反射、病理征的变化。

(2)感觉障碍的进展或恢复,随访感觉平面的变化。

(3)括约肌功能障碍的恢复。

(4)一旦发生呼吸肌麻痹,应严密随访呼吸功能的变化,监测动脉血气分析。

(5)并发症:注意预防肺不张、坠积性肺炎、压疮的发生,留置导尿者应注意预防尿路感染。

## 七、治疗

(1)糖皮质激素:尚有争议,多数研究认为有助于改善预后。甲泼尼龙 15～20mg/(kg·d),连用 3～5 天,其后改为泼尼松 1～1.5mg/(kg·d),足量 2 周后逐渐减量,总疗程 1～2 月。

(2)IVIG:400mg/(kg·d),连用 3～5 天。

(3)神经营养药物。

(4)急性期卧床者,勤翻身,注意营养和预防感染。

(5)尿潴留者应定时按压膀胱帮助排尿,无效者留置尿管导尿,定时开放尿管并予以膀胱冲洗。加强膀胱和直肠功能训练。

(6)康复训练,加强肢体功能训练和锻炼,辅以按摩、针灸、理疗,促进瘫痪恢复。

## 八、医患沟通

(1)急性横贯性脊髓炎是急性或亚急性起病、进展迅速的横贯性炎性脊髓损害。病程中有进行性肢体无力(截瘫最为多见,亦可出现四肢瘫),伴感觉障碍、二便障碍为特点。高位颈髓病变者可出现呼吸衰竭而危及生命,需转入 ICU 人工辅助呼吸。

(2)急性期治疗可给予肾上腺糖皮质激素,营养神经等治疗,后期需积极康复治疗。

(3)随访有无复发或视神经损害,若出现上述情况,需考虑视神经脊髓炎或多发性硬化。

(4)本病预后差异大,约 44% 预后良好,约 33% 可独立行走但存在痉挛性步态、感觉障碍或括约肌功能障碍,23% 患儿遗留严重后遗症不能独立行走。

# 第三节  热 性 惊 厥

## 一、概述

热性惊厥(FS)是小儿时期最常见的惊厥病因,儿童期患病率 2%～5%,在小儿各类惊厥中占 30%。热性惊厥的发作与颅外发热性疾病中体温骤然升高有关,70% 以上的热性惊厥发生于上呼吸道感染初期。目前热性惊厥的定义尚未完全统一,一般认为 3 个月～5 岁的婴幼儿(常见发病年龄为 6 个月～3 岁,高峰年龄为生后 18 个月,),体温在 38℃ 以上时突然出现惊厥,并排除颅内感染和其他导致惊厥的器质性和代谢性疾病,既往无热惊厥史者,可诊断为 FS。

大多数 FS 的临床经过及预后良好,30%～40% 的患儿可出现 FS 复发,严重的 FS(如热性惊厥持续状态)也可引起不同程度的脑损伤,导致脑组织水肿、海马硬化萎缩及神经元变性坏死等,与日后情感行为异常、学习困难、智能发育落后及颞叶癫痫等存在一定的联系。

每例 FS 患儿复发情况变化很大,取决于遗传和环境因素(如反复感染高热)的相互作用。大多研究认为 FS 复发的危险因素有:①有 FS 或癫痫家族史;②首次 FS 的年龄<18 个月;③低热出现惊厥;④发热早期出现惊厥。发生 FS 持续状态的危险因素包括:①首次 FS 年龄小;②首次 FS 为部分性发作;③有癫痫家族史。如果首次 FS 持续时间长,FS 复发往往持续

时间也长。部分 FS 患儿可能继发癫痫,尤其是具有以下危险因素者:①复杂性热性惊厥;②有癫痫家族史;③惊厥发作前已经有运动智能发育落后。具有的危险因素越多,FS 复发或继发癫痫的可能性越大。

## 二、病史要点

(1)发热初期(常在发热 24 小时内)体温骤升时突然出现的急性惊厥发作。

(2)初发年龄、惊厥前后体温、惊厥发作形式、持续时间、一次热程中的惊厥次数及惊厥发作后表现。

(3)复发者应询问复发次数、每次复发时的惊厥类型及持续时间。

(4)是否伴有头痛、呕吐、持续意识障碍、肢体活动障碍等脑病症状。

(5)伴随感染(如上呼吸道感染、腹泻、出疹性疾病、中耳炎等)及全身情况。

(6)有无围生期脑损伤、有无颅内感染及外伤史,有无智力、运动发育的障碍。

(7)有无热性惊厥、癫痫、智力低下及其他遗传代谢病家族史。

## 三、体检要点

(1)一般体检中注意体温、呼吸、心率、血压,注意有无循环衰竭。

(2)全身体检:注意原发病体征,有无皮疹、外耳流脓、咽峡炎,注意肺部体征,必要时直肠指检。

(3)神经系统检查:包括头围、有无异常皮肤损害(色素脱失、牛奶咖啡斑等),注意有无意识障碍、脑膜刺激征、病理反射及肌力、肌张力的改变。

## 四、辅助检查

1.血液生化检查

若疑为低血糖、低血钙、低血钠及酸中毒等代谢性病因时,应完善相关的生化学检查。

2.病原学检查

血、尿、便常规检查及血、尿、便、呼吸道分泌物等相关的细菌、病毒学检查有助于确定发热疾病的性质。

3.脑脊液

临床上疑有颅内感染时,尤其是婴幼儿期首次热性惊厥,可行脑脊液检查与颅内感染鉴别。按美国儿科学会推荐 6 个月以内的小婴儿常需要进行脑脊液检查(除外颅内感染)。

4.脑电图

有助于鉴别癫痫,一般在热退热后 1 周检查,以除外发作后一周内可能出现短暂慢波背景改变。

5.头颅 CT 或 MRI 检查

有明显定位体征者,常需要进行头颅影像学检查。若需与先天性脑发育异常、脑出血、颅内感染、某些遗传性疾病如结节性硬化症、甲状旁腺功能低下等疾病鉴别时,行头颅影像学检查有助于相关诊断。

### 五、诊断要点或诊断标准及鉴别诊断

1.诊断要点

(1)年龄:6个月到5岁。

(2)发热初期所致惊厥发作。

(3)需除外颅内感染和其他导致惊厥的器质性或代谢性异常。

2.分型标准

临床上主要根据惊厥发作形式、发作持续时间、发作次数将热性惊厥分为单纯性热性惊厥和复杂性热性惊厥(表3-1)。

表3-1　热性惊厥的临床分类

|  | 单纯型 | 复杂型 |
| --- | --- | --- |
| 惊厥发作类型 | 全身性发作 | 局灶性发作 |
| 惊厥持续时间 | <15分钟 | ≥15分钟 |
| 1次热程惊厥次数 | <2次 | ≥2次 |
| 发作后有无神经系统阳性体征 | 无 | 可有 |
| 总发作次数 | <5次 | ≥5次 |

(1)单纯性热性惊厥:全身性发作,持续时间<15分钟,24小时内无复发;不伴神经系统异常(如围生期脑损伤、神经运动发育异常、既往有无热惊厥史)。

(2)复杂性热性惊厥:局限性或不对称发作,持续时间>15分钟,24小时内发作≥2次;(符合以上标准之一);和/或伴有发作后神经系统异常征象(如Todd's麻痹),或发作前有神经系统发育异常。

3.鉴别诊断

(1)中枢神经系统感染:婴幼儿多见,常有发热等感染中毒症状,有惊厥、意识障碍等急性脑功能障碍表现,伴前囟膨隆、头痛、呕吐等颅内压增高,脑膜刺激征或病理征阳性,脑脊液检查有助于鉴别诊断。婴幼儿患脑膜炎时临床表现常不典型,易被误诊,故2岁以下首次热性惊厥发作患儿,尤其应注意与中枢神经系统感染相鉴别。

(2)中毒性菌痢:夏季为高峰季节,起病急骤、发展迅速、极为凶险,主要发生在2~7岁儿童,临床以严重毒血症为主要表现,病初肠道症状轻甚至缺乏。根据其临床表现可分为休克型、脑型和混合型,粪便检查或直肠指检有助于鉴别诊断。

(3)全身性代谢紊乱:低血糖、低血钙、低血钠等常引起婴儿惊厥,诊断时应注意鉴别,相关血生化检查不难鉴别。

(4)癫痫:癫痫是一组由于多种病因导致的神经元反复异常放电所致的慢性脑功能障碍,临床上出现反复两次或两次以上的痫性发作,具有慢性、反复发作性及刻板性特点,而不伴明显感染中毒症状。脑电图可见发作间期或发作期痫性放电。目前已证实部分热敏感性癫痫综合征与热性惊厥存在某些遗传学联系,尤其是全面性癫痫伴热性惊厥附加症、婴儿严重肌阵挛癫痫。

### 六、病情观察及随访要点

(1)急性期密切观察随访生命体征变化,警惕呼吸道分泌物增多引起窒息。

(2)记录体温、意识和神经系统体征的变化。大多数患儿惊厥持续时间短暂,很快自行缓解,只要及时治疗原发病及注射或口服退热剂,多数惊厥不再复发。

(3)随访脑电图改变,有无复发或转变为无热惊厥(癫痫)。

(4)根据患儿的临床特征,评估是否具有 FS 复发或继发癫痫的危险性,并对患儿家长进行宣教;决定是否需要进行药物预防。

### 七、治疗

(1)针对引起发热的感染性疾病进行抗感染治疗(遵循儿科用药的方法)。

(2)惊厥发作时止惊治疗:地西泮每次 $0.3\sim0.5$mg/kg(总量<10mg/次,推注速度<1mg/min),或咪达唑仑 每次 $0.1\sim0.3$mg/kg,静脉缓推或直肠给药,必要时 $15\sim20$ 分钟后可重复用药;发作频繁者可合用苯巴比妥每次 $5\sim8$mg/kg。

(3)对症治疗,加强降温处理(物理或药物降温)。

### 八、预防

具有热性惊厥复发危险因素,尤其是对已经有复发者,临床上可采用间歇短程预防性治疗,或长期口服抗癫痫药物预防复发。

1.间歇短程预防性治疗

适应证为:首次 FS 后有 FS 复发危险因素者;②无复发危险因素,但已有 FS 复发者也可应用间歇短程预防性治疗。具体方法为平时不用药,在患儿每次患发热性疾病时口服地西泮,或直肠注入地西泮(溶液或栓剂)。若 8h 后仍发热,可再次直肠注入或口服地西泮 $0.5\sim1$mg/kg/天,每 8h 后重复给药,发热初期 $48\sim72$ 小时内给药。间歇短程预防性治疗的疗程一般为 2 年,或用至患儿 $4\sim5$ 岁。

2.长期口服抗癫痫药物

FS 患儿长期口服抗癫痫药物的指征尚存在争议。Fukuyama 等制定的 FS 处理指南中指出,对于既往热性惊厥持续时间>15 min 或已有 2 次以上体温<38℃发作者,若不能保证发热时及时使用间歇短程预防性治疗或间歇短程预防性治疗无效者,可建议长期口服抗癫痫药物预防发作。选择苯巴比妥 $3\sim5$mg/(kg·d)或丙戊酸钠 $20\sim30$mg/(kg·d)口服,使稳态血药质量浓度维持在有效范围。疗程一般 2 年,服药期间应注意药物的不良反应。

### 九、医患沟通

1.热性惊厥

是小儿时期最常见的惊厥病因,常有遗传背景,惊厥多发生于急性发热的 $24\sim48$ 小时内,临床经过大多良好,但亦可能在一次热程中出现丛集样发作,或惊厥持续状态。

2.急性惊厥

发作时需控制惊厥和体温,同时治疗引起发热的原发病因。

3.大多数热性惊厥

患儿预后良好,$30\%\sim40\%$的患儿可出现热性惊厥复发,针对复发的情况制定间歇短程预防性治疗或长期口服抗癫痫药物预防的方案。长期应用抗癫痫药物,应注意监测药物不良反应。详见抗癫痫药物使用知情同意书。

4.4%～8%热性惊厥

患儿可转变成癫痫,与海马硬化、颞叶癫痫、全面性癫痫伴热性惊厥附加症(GEFS)、热性惊厥附加症(FS+)等存在一定的联系。婴儿期发作应随访鉴别 Drave 综合征、Goose 综合征等癫痫脑病。

# 第四节　病毒性脑炎

## 一、概述

病毒性脑炎是中枢神经系统感染和死亡的主要原因之一。目前有多种病毒感染对中枢神经系统的结构与功能造成严重损害,包括肠道病毒、单纯疱疹病毒、EB 病毒、水痘-带状疱疹病毒、腮腺炎病毒、麻疹病毒、乙脑病毒、巨细胞病毒、HIV 等。病毒感染主要累及脑实质,若同时累及脑膜,且脑膜炎的表现较为明显则称为病毒性脑膜脑炎。临床表现为急性起病,感染中毒症状一般不严重,病程相对自限,以不同程度的发热、颅内压增高、意识障碍、行为异常、惊厥、瘫痪、弥漫性或局灶性神经体征为主要表现。重症可留下不同程度神经系统后遗症。

## 二、病史要点

1.流行病学

询问当地有无水痘、腮腺炎、麻疹、乙脑、手足口病等流行,有无相关疫苗预防接种史。

2.前驱感染

如单纯疱疹感染时,有无口周疱疹的前驱感染征象。

3.临床表现

询问起病缓急,体温高低及热型,意识障碍出现的时间、特点、程度及变化。头痛、呕吐、惊厥的发生时间,发作情况,与热程的关系。病程中有无肢体瘫痪或精神行为异常。

## 三、体检要点

(1)全面的神经系统检查,判断意识障碍程度,检查脑膜刺激征,病理征,及颅内高压症(婴幼儿前囟饱满及紧张度)存在与否,腹壁反射、提睾反射、膝反射等减弱、消失或亢进变化,四肢肌力、肌张力变化,眼球活动与瞳孔变化。呼吸节律变化。球结膜是否水肿。

(2)一般体检中注意体温、呼吸、心率,有无皮疹、腮腺肿大、耳、鼻、咽、肺和其他部位有无感染灶。

## 四、辅助检查

1.血常规

病毒感染时外周血常规 WBC 常正常或下降,以淋巴细胞为主,但乙脑病毒感染时血常规白细胞总数可达$(10\sim20)\times10^9/L$或更高,分类以中性粒细胞为主。

2.脑脊液检查

脑脊液中白细胞计数正常或数十成百增高,多以单核细胞为主,蛋白含量正常或轻度增高,糖和氯化物正常。HSV 脑炎早期及乙脑早期常以多核细胞为主,HSV 感染时脑脊液可有出血性改变。

3.脑电图

背景常为弥漫性中高幅慢波活动,或局灶性慢波活动增多;部分患儿可见痫性放电波。

4.头颅影像学

脑 CT 和 MRI 显示颅内病灶可呈多灶性分布,伴弥漫性脑水肿征象。脑干脑炎或小脑炎者见脑干、小脑部位病灶。HSV 脑炎可见颞叶底部或额叶病变,可呈出血坏死型脑炎,或继发脑梗死。

5.病原学检查

(1)特异性 IgM 抗体检查:血清特异性 IgM 抗体于感染后 4 日即可出现,持续 3～4 周,单份血清即可做出早期快速诊断。脑脊液特异性 IgM 抗体优于血清中出现,且持续时间较血清中抗体为久,可用于早期诊断。

(2)病毒分离:有条件单位可取血和脑脊液进行病毒分离。

(3)病毒抗原和基因检查:采用免疫荧光法和 RT-PCR 法可在血、脑脊液、分泌物以及排泄物中检测到特异性病毒抗原和核酸片段。

## 五、诊断及鉴别诊断

1.诊断

根据流行病学资料,结合患儿急性起病,有不同程度的发热、颅内压增高,或意识障碍、惊厥、瘫痪和神经系统定位体征者,应高度怀疑本病。同时根据外周血的特点,脑脊液改变符合病毒性脑炎,结合脑电图、头颅影像学及病原学检查做出临床诊断。

2.鉴别诊断

(1)化脓性脑膜炎:好发于 5 岁以下儿童,尤其是 1 岁以下的婴儿,常有明显感染中毒症状,除急性脑功能障碍及颅内压增高表现外,常伴有明显的脑膜刺激征,结合外周血常规高,以中性粒细胞为主,脑脊液呈化脓性改变,涂片或培养找到病原菌,而不难鉴别。

(2)结核性脑膜炎:起病较缓,可有脑膜、脑实质、颅神经等多灶性损害,常有结核接触史或伴有肺结核,脑脊液外观呈毛玻璃样,细胞数在 $500 \times 10^6/L$ 以下,以淋巴细胞为主,糖和氯化物降低、蛋白明显升高,抗酸染色可呈阳性。

## 六、病情观察及随访要点

(1)体温:观察热程、热型及患者对降温措施的反应及效果。持续高热或体温骤升、骤降、弛张或热程过长都预示病情严重或存在并发症。

(2)惊厥:注意并控制惊厥先兆(惊跳,眼球凝视、上翻,肌张力突然增高,阵发性屏气或唇周青紫,口角抽动等)。观察惊厥发作情况,仔细辨明并积极消除惊厥诱因(如高热、缺氧、脑水肿等)。

(3)密切随访意识障碍急剧加深,惊厥反复不止,瞳孔、呼吸、血压骤变等颅内高压,脑疝征象。

(4)呼吸衰竭:首先应判断有无缺氧、发绀,呼吸暂停、困难及呼吸快慢不均、深浅不齐等呼吸衰竭征象。进一步分析是中枢性呼吸衰竭(以呼吸节律,频率的改变为特征)或是周围性呼吸衰竭(因呼吸道阻塞或呼吸肌麻痹造成呼吸困难,胸或腹式呼吸减弱为特征)或是二者同时存在。

（5）注意肺炎,尿路感染,压疮,口腔炎等并发症以及水、电解质紊乱的发生。

（6）恢复期应观察有无智力减退,精神异常,癫痫发作,失语,失明,运动性障碍,自主神经系统功能障碍(多汗、流涎、血管舒缩失调等)等神经、精神后遗症及恢复情况。

## 七、治疗

多数病毒性脑炎缺乏特异性治疗,主要针对病情变化给予一般支持和对症治疗。重点做好极期患者高热、惊厥和颅内压增高、呼吸衰竭的处理。

1.一般疗法

（1）控制室内温度(28℃左右为宜),环境力求安静。

（2）维持水电解质平衡,注意营养热量补充,昏迷患者可给予鼻饲。

（3）注意眼部、口腔、皮肤清洁护理,定时用生理盐水或1:5000呋喃西林液清洗口、眼,昏迷患者用油纱或盐纱掩护眼睛。定时翻身,叩背,帮助呼吸道痰液排出。用温水擦浴及30％酒精按摩受压骨突部位,防止压疮发生。

2.对症处理

（1）控制高热:积极采用物理(冷水或30％酒精擦浴,头部、大血管部位冰敷),药物(安乃近滴鼻或口服、注射退热药)等方法将体温控制在38℃左右。高热伴抽搐的患者可适当采用亚冬眠疗法以止惊降温。

（2）控制惊厥:选用地西泮、咪达唑仑、苯巴比妥、水合氯醛等镇静药。适用于过度兴奋、多动或惊厥者。

（3）积极控制脑水肿、防止脑疝发生:静脉使用脱水药,如甘露醇、甘油果糖,严重者可给予白蛋白＋呋塞米,必要时在有效抗感染基础上使用短程肾上腺糖皮质激素减轻脑水肿,并严格限制液体入量,脑疝者可在上述抢救治疗基础上使用过度通气。

3.抢救呼吸衰竭

（1）保持呼吸道通畅,及时吸痰,雾化吸入以稀释分泌物,必要时人工辅助呼吸。

（2）供给氧气。

（3）控制颅内高压。

（4）纠正循环衰竭。

4.抗病毒

可酌情给予抗病毒药物。

5.支持

重症病毒性脑炎在近期时可给予 IVIG 等支持治疗。

6.并发

肺部、泌尿道、皮肤化脓性感染时选用适当抗生素。

7.后遗症

除加强生活护理、积极支持治疗外可用针灸、理疗、推拿按摩,功能锻炼等促进恢复。

## 八、医患沟通

（1）病毒性脑炎是常见的中枢神经系统感染。病变主要累及主要累及脑实质,亦可同时累及脑膜。以急性脑病为主要表现。病程中可出现发热、颅内压增高、意识障碍、行为异常、惊厥、瘫痪、弥漫性或局灶性神经体征。急性进展期可因脑水肿导致严重颅内压增高,重者可发生脑疝而危及生命,或因病变累及脑干延髓而出现中枢性呼吸衰竭,必要时需转入 ICU 治疗。病程中病毒感染可累及心肌、肝脏、肾脏及血液系统等多系统,而引起相应病理改变。

(2)病毒性脑炎尚缺乏特效抗病毒药物,治疗以对症支持治疗为主,降颅压、止惊、营养神经、维持水电解质及酸碱平衡。对于重症病毒性脑炎,若家属同意,可给予 IVIG 支持治疗。

(3)病毒性脑炎病程自限,急性进展期常有 1～2 周,甚至更长时间,经积极治疗仍可能出现生命危象。度过急性期后,需数周～数月的神经康复治疗。

(4)预后:急性进展期有一定的病死率,其后可能遗留智力低下、癫痫等后遗症。

# 第五节  瑞氏综合征

## 一、概述

瑞氏综合征即急性脑病合并内脏脂肪变性综合征,是由于细胞内线粒体功能障碍引起的以脑水肿和肝功能障碍为特征的一组综合征。多发生于生后 6 个月至 15 岁的儿童,临床上在前驱的病毒感染后,出现呕吐、意识障碍、惊厥、严重颅压增高等脑症状以及肝功能异常和代谢紊乱。病因不明,多认为与流感和水痘关系密切,尤其是有水痘或有流感症状的孩子服用阿司匹林后,本病的发生率可能更高。大多预后差,可因脑水肿和脑疝死亡。然而,本病为自限性疾病,早期诊断、积极控制颅内高压,可降低患儿的病残率和病死率。

## 二、病史要点

1.询问前驱疾病情况

病前 2 周内有无上呼吸道和消化道病毒感染病史,有无接触流感或水痘流行,有无服用水杨酸制剂药物、进食霉变粮食制品。

2.病情变化过程

有无前驱疾病治疗好转后病情又突然加重表现。

3.神经系统症状

有无恶心、呕吐、意识改变、惊厥等症状,症状的发生、发展过程和严重程度;病情达高峰的时间。

4.其他

有无黄疸、出血症状。

## 三、体检要点

(1)判断意识障碍水平,有无去皮质或去脑强直等表现。有无腱反射亢进、锥体束征。

(2)观察瞳孔大小及光反应、呼吸频率和节律、血压、心率等生命体征,注意有无过度换气式呼吸。

(3)有 40% 患儿肝脏轻度增大,少数有中等程度肝大,质地柔软。

(4)急性期不应有局限性神经体征。眼底乳头水肿常不明显。黄疸大多不明显,或偶有轻度黄疸。

## 四、辅助检查

### 1.肝功能试验

有诊断价值。可表现出多种指标的异常,主要见转氨酶增高、血氨增高、凝血酶原时间延长。血浆游离脂肪酸和短链脂肪酸升高。胆红素正常或略增高。部分患儿有低血糖症,尤其以 5 岁以下多见。

### 2.血气分析

可见代谢性酸中毒和呼吸性碱中毒。对重症病例,也作为呼吸功能的监测。

### 3.腰椎穿刺

除脑脊液压力增高,脑脊液常规和生化检查大多正常。有时伴有脑脊液糖降低和蛋白增高。

### 4.其他

血常规:白细胞总数大多明显增高,分类以中性粒细胞增高为主。肾功能轻度障碍。脑电图呈弥漫性高波幅慢波,可见痫性放电。影像学检查:头颅 CT 和 MRI 检查有助于排除脑部占位性病变。

## 五、诊断要点或诊断标准及鉴别诊断

### 1.诊断标准

(1)病前前驱病毒感染。

(2)前期感染后急性进行性脑病表现,没有神经系局灶征。

(3)实验室检查呈肝功异常;脑脊液压力高但无炎症改变等特点。

(4)排除其他类似疾病如脑炎、脑膜炎、其他脑病(感染中毒性、肝性)等。

(5)必要时肝活检证实脂肪浸润。

### 2.鉴别诊断

(1)中枢神经系统感染疾病:主要区别是其脑脊液有炎症改变。

(2)感染中毒性脑病:与瑞氏综合征的共同点是常与全身性感染有关,临床表现也是惊厥和意识障碍等颅内压增高的症状,脑部病理变化也是有脑水肿、没有炎症细胞浸润。但有原发病表现、常发生于原发疾病极期。无高氨血症。没有线粒体病变,不伴内脏脂肪变性。

(3)肝性脑病:与瑞氏综合征的主要区别是持续性肝功能损害,常伴有明显黄疸。

(4)遗传代谢性疾病:如尿素循环的酶系统的缺陷,全身性肉碱缺乏症,中链和长链脂肪酸酰基辅酶、脱氢酶缺陷等,许多都伴有高氨血症。其特点是有家族史,起病较早且有相同症状的反复发生或周期出现,肝不大,生长发育迟缓,常因进食大量其所不能代谢的食物而诱发,确诊要靠生化代谢分析、酶测定、基因分析等方法。

## 六、病情观察与随访要点

### 1.密切监测重要生命体征

呼吸、血压、心率等生命体征。

2.注意神经系统症状与体征变化

呕吐、惊厥、肢体活动状况、对外界反应的改变。

3.警惕脑疝的发生

动态观察瞳孔大小及其对光反射、有无动眼神经麻痹、呼吸节律和异常呼吸、意识障碍加深。

4.监测肝功能与电解质变化

## 七、防治措施

1.降低颅压防治脑疝

是降低病死率的关键。使用脱水药(20％甘露醇每次 1～2g/kg,每 4～8 小时一次;甘油每次 0.5～2g/kg,每 8～12 小时一次;地塞米松每天 0.25～0.5mg/kg;严重病例借助呼吸机过度换气呼吸降低 $PCO_2$;也可试用苯巴比妥以减低脑细胞的代谢率。对重症病例争取持续颅压监测,保证脑的血流灌注压超过 50mmHg,即 6.7kPa。

2.支持治疗

(1)维持水、电解质平衡,边补边脱,每天 60～80mL/kg,保持轻微脱水状,纠正低血糖,纠正酸中毒、低血钾症、维持正常血渗透压。

(2)维护肝脏功能。维生素 K 肌内注射,输注高渗葡萄糖液,控制高氨血症;精氨酸;必要时可进行血浆交换。

(3)保证足够的呼吸功能。血气监测,给氧。呼吸衰竭时使用人工机械呼吸。

(4)惊厥发作使用止惊药:地西泮静注、苯巴比妥。

(5)避免使用水杨酸类、吩噻嗪类药物。

## 八、医患沟通

(1)瑞氏综合征系急性脑病合并内脏脂肪变性综合征,是由于细胞内线粒体功能障碍引起的以脑水肿和肝功能障碍为特征的一组综合征。急性期可出现呕吐、进行性意识障碍、反复惊厥、严重颅压增高,伴肝功能异常和糖、脂代谢紊乱。重者可因严重脑水肿导致脑疝发生,而危及生命,必要时需转入 ICU 治疗。

(2)本病治疗无特效治疗,以对症支持治疗为主,降低颅压防治脑疝是关键,同时需止惊、保护肝脏功能、维持水电解质及糖代谢平衡。严重颅内高压时,若家属同意,可给予白蛋白＋呋塞米加强降颅压的处理。急性进展期常有 1～2 周,经积极治疗仍可能出现生命危象。度过急性期后,需数周～数月的神经康复治疗。

(3)预后:病程自限,急性进展期有一定的病死率,其后可能遗留智力低下、癫痫等后遗症。

# 第六节　化脓性脑膜炎

## 一、概述

化脓性脑膜炎(简称化脑)是小儿时期常见的中枢神经系统感染性疾病,以发热、颅内压增高、脑膜刺激征以及脑脊液脓性改变为主要临床特征。

80％以上的化脓性脑膜炎由脑膜炎双球菌、肺炎链球菌和 B 型流感嗜血杆菌所致。我国新生儿化脑的主要病原菌仍是革兰氏阴性肠杆菌及金黄色葡萄球菌,B 群链球菌脑膜炎的发病率也在逐渐增加。5 岁的儿童,肺炎链球菌和脑膜炎萘瑟菌仍是化脑最主要的病原菌。院内获得性脑膜炎革兰阴性杆菌所占比例明显上升,以大肠杆菌、克雷白杆菌、铜绿假单胞菌为主。

各种细菌所致化脑的临床表现大致相仿,临床表现与患儿的年龄相关。儿童时期发病急,有高热、头痛、呕吐、食欲不振及精神萎靡等症状。体检可见患儿意识障碍、脑膜刺激征阳性。婴幼儿期起病急缓不一。由于前囟尚未闭合,骨缝可以裂开,使颅内压增高及脑膜刺激症状出现较晚,临床表现不典型。常出现易激惹、烦躁不安、面色苍白、食欲减低,哭声尖锐、眼神发呆、双目凝视等。前囟饱满是重要体征。

及时使用有效的抗生素是治疗化脑的主要措施。目前化脑的死亡率＜10％,10％～30％遗留后遗症。早期诊断、合理治疗是改善预后的关键。

## 二、病史要点

(1)起病方式,各主要症状如发热、头痛、呕吐、意识障碍和惊厥的特点、发生和发展过程。

(2)院外接受抗菌治疗的药物、剂量和疗程。

(3)有无诱因,如病前中耳炎或其他呼吸道感染史,使用免疫抑制药或其他免疫缺陷状态。新生儿分娩异常,如羊膜早破,产程延长、手术助产或妊娠后期母体感染等。

## 三、体检要点

(1)意识水平和生命体征判断,是否合并休克表现。

(2)对前囟未闭的婴儿,记录前囟大小、有无隆起、张力及波动感。有无颅缝裂开,头围进行性增大。

(3)脑膜刺激征、锥体束征和局限性定位体征。

(4)眼底检查:本病急性期多无明显眼底乳头水肿,但遇有局限性体征或脑疝征象时应作眼底检查。

(5)耳、鼻、咽、肺和其他部位有无感染灶。

## 四、辅助检查

### 1.脑脊液检查

测脑脊液压力,送常规和生化。涂片找细菌和细菌培养对指导诊断和治疗有重要价值。培养阳性者送药敏试验。

未经治疗的化脑患儿,脑脊液 WBC 计数升高,一般在 1000～5000 个/mm³ 范围内,也可低于 100 或高于 10000 个/mm³。通常以多核细胞增多为主,在 80％～95％之间,10％的患者以单核细胞为主(＞50％)。50％～60％的患者 CSF 中糖浓度＜40mg/dL;年龄＞2 个月患儿,其 CSF 糖浓度与血糖浓度之比≤0.4,诊断化脑的敏感性为 80％,特异性为 98％。新生儿期 CSF 糖浓度与血糖浓度比值较高,比率≤0.6 时则为异常。脑脊液蛋白量增高,可达 1～5g/L,氯化物降低。

### 2.皮肤瘀点涂片检菌

刺破瘀点表皮,做刮片找细菌。

3.血培养

腰穿和治疗前抽取的血培养将有助于证实或排除细菌性脑膜炎的诊断。

4.影像学检查

对于存在免疫缺陷、新发的惊厥、有可疑的颅内占位的体征或中到重度意识障碍的患者，应在腰穿前先行头颅 CT 扫描。但对于高度怀疑细菌性脑膜炎的患者，应在 CT 检查前开始经验性抗感染治疗。

5.其他检查

(1)脑脊液乳酸水平检测。通常用于鉴别细菌性脑膜炎和非细菌性脑膜炎，前者 CSF 中乳酸水平会升高，但该诊断特异性不高，其他原因如低氧、缺血等也可引起升高，诊断价值不大。

(2)血清学检查。乳胶凝集试验、鲎试剂、降钙素原检测等正在逐步应用于临床。

(3)PCR 检测。检测病原菌 DNA 具有灵敏度高、特异性强的优点，是非常有前途的实验室诊断方法。但应严格防止污染，避免假阳性。

## 五、诊断要点或诊断标准及鉴别诊断

1.诊断

对急性起病、具有发热伴有急性脑功能障碍、颅内压增高、脑膜刺激征表现时，应考虑化脑诊断，脑脊液常规生化均符合化脓性改变者，可确定诊断。血和脑脊液培养进一步明确病原菌。

2.化脑并发症的诊断

(1)硬膜下积液：1 岁以内患儿多见，对经有效抗生素治疗 3 天体温不退或退而复升，或病程中出现进行性颅内压增高征象，或出现意识障碍、局灶性或持续性惊厥发作或其他局灶性体征者，应高度怀疑，头颅透照或 B 超、CT 有助于诊断，亦可行诊断性硬膜下穿刺术，如积液量 >2mL，蛋白质>0.4g/L，即可确诊。

(2)脑室管膜炎：多见于小婴儿革兰阴性杆菌感染，诊断治疗不及时者发生率高。可疑病例应行侧脑室穿刺，脑室穿刺适应证为：①病情危重，伴频繁惊厥或持续状态，持续高热，出现呼吸衰竭；②治疗效果不满意；③复发性化脑或伴发中枢神经系统畸形；④化脑的致病菌为革兰氏氏阴性杆菌或治疗不及时；⑤前囟饱满，CT 示脑室扩大。如脑脊液呈炎性改变（WBC >50× $10^6$L，以多核细胞为主，蛋白质>0.4g/L，糖<0.3g/L，或细菌学检查阳性），即可确诊。

(3)脑积水：新生儿或小婴儿多见，当患儿出现前囟饱满、颅缝分离、头围增大、呕吐等颅内压增高征象，或落日征，应考虑。行头颅 CT 或 MRI 检查助诊。

(4)抗利尿激素异常分泌综合征：脑性低钠血症，叮进一步加重脑水肿，促发惊厥发作，意识障碍甚至昏迷，严重低钠血症也可诱发低钠性惊厥。治疗过程中应注意监测血钠水平。

3.鉴别诊断

(1)病毒性脑膜炎：急性起病，感染中毒症状一般不严重，病程相对自限，脑脊液检查可以正常或有轻度蛋白、白细胞数增高。

(2)结核性脑膜炎：一般呈亚急性或隐匿性起病，脑症状进行性加重，早期出现局灶性体征，未进行卡介苗接种，具有结核接触史（年龄越小越重要），常有脑外结核表现（应积极寻找），结核菌素试验阳性,脑脊液改变及病原菌检查。

（3）感染中毒性脑病:急性起病,常发生于原发疾病的极期,具有原发病的体征,脑脊液除压力增高外,生化和常规检查正常。

## 六、病情观察及随访要点

（1）急性期密切观察随访生命体征变化,警惕脑疝的发生。

（2）对没有腰椎穿刺禁忌证(生命体征不稳定、严重颅内压增高、穿刺局部有感染病灶、具有出血倾向等)的患儿,应尽早进行脑脊液检查。

（3）记录体温、意识、惊厥和神经系统体征的变化。治疗有效者,体温大多在入院后 48～72 小时下降,全身情况应随之好转。若体温持续不退及病情无改善者应复查腰穿、寻找病因。体温下降后重新升高伴颅压增高或神经症状者,应考虑硬膜下积液。

（4）婴儿患儿应记录头围、颅缝、前囟大小及其紧张度。疑有硬膜下积液时,作头颅透照试验或超声检查,或诊断性硬膜下穿刺。

（5）注意体液出入量。本病急性期易合并垂体抗利尿激素分泌异常综合征,主要表现为水中毒,即稀释性低钠血症、尿钠及尿比重增高,严重者意识障碍和惊厥。可疑者应测血钠、尿钠、尿比重和渗透压。

（6）定期复查脑脊液常规及细菌培养直至正常。

（7）观察有无后遗症,包括脑积水、癫痫、智力低下和各种瘫痪等。某些需数周或数月后方有表现,应出院后门诊随访。

## 七、治疗

### 1.抗生素治疗

（1）抗生素选择:临床怀疑为化脓性脑膜炎时,尽管尚未证实其病原菌,应立即开始初步的抗菌治疗。在细菌培养结果明确后再根据药敏结果换用敏感抗生素(表 3-2)。

表 3-2　儿童细菌性脑膜炎的常用药物

| 病原体 | 抗菌药物 | 替代药物 |
| --- | --- | --- |
| 脑膜炎奈瑟球菌感染 | | |
| 药物敏感性未知 | 头孢曲松或头孢噻肟 | 氯霉素 |
| 青霉素敏感 | 青霉素或头孢曲松或头孢噻肟 | 氨苄西林或氯霉素 |
| 青霉素耐药 | 头孢曲松或头孢噻肟 | 氯霉素 |
| 对 β 内酰胺类药物过敏者 | 氯霉素 | |
| 嗜血杆菌感染 | | |
| 药物敏感性未知 | 头孢噻肟或头孢曲松或氨苄西林加氯霉素 | |
| 青霉素敏感 | 氨苄西林或头孢噻肟或头孢曲松 | 氯霉素 |
| 青霉素耐药 | 头孢噻肟或头孢曲松 | 氯霉素 |
| 对 β 内酰胺类药物过敏者 | 氯霉素 | |
| 肺炎链球菌感染 | | |

| 病原体 | 抗菌药物 | 替代药物 |
|---|---|---|
| 药物敏感性未知 | 头孢噻肟或头孢曲松加万古霉素 | 氯霉素 |
| 青霉素敏感 | 青霉素或头孢噻肟或头孢曲松 | 氨苄西林或氯霉素 |
| 青霉素中度敏感或耐药 | 头孢噻肟或头孢曲松 | 氯霉素 |
| | 头孢噻肟或头孢曲松加万古霉素 | 氯霉素或美罗培南 |
| | 头孢噻肟或头孢曲松加利福平 a,b | |
| 对 β 内酰胺类药物过敏者 | 万古霉素加利福平 | 美罗培南 |

注:a.不能单独使用;b.最低杀菌浓度(MBC)应≤4μg/mL。

病原菌未明时,对<1 个月的婴儿,首选氨苄西林＋头孢噻肟,备选方案为氨苄西林＋氨基糖苷类药物。>1 个月的患儿,首选万古霉素＋三代头孢菌素(头孢曲松或头孢噻肟)(美国儿科学会感染性疾病分会在 2003 年推荐)。如果脑膜炎患者有头部创伤、脑外科手术或脑室引流史,首选万古霉素＋头孢吡肟。

(2)抗生素治疗原则:足量用药、静脉给药、疗程应足。肺炎链球菌脑膜炎疗程 10～14 天。流感嗜血杆菌与脑膜炎双球菌疗程 7 天。B 族链球菌脑膜炎疗程 14～21 天。对革兰阴性杆菌、单核细胞增多性李斯特菌和金黄色葡萄球菌至少需要抗生素治疗 3 周。病原未明确者,至少使用抗生素 2～3 周。

2.支持疗法及其他对症治疗

(1)注意热量和液体的供应,维持水、电解质平衡。病重者可输血或血浆,每次 5～10mL/kg,或应用复合氨基酸、脂肪乳等静脉高营养制剂。

(2)肾上腺皮质激素的应用:2003 年美国儿科学会对流感嗜血杆菌脑膜炎患儿推荐使用肾上腺皮质激素;大于 6 周龄的肺炎链球菌脑膜炎患儿,权衡利弊后再考虑使用;无菌性及部分治疗后脑膜炎,耐 β 内酰胺酶的肺炎链球菌菌株致化脓性脑膜炎、小于 6 周的化脓性脑膜炎患儿均不宜使用糖皮质激素治疗。目前提倡在首次使用抗生素前 15～30min 或同时短程使用强而快速的地塞米松。较公认的治疗方案为每次 0.15mg/kg,q6h,连续应用 4d,或 0.4mg/kg,q12h,连续应用 2d。对已应用抗菌药的患儿则不必给予地塞米松,此时用药未必能改善预后。

(3)降低颅内压:选用渗透性利尿药,如 20％甘露醇、甘油果糖和 2mL/kg 7.5％的高渗盐水。注意甘露醇多次应用会导致高渗状态,加重脑水肿,影响心排出量以及肾损害。

3.并发症治疗

①硬膜下积液:积液少的患儿,多在 1～2 个月内自行吸收;积液量大或硬膜下积脓时均应穿刺放液,必要时可手术。②脑室管膜炎:侧脑室穿刺引流,并可经脑室注入抗生素。③脑积水:手术治疗。

## 八、预防

1.抗生素预防

流感杆菌脑膜炎患儿痊愈出院前口服利福平 4 天,每天 20mg/kg。凡家中有小于 4 岁小儿接触者,全家成员均应同时口服。脑膜炎双球菌患儿全部接触者均使用利福平或磺胺 2 日。

2.被动预防

目前已有脑膜炎双球菌荚膜多糖疫苗,七价肺炎球菌结合疫苗(PCV7),b 型流感嗜血杆菌疫苗可在流行地区使用。

### 九、医患沟通

(1)告之家长目前的诊断。配合医生尽早做腰穿检查脑脊液,一旦确诊,须坚持彻底治疗,预后将是良好的,否则,易并发硬脑膜下积液、脑积水、脑脓肿等,给治疗带来更大的困难或留有严重的后遗症。

(2)目前该患儿处于疾病的什么时期,有可能发展到什么程度,有什么后遗症可能发生。由于化脑并发症较多,发生以后该怎么治疗应告诉家长。同时,也要让家长在经济上有些准备。随着抗生素的合理应用,病死率明显下降,但部分患儿可遗留脑积水、耳聋、癫痫、智力低下和肢体瘫痪。

(3)与化脑预后有关的因素是:患儿年龄、感染细菌种类、病情轻重,治疗早晚,有无并发症及细菌对抗生素的敏感性等。年龄越小,化脑并发症越多,后遗症发生相对较多。婴幼儿抵抗力差,早期诊断较困难故预后差。新生儿化脑病死率可达 $65\%\sim75\%$,特别是宫内感染肠道细菌预后极差。金黄色葡萄球菌及肠道细菌引起者由于细菌耐药,治疗困难病死率亦高。肺炎链球菌所致化脑病死率可达 $15\%\sim25\%$,且易于复发、再发。

# 第七节　癫　痫

2005 国际抗癫痫联盟(ILAE)对癫痫的定义为:癫痫是一种脑部疾患,其特点是持续存在能产生癫痫发作的脑部持久性改变,并出现相应的神经生物学、认知、心理学以及社会学等方面的后果。诊断癫痫至少需要一次癫痫发作。

1981 年 ILAE 提出的"癫痫发作国际分类"主要以发作期症状描述为基础,并结合脑电图特点,将癫痫发作分为两大类:部分性发作和全身性发作。根据发作特点和意识状况,部分性发作又可分为简单部分性发作(包括运动性、感觉性、自主神经性和精神症状性发作)、复杂部分性发作、部分性发作继发全面性发作。全面性发作可分为强直-阵挛、强直、阵挛、失神、肌阵挛和失张力发作。有的病例临床表现不典型或资料不足而难以分类者,被列入第三大类,即不能确定为部分或全面性的癫痫发作。

某些癫痫患者,无论其病因是否相同,因具有一组相同症状与体征,在临床上称癫痫综合征。小儿时期常见的癫痫综合征有中央颞区棘波的儿童良性癫痫;儿童失神癫痫;婴儿痉挛(West 综合征);Lennox-Gastaut 综合征;全面性癫痫伴热性惊厥附加症等。在 1989 年 ILAE修订的癫痫和癫痫综合征的国际分类中,癫痫综合征按相应的临床发作特征分为三大类:部分性发作的癫痫、全面性发作的癫痫、难以确定部分性或全面性发作的癫痫。每一大类再根据病因分为特发性、隐源地或继发性。此外,有些特殊情况如热性惊厥、单次惊厥发作或各种诱发因素诱发的癫痫等被列入第四类特殊综合征。

## 一、病史要点

### 1.发作的详细情况

发作特征是诊断癫痫最重要的依据,应详细了解发作时的情况。包括:首次发作的年龄;发作频率(每年、每月、每周或每日多少次);发作时的状态或诱因(觉醒、困倦、睡眠、饥饿或其他特殊诱发因素);发作开始时的症状(先兆,或最初的感觉或运动性表现);发作的演变过程;发作时观察到的表现(姿势、肌张力、运动症状、自主神经症状、自动症等);发作时的意识状态(知觉和反应性);发作持续的时间(有无持续状态病史);发作后表现(嗜睡、朦胧、Todd's麻痹、失语、遗忘、头痛或立即恢复正常);有无其他形式的发作。

### 2.药物治疗史

是否服用抗癫痫药物,服用种类、剂量、疗程及疗效、发病后有无精神运动发育倒退或认知损害。

### 3.生产史和发育史

重点应询问围生期情况、生产情况、运动智能的发育情况。

### 4.既往史和家族史

有无类似发作史、热性惊厥史。既往有关辅助检查结果。家族成员中有无热性惊厥、癫痫、偏头痛、睡眠障碍及其他发作性疾病,如有相关家族史,应进一步了解患病成员的起病年龄及病情转归,必要时绘制家系图。

## 二、体检要点

### 1.全身检查

有无发热、感染。除常规检查外,注意生长发育、运动智力和语言发育情况、意识和精神状态。

### 2.异常特征

寻找与癫痫发作病因有关的特征,如皮肤(色素斑、头面部血管瘤、面部血管纤维瘤、皮下纤维瘤等)、毛发(色淡、卷曲)、身体气味(特殊气味见于氨基酸代谢异常)、指趾过长、肝大、头颅及脊柱畸形、头围大小、外伤及皮肤瘢痕等。

### 3.神经系统检查

有无脑的进行性疾患(肿瘤、变性病等);有无颅内压增高或颈强直;观察行为、语言、步态;眼底检查(视盘水肿、黄斑变性等);头颅透照、头颅叩诊、囟门张力及大小;颅神经;运动、感觉和反射检查。

### 4.诱发试验

典型失神发作可用过度换气的方法诱发,医生可直接观察发作表现,确定发作类型。如患儿每次发作多有相似的诱因,可重复该诱因观察发作特征。

## 三、辅助检查

### 1.脑电图

诊断癫痫最重要的实验室检查,脑电图中出现棘波、尖波、棘-慢复合波等痫样发放波者,有利癫痫的诊断。常规清醒描记脑电图的阳性率不到40%。加上睡眠等各种诱发试验可增至 70%。必要时可进一步作动态脑电图或录像脑电图,连续作 24 小时或更长时程记录,可使阳性率提高至 80%～85%。某些特殊的癫痫综合征可能出现特异性的脑电图,如失神发作可有全部性的 3Hz 棘-慢复合波阵发;婴儿痉挛可见高峰节律紊乱等。

2.神经影像学检查

影像学检查对确定癫痫的病因有很大帮助。头颅 CT,特别是高分辨率的 MRI,可发现颅内钙化、占位、变性、畸形、寄生虫及神经元移行障碍等导致癫痫的病因。PET 和 SPECT 分辨率较低,但能反映脑内的血流及代谢改变,可发现某些头颅 CT 和 MRI 未能显示的功能性癫痫灶,对癫痫的外科术前定位有较大价值。

3.其他实验室检查

根据病情特点可选择性检查尿氨基酸筛查、血钙、血糖、电解质、尿素氮、氨基酸、有机酸或其他生化物质,协助查找癫痫病因。疑有中枢神经系统感染时可行腰穿查脑脊液。服用抗癫痫药物后不能控制发作者应检测药物血浓度。智力发育评估对癫痫综合征的诊断也是不可缺少的。

### 四、诊断要点或诊断标准及鉴别诊断

1.诊断

癫痫的诊断应包括以下四个问题:

(1)其发作究竟是痫性发作,还是非痫性发作?

(2)若系痫性发作,进一步弄清是什么发作类型?抑或属于某一特殊的癫痫综合征?

(3)尽可能明确或推测癫痫发作的病因。对有一次以上的癫痫发作患儿,在除外其他导致发作的病因以后,可以做出癫痫的诊断。

(4)明确有无癫痫并存症:如脑性瘫痪、精神发育迟滞、听力障碍及智力障碍等。

2.鉴别诊断

在儿童时期可能出现多种形式的非癫痫发作性疾病(婴幼儿屏气发作、睡眠障碍、偏头痛、抽动症、晕厥、癔症性发作等),容易与癫痫发作相混淆。因此,应该详细询问病史,进行细致的体格检查,结合脑电图改变进行排除。

### 五、病情观察及随访要点

(1)发作期密切观察惊厥发作类型,发作次数,发作时的意识状态,持续时间,发作后表现,全身情况及有无伴随感染。

(2)发作间期正规治疗,定期随访,包括监测血药浓度,注意药物的不良反应。

(3)注意有无智力倒退、性格改变、心理负担。

### 六、防治措施

1.抗癫痫药物治疗

早期合理的抗癫痫治疗,能使 90% 以上患儿的癫痫发作得到完全或部分控制。抗癫痫药物的使用必须遵循以下原则:

(1)早期治疗,以减少反复的癫痫发作将导致新的脑损伤。首次发作后即需开始用药的情况,包括①发病年龄小,尤其伴有神经系统异常者(脑瘫、精神运动发育迟滞等);②患有先天遗传代谢病(苯丙酮酸尿症、结节性硬化症等);③首次发作为持续状态或成簇发作;④某些癫痫

综合征(婴儿痉挛,大田原综合征、Lennox-Gastaut 综合征等);⑤CT、MRI 明显异常,尤其是局灶性异常;⑥EEG 明显异常(尤其是局灶性异常)。

(2)应根据发作类型选药。分型不明确者可采用常用的有效广谱抗癫痫药药物,如丙戊酸、氯硝基地西泮、托吡酯和拉莫三嗪等。

表 3-3　根据发作类型选药

| 发作类型 | 传统药 | 新药 |
|---|---|---|
| 局灶性发作 | 卡马西平、苯巴比妥、苯妥英、扑米酮、丙戊酸 | 托吡酯、氨己烯酸、加巴喷丁、夏加平、奥卡西平、唑尼沙胺 |
| 强直-阵挛发作 | 苯巴比妥、卡马西平、苯妥英、丙戊酸、扑米酮 | 托吡酯、氨己烯酸、奥卡西平夏加平、加巴喷丁、 |
| 失神发作 | 丙戊酸、乙琥胺、氯硝基地西泮 | 拉莫三嗪、托吡酯 |
| 肌阵挛、失张力 | 丙戊酸、氯硝地西泮、硝基地西泮 | 拉莫三嗪、托吡酯、菲胺脂 |
| 强直发作 | 苯巴比妥、氯硝地西泮 | 拉莫三嗪、托吡酯 |
| 婴儿痉挛 | ACTH、泼尼松、氯硝地西泮、丙戊酸 | 托吡酯、拉莫三嗪、氨己烯酸 |
| Lennox-Gastaut 综合征 | 丙戊酸、氯硝地西泮、硝基地西泮 | 拉莫三嗪、托吡酯、氨己烯酸 |
| 青少年肌阵挛癫痫 | 丙戊酸 | 托吡酯、拉莫三嗪 |

(3)合理选择单药或联合用药治疗。70%病例仅用一种抗癫痫药物即能控制其发作,而多种发作类型患儿应考虑 2～3 种作用机制互补的药物联合治疗。

(4)用药剂量个体化。

(5)长期规则服药以保证稳定血药浓度。一般应在服药后完全不发作 2～4 年,又经 3～6 月逐渐减量过程才能停药。

(6)定期复查。密切观察疗效、血药浓度、药物不良反应、脑电图变化。

2.外科手术治疗

有 20%～25%的患儿对各种抗癫痫药物治疗无效而被称为难治性癫痫,对其中有明确局灶性癫痫发作起源的难治性癫痫,可考虑手术治疗。

## 七、预防

(1)应对癫痫患儿的生活进行系统管理,提供良好的咨询,包括饮食、起居、学习和运动等,尽量避免诱发因素(如过饱或过饥、刺激性食物、睡眠剥夺、疲劳等)。

(2)在疾病未控制前随时有发作的危险。所以严禁游泳、骑自行车、攀高等,以防事故的发生。

(3)注意患儿和家长的心理疏导,增强战胜疾病的信心,坚持规则、合理的治疗,增加治疗的依从性,提高疗效。

## 八、医患沟通

(1)癫痫是一种慢性脑部疾患,有反复发作特点,发作时可能出现癫痫持续状态,导致更进一步的神经功能障碍,如智力低下、失语、瘫痪等,严重者可出现多器官、多脏器损害,甚至危及生命。必要时需转入 ICU 治疗。

(2)癫痫治疗:目前以抗癫痫药物治疗为主,根据发作类型及癫痫综合征的判断选择治疗药物,以单药治疗为首选,效果不佳时可考虑联合用药。需规则长期服药,疗程至少需 3～5 年,甚至更长时间,30%～40%患儿为药物难治性癫痫,可进一步评估并考虑癫痫外科治疗、生酮饮食治疗或迷走神经刺激术等治疗方法。

(3)长期应用抗癫痫药物,应注意监测药物不良反应。详见抗癫痫药物使用知情同意书。

(4)用药期间,若突然停药,可导致癫痫发作,甚至诱发癫痫持续状态。

(5)癫痫预后主要取决于病因、发作类型和持续时间。全身惊厥性、长时间不能控制的癫痫持续状态预后较差,可导致神经后遗症甚至死亡。复杂部分性癫痫持续状态不易控制,可致长期的神经、行为问题。儿童期癫痫脑病,如大田原综合征、West 综合征、Lennox-Gastaut 综合征、Drave 综合征、Rasmussen 综合征等,额叶癫痫、颞叶癫痫等局灶性癫痫,神经皮肤综合征、神经遗传代谢病等病因所致癫痫常为难治性癫痫。

# 第八节　惊厥持续状态

## 一、概述

惊厥持续状态指一次惊厥发作持续 30 分钟以上,或者发作间期意识不能恢复的 2 次或 2 次以上连续发作达 30 分钟以上。85%发生在 5 岁以内。表现各种各样,分类有所差异。一般以临床和脑电图相结合对诊断较实用。

惊厥性癫痫持续状态:发作时以全身或局部肌肉抽搐为主。根据发作形式可分为:①全身强直-阵挛持续状态或称大发作持续状态;②阵挛性癫痫持续状态;③强直性癫痫持续状态;④肌阵挛持续状态;⑤部分性发作持续状态,也称为持续性部分性癫痫。新生儿惊厥持续状态病因多种多样,死亡率较高,存活者后遗症较多,临床表现大多不典型,常呈"轻微"抽动、呼吸暂停,肢体强直等奇异动作,发作形式多变,常由一个肢体游移到另一个肢体或由一组肌群移到另一组肌群。某些重症新生儿在 ICU 抢救期间,可能会因使用呼吸机等原因应用肌松剂,此时惊厥的临床表现不明显,甚至缺乏,需经脑电图监测方能诊断。

非惊厥性癫痫持续状态:以意识障碍和(或)精神行为异常为主要表现,可为癫痫的首发症状。常见以下两类:①复杂部分性癫痫持续状态,临床表现为不同程度的意识障碍,凝视、语言中止、自动症和各种精神症状。常有面部阵挛或抽动,亦可进展为全身性惊厥发作。可持续数小时、数日甚至数月,中间可有波动。脑电图异常电活动常见于颞区、额区或枕区。②失神癫痫持续状态:多见于 10 岁以内患儿。发作时呈不同程度的持续性朦胧状态或仅有思维和反应变慢,严重意识混浊时则缄默不语、少动、定向力丧失,感觉、思维、记忆、认知等均有障碍,可有各种自动症表现,发作后不能回忆。持续数小时、数日、数月不等,可能被误诊为精神障碍类疾病。可进展为全身惊厥性发作。发作时脑电图呈持续性双侧同步对称的 3HZ 棘慢波(典型失神,长时间发作后波率可稍慢)或持续弥漫性高波幅 1～4HZ 不规则棘慢波、多棘慢波或慢波

（不典型失神）。

## 二、病史要点

（1）仔细询问病史和体检尤为重要。应注意患儿是否有发热，发作前有无精神症状，意识改变程度。首先应判断是否由颅内病变引起的惊厥，持续状态。若系无热惊厥，应考虑电解质紊乱或其他生化改变引起。另一类则可能是癫痫病或肿瘤类疾病等引起发作。必须考虑年龄的特点。新生儿常见病因为电解质紊乱和产伤引起的脑损害、窒息、细菌性脑膜炎，并且发作时可以不典型，常表现为强直－阵挛性或强直发作。婴幼儿期以电解质紊乱、高热惊厥、脑发育不全、脑膜炎、脑炎和婴儿痉挛症等多见。发作类型多数为全身性发作。儿童期的病因多种多样，发作类型也各异。

（2）过去史：既往有无类似病史、复发次数、每次复发时的惊厥类型及持续时间、有无围生期异常及有无颅内感染和外伤史。

（3）生长发育史：有无运动及智力发育异常。

（4）家族史：有无热性惊厥、癫痫、智力低下及其他遗传代谢病的家族史。

## 三、体检要点

重点是神经系统的体格检查，注意有无意识障碍、脑膜刺激征、病理反射及肌力肌张力的改变。

## 四、辅助检查

1.急需的检查项目

血常规、血电解质（钾、钠、钙、镁、氯、磷）、血糖、血气分析、肝肾功、二便常规。

2.进一步的检查项目

心肌酶谱、甲状旁腺素、抗癫痫药物血药浓度、毒物检测；伴感染征象应做血培养、脑脊液检查；疑诊代谢性疾病应血尿氨基酸、有机酸筛查试验。

3.发作期脑电图监测

视频脑电图。

4.待惊厥控制后做影像学检查

MRI 或 CT。

5.其他检查

X 线、ECG。

## 五、诊断要点或诊断标准及鉴别诊断

（1）惊厥性癫痫持续状态的诊断一般不困难，根据惊厥发作时间即可明确诊断。应注意与以下情况鉴别：昏迷患者反复出现去大脑强直或去皮层强直，应与全身强直或强直-阵挛性持续状态鉴别；急性畸形性肌张力不全，应与全身强直性持续状态鉴别。脑电图持续性异常放电是鉴别诊断的主要依据。

（2）非惊厥性癫痫持续状态临床诊断有时比较困难，当癫痫患者出现长时间不可解释的意识障碍或行为异常时，应注意非惊厥性癫痫持续状态的可能，及时进行脑电图检查，如显示持续痫样放电则可确诊。

（3）结合临床和脑电图可进一步区分发作类型,重要的是做出病因诊断。

## 六、治疗

### 1.常规治疗

（1）保持呼吸道通畅:清除鼻咽腔分泌物。注意防止胃内容物反流引起窒息,用牙垫以防舌体咬伤。

（2）氧疗:无论临床是否有发绀,为了避免和减少脑损害,都应通过鼻前庭、面罩、头罩等方式给氧。

（3）减少刺激:为了避免再次发作,尽可能减少一切不必要的刺激。

（4）监测抗惊厥药物的血浓度:便于调整药物的剂量(如苯巴比妥)。

（5）人工气道:对伴有脑水肿者,因随时可发生呼吸衰竭或窒息,应做好气管插管的准备。中枢性呼吸衰竭的患儿在控制惊厥时,宜及时进行人工机械通气。

（6）尽快开通静脉通道。

### 2.病因治疗

应尽快明确原发病因。某些原发病因的治疗是控制惊厥的关键。如新生儿常见颅内出血、缺血缺氧性脑病、化脓性脑膜炎等;婴儿常见电解质紊乱、晚发性维生素 K 依赖因子缺乏症引起颅内出血;儿童常见细菌性脑膜炎、病毒性脑炎、癫痫、中毒、高热惊厥和颅脑外伤等。

### 3.抗惊厥治疗

本病常导致脑水肿或神经系统后遗症等不良后果,所以,应选用作用强、显效时间快、容易透过血脑屏障的止惊药物。

（1）苯甲二氮䓬(地西泮):治疗惊厥持续状态的首选药物。地西泮一次剂量为 0.3～0.5mg/kg,在心电呼吸监护下可用到 1mg/kg。静脉注射速度以每分钟 1mg 较安全。每次剂量一般不超过 10mg 为宜。若抽搐不理想,15 分钟后可重复一次。每日总量不宜超过 40mg。可在注射地西泮后即刻给予止惊作用时间较长的苯巴比妥钠负荷量 15～20 mg/kg 肌内注射,或用其他止惊作用较长的药物。不良反应一般较轻,但严重缺氧患者,特别是心脏存在动静脉分流的患者容易发生呼吸抑制。静脉注射速度不均匀,短时间速度太快,即使正常剂量也可抑制呼吸,应于高度重视。

（2）咪唑地西泮(力月西):水溶性地西泮类药物,能溶解于生理盐水和葡萄糖水是其最大的优点之一。静脉注射药物后 1.5～5 分钟脑内达有效浓度,控制惊厥作用快,对控制难治性惊厥持续状态也较理想。最大优越性是不容易引起呼吸抑制。静脉注射每次 0.05～0.2mg/kg。因半衰期短,仅需 48 分钟,所以在首剂量使用后,应该用维持量每小时 0.03～0.1mg/kg 持续静脉滴注。也可用苯巴比妥类止惊作用较长的药物维持治疗。

（3）氯羟地西泮:本品为苯甲二氮䓬类衍生物,控制全身性发作的作用较地西泮强 5 倍。作用时间较地西泮长 3～4 倍。作用显效快,静脉给药后数秒钟即达脑内,能有效控制惊厥发作。每次剂量 0.05～0.1/kg,静脉注射。一次最大剂量不超过 4mg。静脉注射后 15 分钟若惊厥仍发作,可重复一次。

（4）氯硝基地西泮(氯硝西泮):脂溶性抗癫痫药物,容易透过血脑屏障,静脉注射后数分钟脑内浓度达高峰。控制惊厥作用比地西泮和硝基地西泮强 5～10 倍。对于惊厥持续状态,静脉给药控制抽搐可达 92.3%。部分病例在静脉注射过程中抽搐停止。本品作用时间较长,半衰期 18～38 小时,具有类似地西泮样显效快,同时兼有苯巴比妥钠持续时间长的优点。静脉注射剂量每次 0.03～0.1mg/kg,注射速度小于 0.1mg/s。静脉给药 12 小时后可肌内注射 0.05～0.1mg/kg 维持,每日一次。不良反应主要有嗜睡、共济失调。很少发生呼吸抑制或低血压,是一个较安全的抗惊厥药物。

(5)苯巴比妥钠(苯巴比妥钠):静脉注射本品后 3 分钟脑内药物浓度达高峰。维持作用时间较长,半衰期 96～120 小时。抗惊厥持续状态应静脉给予负荷量 5～15mg/kg,注射速度每分钟 1mg/kg。为了保持 15～30mg/L 的有效血浓度,在负荷量后 12～24 小时应给予维持量 5mg/(kg·24h),持续静脉滴入,每日总量不宜超过 300mg。临床常在静脉注射地西泮后,再肌内注射苯巴比妥钠 5～10mg/kg 维持治疗。苯巴比妥钠静脉注射可抑制呼吸。肌内注射不良反应较少。偶尔可引起重症多形性红斑。长期口服可导致维生素 D 缺乏。

(6)苯妥英钠(大仑丁):优越性是无中枢神经系统的全面抑制,不降低觉醒水平和抑制呼吸,便于观察病情。特别适用于脑外伤、颅内感染等脑部疾病所致惊厥持续状态。静脉注射显效时间快,注入药物 3～6 分钟后脑内药物浓度达高峰,有效血浓度维持 12～24 小时。静脉给药负荷量为 15～20mg/kg,给药速度小于 1mg/(kg·min)。使用负荷量后 12～24 小时,应给予维持量 5mg/(kg·24h),可持续静脉滴入,也可分 2～3 次给予。本品不良反应较轻,一般对人的心脏毒性作用少见,若发生心率减慢或低血压时应考虑停药。

(7)硫喷妥钠:超短时作用的巴比妥类药物,常用于手术的基础麻醉。控制惊厥效果佳,主要用于其他药物无效的难治性惊厥持续状态。容易抑制呼吸是其最大的不良反应。静脉注射前应做好气管插管的准备,并应边观察呼吸边缓慢静脉注射,一旦抽搐停止就即刻停药。剂量为 10～20mg/(kg·次),用蒸馏水配成 1.25～2.5% 溶液。先给予 5mg/kg,以 0.5mg/(kg·min)的速度缓慢注射,若不能控制惊厥,再继续以同样速度追加剂量。

⑧利多卡因(塞罗卡因):静脉注射此药后起作用快。剂量每次 1～2mg/kg,注射速度不宜过快。若一次控制抽搐不理想,5～15 分钟可静脉重复一次,一般可重复 3 次。力多卡因静脉注射后会很快失去作用,常在静脉注射后即刻给予 30～40μg/(kg·min)维持滴入维持治疗。长期治疗应改用其他抗惊厥药物。不良反应主要为静脉速度太快容易引起血压下降和传导阻滞。使用此药应监测心脏功能.

⑨非惊厥性癫痫持续状态虽一般不危及生命,但也可致不可逆性脑损伤,所以一旦诊断明确,同样应及时控制发作。复杂部分性癫痫持续状态可静脉用苯巴比妥钠、苯妥英钠、苯二氮草类药物治疗。典型失神癫痫持续状态可静脉注射苯二氮草类药物、丙戊酸钠治疗。不典型失神持续状态药物治疗比较困难,苯二氮草类药物疗效欠佳,且可能促发 Lonnox-Gastaut 综合征的强直性发作;丙戊酸钠可能有效;可选用拉莫三嗪。

4.脱水药的应用

惊厥持续状态常导致脑细胞不可逆损害,或者在脑部原发病的基础上加重脑水肿。应用脱水药可以有效地控制抽搐,也可以缓解脑水肿,有利于病因治疗。使用脱水药时间的长短,应根据病因选择。通常对脑部病变的患儿,宜长时间应用;对电解质紊乱等,可以短时间使用数次。

①甘露醇:不要长时间每 4 小时给药,不能让血浆渗透压大于 320mmol/L。同时还应注意电解质紊乱。目前,一般主张甘露醇剂量为 0.5~1.5 克/(kg·次)q8h 或 q6h。

②甘油:不容易导致高渗血症。但此药含钠量较高,相当于生理盐水的含量,所以,容易引起高钠性电解质紊乱。此外,静脉注射甘油速度太快,可引起急性溶血。通常以静脉 1~2 小时滴入效果较好。常用剂量每次 0.5~1.5 克/kg,每日 2~4 次。

5.肾上腺皮质激素

主要用于颅内病变引起的惊厥持续状态。作用机理有非特异性的细胞膜稳定和非特异性抗炎、解毒作用。并且具有保护和修复血脑屏障的功能,对血管源性脑水肿更为重要。临床使用糖皮质激素应权衡利弊,不可盲目使用。

①甲泼尼龙:中效糖皮质激素,显效作用较快。常用剂量 1~2mg/(kg·d),分 2 次静脉注射或静脉滴入。

②地塞米松:长效糖皮质激素,用药后 4 小时发挥作用,显效时间较慢,但不容易引起水钠潴留。常用剂量 0.5~1mg/(kg·d),分 1~2 次静脉注射或静脉滴入。

6.长期抗惊厥

①对于惊厥持续状态患儿,不论原来是否有癫痫病史,在本次发作后都应口服(或肌内注射)抗惊厥作用时间较长的药物如苯巴比妥。在原发病(如感染、高热)尚未完全消退之前,用量稍大些,数日后改用维持量,即 3~5mg/(kg·d),可以避免近期内惊厥复发。

②抗惊厥药物的维持量应该使用多长时间,要根据原发病因来决定。若病因是高热惊厥或是电解质紊乱,则在发作控制以后,可短时应用抗惊厥药物维持数次,病因去除后就可停药;病因是颅内感染,抗惊厥药物疗程要稍长些,根据临床症状、脑电图恢复情况,可以使用数周至 1~2 年不等;若本次发作的患儿原来有癫痫病史,或者脑电图证实为首发癫痫病者,都应长期抗癫痫治疗。应按癫痫病长期规律服药 2~4 年,再逐渐减量和停药;若由急性颅脑外伤引起的惊厥持续状态,在控制发作的基础上,去除病因后,一般不必长期给药,但发生继发性癫痫,就应长期治疗。

## 七、医患沟通

(1)长程惊厥易致多器官、多脏器损害,甚至衰竭,严重可致死亡。

(2)长时间的惊厥发作可导致神经后遗症(智力低下、失语、瘫痪等),发生率为 20%。癫痫持续状态的预后取决于病因、发作类型和持续时间。全身惊厥性、长时间不能控制的癫痫持续状态预后较差。长时间的惊厥发作可导致神经后遗症甚至死亡。复杂部分性癫痫持续状态可致长期的神经、行为问题。典型失神持续状态预后相对较好。不典型失神持续状态可伴有严重的认知后遗症,但这种后遗症也可能与基础病因有关。

(3)发作控制后,需检查病因,防止复发。应预防容易引起癫痫持续状态的疾病及诱因,如预防颅内感染,减少颅脑外伤,防治围生期脑损伤。对癫痫患儿应指导规律服药等。

# 第九节 颅内高压

## 一、概述

颅内高压(ICH)是儿科常见的危重症之一,并发于许多疾病,常比原发性疾病的危害更为严重可使患儿致残或发展成脑疝而危及生命。

## 二、病因

### 1.脑组织体积增加

液体在脑组织内积聚称为脑水肿。脑水肿是儿科引起颅内高压的最主要原因,明显而持续的脑水肿导致 ICH。常见的病因:①颅内感染:脑炎、脑膜炎、脑脓肿等。②全身性炎症:重症肺炎、中毒型痢疾、败血症、暴发型病毒性肝炎等。③脑缺氧:颅脑损伤、窒息、休克 癫痫持续状态 、一氧化碳中毒、严重心力衰竭、心搏骤停等。④中毒:如铅或其他重金属、食物、农药、酒精、药物等。⑤其他:高血压脑病、瑞氏综合征、输液输血反应、突然停止使用激素、脑型白血病、水电解质紊乱等。

### 2.脑脊液过多

脑脊液的生成过多、吸收障碍或循环阻塞等都可引起颅内脑脊液量过多,如先天及各种后天性原因引起的脑积水等。

### 3.脑血流量增加

颅内动静脉畸形、血管瘤、各种原因 引起的高碳酸血症所致的脑血管扩张等。

### 4.颅内占位性病变

脑瘤:颅内血肿、脑寄生虫病、颅内肉芽肿等。

## 三、病史要点

(1)仔细询问病史和体检尤为重要。应注意患儿是否有呕吐、头痛、发热、惊厥、意识障碍、瘫痪等,发作前有无外伤、中毒、缺氧等,婴幼儿应注意询问有无前囟膨隆、呕吐及尖叫。

(2)过去史:有无反复头痛、呕吐病史

(3)生长发育史:有无运动及智力发育异常

## 四、体检要点

重点是神经系统的体格检查,注意有无意识障碍、脑膜刺激征、病理反射及肌力肌张力的改变。尤其要呼吸节律、心率、血压、瞳孔改变。婴幼儿应注意检查头围、前囟、颅缝及落日征

## 五、辅助检查

### 1.急需的检查项目

血常规、肝肾功、血电解质(钾、钠、钙、镁、氯、磷)、血糖、血气分析、头颅影像学。

### 2.依据病情需要进一步的检查项目

脑脊液、脑电图等检查。

## 六、诊断要点或诊断标准

1.诊断及临床诊断指标

(1)有导致 ICH 的原发病及相应临床表现。

(2)有颅内高压的症状与体征。具备 1 项主要指标及 2 项次要指标即可诊断。

1)主要指标:①呼吸不规则;②瞳孔不等大;③视神经盘水肿;④前囟隆起或紧张;⑤无其他原因的高血压。

2)次要指标:①昏睡或昏迷;②惊厥或(和)肌张力明显增高;③呕吐;④头痛;⑤给予20%甘露醇 1g/kg 静脉注射 4h 后,血压明显下降,症状体征随之好转。

(3)测定颅内压:①腰椎穿刺测脑脊液压力:需注意严重颅内高压时,腰穿有导致脑疝的危险,属腰穿的禁忌证;②侧脑室穿刺测压:比较安全,外科行侧脑室外引流时,可持续监测颅内压,同时进行控制性脑脊液引流,达到减压治疗目的。

(4)头磁共振(MRI):为非损伤性方法,能从活体直观地检测和评价脑水肿部位、程度等。尤其能在颅内压尚未明显增高时发现脑水肿的存在,可协助早期判断颅内高压的病因。

2.脑疝

颅内压增高与脑疝是同一病理过程的不同发展阶段。脑疝不仅使疝入的脑组织受压,而且压迫疝入部位邻近的结构,使血液及脑脊液循环受阻,进一步加剧颅内高压,最终发生生命危险。因此,在颅内高压已经发生后,应密切观察有无脑疝征象。临床上最常见的有两类:

(1)小脑幕切迹疝:多为颞-叶海马回被挤入小脑幕切迹孔,使中脑变形、移位,同侧动眼神经受压,使脑脊液循环发生障碍。表现为:①意识状态突然改变;②两侧瞳孔不等大是早期诊断的一项可靠依据,疝侧瞳孔先短暂缩小,继而散大,对光反应迟钝或消失。病情进一步恶化时双侧瞳孔散大;③呼吸改变是诊断的一项重要指标,脑疝发生后呼吸减慢、节律不整,出现呼吸衰竭的表现;④脑疝对侧肢体瘫痪,锥体束征阳性,呈去大脑强直状,频发惊厥。

(2)枕骨大孔疝:小脑扁桃体疝入枕骨大孔,压迫延髓。表现为:①常突然发生昏迷,迅速加深,血压升高明显。②瞳孔先短暂对称性缩小,继而同时散大,光反应消失,眼球固定。③肌张力多减低,深浅反射消失。④呼吸障碍出现早且严重,呼吸慢而不规则,时有呼吸骤停。若疾病发展迅速,突然双侧瞳孔散大,呼吸停止,随后心跳停止、死亡。

## 七、治疗

1.对症治疗

(1)20%甘露醇:每次 0.5～1.5g/kg,每 8～6 小时一次,必要时每 4 小时一次。使用 6～8 次后作用减弱。监测血浆渗透压,不应大于 320mmol/L。同时还应注意电解质紊乱。根据病情酌情调整使用剂量及频率。

(2)甘油果糖:0.5～1.5g/Kg.次,每日 2～4 次,可与甘露醇交替使用。含钠量较高,容易引起高钠性电解质紊乱。

(3)白蛋白＋呋塞米:联合使用,提高血浆胶体渗透压后在利尿,有助于减轻脑水肿。

(4)地塞米松:在无激素使用的禁忌证的情况下,在有效控制感染的基础上,严重颅内高压,甚至发生脑疝时使用,0.5～1mg/Kg.次,减轻脑水肿。

(5)呼吸机辅助过度换气:中枢性呼吸衰竭的患儿宜及时进行人工机械通气。

2.病因治疗

应尽快明确原发病因,针对病因进行治疗,如颅内出血、脑积水、颅内肿瘤者可经脑外科清除占位性病变或行穿刺引流术。

3.抗惊厥治疗

惊厥常导致脑水肿加重,应选用作用强、显效时间快、容易透过血脑屏障的止惊药物。

## 八、医患沟通

(1)颅内高压症是儿科常见的危重症之一,并发于许多疾病,常比原发性疾病的危害更为严重可使患儿致残或发展成脑疝而危及生命。

(2)引起颅内高压的病因复杂,需进一步检查明确病因,但需要在颅内高压有所控制后才能进行。

(3)经过积极治疗,仍有部分患儿不能控制而出现脑疝导致呼吸功能衰竭而死亡。

# 第十节　神经系统遗传代谢病筛查流程

## 一、概述

遗传代谢病(inheritedmetabolic disorders,IMD),也称先天性代谢异常(IEM),包括氨基酸、有机酸、糖、脂肪、激素等多种代谢缺陷,系由于遗传性代谢途径缺陷,引起异常代谢物的蓄积或重要生理活性物质的缺乏,进而导致相应的临床症状。遗传代谢病大多表现为多系统损害,以神经系统受累为主。可于胎儿到成人各个时期起病,大多数患者于儿童时期起病。筛查可遵循以下流程:

## 二、适应证

1.神经系统损害

(1)精神运动发育落后或倒退。

(2)惊厥:如肌阵挛发作、痉挛发作等。

(3)意识障碍:嗜睡、昏迷等。

(4)复发性脑病症状:如反复发生的脑炎样症状,复发性共济失调等。

(5)锥体外系症状:如肌张力异常、震颤等。

(6)神经影像学异常:如对称性基底核(尤苍白球)、内囊、脑干损害,进行性脑萎缩等。

(7)脊髓或周围神经症状。

(8)其他症状:眼球震颤、脑干症状等。

2.代谢紊乱

以酸碱平衡紊乱、低血糖、高血氨、高乳酸最为常见。

3.器官肿大、功能障碍

主要表现为肝功能异常和/或肝脏肿大、心肌酶异常。

4.皮肤、黏膜、毛发改变

皮肤白/黑、色素沉着,顽固性湿疹,毛发黄、毛发卷曲、易断裂,无毛发,黏膜糜烂等。

5.特殊气味

鼠尿味或霉臭味(苯丙酮尿症)、枫糖浆味(枫糖尿症)、汗脚气味(异戊酸血症)、酸败黄油味(Ⅰ型酪氨酸血症)、猫尿味(多种羧化酶缺乏症)等。

6.容貌及五官畸形

容貌丑陋,骨骼畸形,视、听力障碍,白内障、晶体脱垂等。

7.家族史中存在下列情况,也应高度怀疑 IMD

(1)父母近亲婚配。

(2)同胞有不明原因的脑病、败血症、婴儿猝死综合征等病史。

(3)有家族性疾病,如进行性神经病变或不明原因的营养障碍等。

(4)母亲有多次自然流产史。

(5)母亲孕期剧吐、肝功能异常。

### 三、筛查常规

应基于临床诊断-生化诊断-酶学诊断-基因诊断的原则,对于临床可疑患者,应及时进行有关检测,争取早期诊断、早期治疗。

1.一般检查

(1)尿常规。

(2)血常规。

(3)电解质。

(4)肝肾功。

(5)心肌酶谱。

2.一般代谢检查

(1)血糖。

(2)血氨、乳酸。

(3)血气分析。

(4)血丙酮酸、β-羟丁酸。

3.特殊生化分析

(1)血氨基酸分析(串联质谱分析):筛查、诊断氨基酸代谢病。

(2)血脂酰肉碱谱分析(串联质谱分析):筛查、诊断肉碱缺乏症及部分脂肪酸代谢病。

(3)尿有机酸(气相色谱-质谱联用分析):筛查、诊断有机酸尿症。

(4)血清总同型半胱氨酸测定:筛查、诊断同型半胱氨酸血症。

4.酶学分析

(1)线粒体呼吸链酶复合物 1-5 活性分析。

(2)溶酶体相关酶活性分析。

(3)生物素酶活性分析。

5.基因分析

(1)线粒体基因点突变分析。

(2)甲基丙二酸尿症基因检测及分型。

(3)枫糖尿症基因突变分析。

6.尸检

对于原因不明猝死、高度怀疑代谢病的患者,应进行膀胱穿刺,抽取尿液进行生化分析,争取化学解剖、组织分析,死亡后诊断。

## 四、注意事项

在留取及送检标本、分析结果时,应注意以下几点:

(1)标本的采集最好应在任何治疗开始之前。

(2)标本的采集最好是在疾病的急性发作期。

(3)正确留取标本以及恰当保存是获得正确诊断的前提,如血氨和血乳酸采血最好不用止血带,采血后,立即将标本置于冰块中并马上送检,如血/尿筛查前应严格空腹。

(4)应综合分析检测结果。

# 第四章  心血管内科疾病

## 第一节  房间隔缺损

### 一、房间隔缺损的诊断

1.病史

可有心脏杂音,活动后心悸、气促等。

2.体征

可以出现胸骨左缘 2~3 肋间收缩期柔和杂音,第二心音固定分裂等。

3.辅助检查

心电图、胸部 X 线平片、超声心动图等。

### 二、房间隔缺损的治疗

方案一:经皮房间隔缺损堵闭术。

**（一）适应证**

(1)年龄:通常≥3 岁。

(2)直径≥5mm,伴右心容量负荷增加,≤36mm 的继发孔型左向右分流 ASD。

(3)缺损边缘至冠状静脉窦,上、下腔静脉及肺静脉的距离≥5mm;至房室瓣≥7mm。

(4)房间隔的直径>所选用封堵伞左房侧的直径。

(5)不合并必须外科手术的其他心脏畸形。

**（二）禁忌证**

(1) 原发孔型 ASD 及静脉窦型 ASD。

(2)心内膜炎及出血性疾患。

(3)封堵器安置处有血栓存在,导管插入处有静脉血栓形成。

(4)严重肺动脉高压导致右向左分流。

(5) 伴有与 ASD 无关的严重心肌疾患或瓣膜疾病。

**（三）操作方法**

1.术前准备

(1)相关化验检查;经胸或(和)食道超声心动图检查,心电图及 X 线胸片。

(2)术前 1 天口服阿司匹林,小儿 3~5mmg/(kg·d)。

2.操作步骤

局麻或全麻下穿刺股静脉,行右心导管检查;静脉推注肝素 100U/kg。将 0.035 英寸(260cm 长)加硬导丝置于左上肺静脉内,沿该导丝送入测量球囊明确 ASD 的伸展直径后再更换输送鞘管于左房内。选择适宜的 ASD 封堵器经输送鞘管送至左房内,在透视及超声心动图监测下,先打开封堵器的左房侧伞,回撤至 ASD 的左房侧,然后固定输送导丝,继续回撤鞘管打开封堵器的右房侧伞。经透视及超声心动图下监测封堵器位置及形态达满意,且无残余分流时,可少许用力反复推拉输送鞘管,重复超声及透视,当封堵器固定不变,可操纵旋转柄释放封堵器。撤出鞘管,压迫止血。

**(四)疗效评价**

根据多普勒左向右分流信号判定,无左向右分流信号为效果佳;直径<1mm 左向右分流信号为微量残余分流;直径 1~2mm 为少量残余分流。

**(五)术后处理**

(1)置病床监护。

(2)术后肝素抗凝 24 小时。

(3)口服阿司匹林小儿 3~5mg(kg·d),成人 3mg/(kg·d),6 个月;封堵器直径≥30mm 患者可酌情加服波立维 75mg/d(成人)。

(4)应用抗生素。

(5)术后 24 小时,1、3、6 及 12 个月复查超声心动图、心电图及 X 线胸片。

# 第二节　室间隔缺损

## 一、诊断

1.病史

可有反复呼吸道感染,生长发育迟缓,发现心脏杂音等。

2.体征

可有胸骨左缘 3~4 肋间全收缩期粗糙杂音等。

3.辅助检查

心电图、胸部 X 线平片、超声心动图等。

## 二、治疗

方案一:经皮室间隔缺损堵闭术

**(一)适应证及禁忌证**

1.适应证

(1)膜周部 VSD:①年龄:通常≥3 岁;②对心脏有血流动力学影响的单纯性 VSD;③VSD 上缘距主动脉右冠瓣≥2mm,无主动脉右冠瓣脱入 VSD 及主动脉瓣反流。

(2)肌部室缺,通常≥5mm。

(3)外科手术后残余分流。

(4)其他:心肌梗死或外伤后室缺虽非先天性,但其缺损仍可采用先心病 VSD 的封堵技术进行关闭术。

2.禁忌证

(1)活动性心内膜炎,心内有赘生物,或引起菌血症的其他感染。

(2)封堵器安置处有血栓存在,导管插入处有静脉血栓形成。

（3）缺损解剖位置不良，封堵器放置后影响主动脉瓣或房室瓣功能。

（4）重度肺动脉高压伴双向分流者。

（二）操作方法

1.术前准备

（1）心导管术前常规。

（2）术前体征、心电图、X线胸片及超声心动图检查。

（3）相关化验检查。

（4）术前1天静脉注射抗生素一剂。术前1天口服阿司匹林，小儿3～5mg/(kg·d)，成人3mg/(kg·d)。

2.常规诊断性导管术及超声心动图检查

（1）左右心导管及心血管造影检查局麻或全麻下作股静脉及股动脉插管，常规给予肝素100U/kg，先行右心导管检查，测量压力及血氧，检测肺动脉压力及 Qp/Qs。以猪尾巴导管经股动脉达主动脉及左室测压，左室长轴斜位造影，测量 VSD 大小及其距主动脉瓣的距离，随后作升主动脉造影观察有无主动脉瓣脱垂及反流。

（2）经胸超声（TTE）或经食道超声（TEE）检查评价 VSD 的位置、大小、数目、邻近结构、与瓣膜的关系，膜部 VSD 需测缺损边缘距主动脉瓣距离，膜部室隔瘤形成等。近心尖部肌部 VSD，周围解剖的检查有助于封堵器及途径的选择。

3.封堵方法

（1）膜周部 VSD 封堵方法：目前最常用的为 Amplatzer 膜周部 VSD 封堵器及输送系统进行封堵术。

1）建立动静脉轨道：通常应用右冠状动脉导管或其他导管经股动脉、主动脉至左室，经探查导管头端经 VSD 入右室，然后将 0.035 英寸（1 英寸＝2.54cm＝0.0254m）的软头长交换导丝经导管插入右室并推送至肺动脉或上腔静脉，然后由股静脉经端孔导管插入圈套器，套住肺动脉或上腔静脉的导丝，由股静脉拉出，以建立股静脉-右房-右室-左室-股动脉轨道。

2）由股静脉端沿轨道插入合适的长鞘至右房与右冠导管相接（接吻式导管技术），将长鞘及扩张管一起沿导丝插至主动脉弓部，后撤长鞘内扩张管，然后缓缓回撤输送长鞘至左室流出道，由动脉端推送交换导丝及右冠导管达左室尖端，该时置左室内的长鞘头端则顺势指向心尖，然后动脉端换猪尾巴导管，插至左室，撤去交换导丝。

3）封堵器安放：选择合适大小的封堵器连接专用的输送导丝和递送导管，使封堵器维持在不对称位。然后经长鞘插入输送系统将封堵器送达长鞘末端，在 TEE/TTE 导引下结合 X 线透视，回撤长鞘使左盘释放并与室间隔相贴，确定位置良好后，封堵器腰部嵌入 VSD，后撤长鞘，释放右盘。在 TEE/TTE 监视下观察封堵器位置、有无分流和瓣膜反流，随后作左室造影确认位置是否恰当及分流情况，并作升主动脉造影观察有无主动脉瓣反流及主动脉瓣形态。

4）释放封堵器：在 X 线及超声检查效果满意后即可释放封堵器，撤去长鞘及导管后压迫止血。

（2）肌部室间隔缺损封堵方法：

1）建立经 VSD 的动静脉轨道：由于肌部 VSD 可位于室间隔中部或接近心尖，在技术上与膜部 VSD 堵塞术不尽相同。通常建立左股动脉-主动脉-左室-右室-右颈内静脉(或右股静脉)的轨道。

2)封堵器的安置与释放:①顺向途径:长鞘经颈内静脉(或股静脉)插入右室,经 VSD 达左室然后按常规安置封堵器;②逆向途径:当肌部 VSD 接近心尖,右室面肌小梁多或右室面缺损较小难以顺向途径插入者。

**(三)疗效评价**

封堵器安置后在 TEE/TTE 及左室造影下观察,效果良好:封堵器安置位置恰当;无或仅有微～少量分流;无明显主动脉瓣及房室瓣反流。

**(四)术后处理及随访**

(1)术后置病房监护,临床及心电图监测,24 小时内复查超声心动图,术后观察 5～7 天后情况良好,出院随访。

(2)手术后 24 小时肝素化,抗生素静脉应用 3 天。

(3)术后口服阿司匹林小儿 3～5mg/(kg·d),成人 3mg/(kg·d),共 6 个月。

(4)术后 1、3、6、12 个月随访,复查心电图、X 线胸片及超声心动图。

# 第三节　动脉导管未闭

## 一、动脉导管的诊断

1.病史

可有反复呼吸道感染、乏力、发育迟缓、发现心脏杂音等,轻者可无症状。病程早期常有上呼吸道感染病史,中期可有心悸、气短,晚期可有发绀、杵状指(趾)等表现。

2.体征

听诊可有胸骨左缘第 1-2 肋间连续性机械性杂音,粗糙、传导广、伴震颤,婴幼儿期或晚期病例常仅有收缩期杂音。可伴有周围血管征。

3.辅助检查

(1)心电图:正常或左室肥厚表现,大分流量时双心室肥厚表现,晚期右室肥厚心电图表现。

(2)胸部 X 线平片:肺血增多,左室或左、右室增大,肺动脉段突出,主动脉结增宽。

(3)超声心动图:主肺动脉分叉与降主动脉之间异常通道分流即可确诊。

(4)鉴别诊断:注意与主-肺动脉间隔缺损、冠状动静脉瘘、主动脉窦瘤破裂进行鉴别。

## 二、动脉导管未闭的治疗

**(一)适应证**

1.Amplatzer 法

(1)左向右分流不合并需外科手术的心脏畸形的 PDA;PDA 最窄直径≥20mm;年龄:通常≥6 个月,体重≥4kg。

(2)外科术后残余分流。提示:≥14mm 的 PDA,其操作困难,成功率低,并发症多,应慎重。

2.弹簧栓子法：

(1)左向右分流不合并需外科手术的心脏畸形的 PDA；PDA 最窄直径(单个 Cook 栓子≤20mm；单个 pfm 栓子≤3mm)。年龄：通常≥6 个月，体重≥4kg。

(2)外科术后残余分流。

**(二)禁忌证**

1.Amplatze 法

(1)依赖 PDA 存在的心脏畸形。

(2)严重肺动脉高压并已导致右向左分流。

(3)败血症，封堵术前 1 个月内患有严重感染。

2.弹簧栓子法

(1)窗型 PDA。

(2)其余同上。

3.操作方法

(1)术前准备

1)心电图、X 线胸片、超声心动图。

2)相关化验检查。

(2)诊断性心导管术。局麻或全麻下穿刺股静脉行右心导管检查；穿刺股动脉行降主动脉左侧位造影，测量 PDA 直径，了解其形态及位置。

3.操作步骤

(1)Amplatze 法：选择比所测 PDA 最窄直径大 2~4mm 的封堵器(小儿可达 6mm)，将其安装于输送钢丝的顶端，透视下沿输送鞘管将其送至降主动脉。待封堵器的固定盘完全张开后，将输送鞘管及输送钢丝一起回撤至 PDA 的主动脉侧。然后固定输送钢丝，仅回撤输送鞘管至 PDA 的肺动脉侧，使封堵器的腰部完全卡于 PDA 内。10min 后重复主动脉弓降部造影，若证实封堵器位置合适、形状满意，无或仅有微~少量残余分流，且听诊无心脏杂音时，可操纵旋转柄将封堵器释放，重复右心导管检查，测左肺动脉-主肺动脉和升主动脉-降主动脉压。后撤出鞘管压迫止血。

(2)弹簧栓子法。

1)经股静脉顺行法：穿刺股静脉插入端孔导管经 PDA 入降主动脉；选择适当直径的可控弹簧栓子经导管送入降主动脉，将 3~4 圈置于 PDA 的主动脉侧，1 圈置于 PDA 的肺动脉侧。10min 后重复主动脉弓降部造影，若证实封堵弹簧栓子的位置合适、形状满意、无残余分流时，可操纵旋转柄将弹簧栓子释放。重复右心导管检查后撤出鞘管压迫止血。

2)经股动脉逆行法：穿刺股动脉插入端孔导管经 PDA 入主肺动脉；选择适当直径的可控弹簧栓子经导管送入肺动脉，将 3/4~1 圈置于 PDA 的肺动脉侧，其余几圈置于 PDA 的主动脉侧。若弹簧栓子位置、形状满意后可操纵旋转柄将弹簧栓子释放。10min 后重复主动脉弓降部造影，成功后撤出导管，压迫止血。(注意：应严格按照各种产品使用说明操作)。

### 三、疗效评价

经主动脉弓降部造影观察,若封堵器或弹簧栓子位置恰当,无或仅有微~少量残余分流为效果良好。

### 四、术后处理

(1)卧床。

(2)预防用抗生素。

(3)术后 24 小时,1、3、6 及 12 个月复查超声心动图、心电图及 X 线胸片。

# 第四节　病毒性心肌炎

## 一、病毒性心肌炎的诊断

1.临床诊断依据

(1)心功能不全、心源性休克或心脑综合征。

(2)心脏扩大(X 线或超声心动图检查具有表现)。

(3)心电图改变:以 R 波为主的 2 个或 2 个以上主要导联(Ⅰ、Ⅱ、aVF、V5)的 ST-T 改变持续 4 天以上伴动态变化,窦房传导阻滞、房室传导阻滞,完全性右或左束支阻滞,成联律、多形、多源、成对或并行性期前收缩,非房室结及房室折返引起的异位性心动过速,低电压(新生儿除外)及异常 Q 波。

(4)CK-MB 升高或心肌肌钙蛋白阳性。

2.病原学诊断依据

(1)确诊指标:在患儿心内膜、心肌、心包(活检、病理)或心包穿刺液中,发现以下之一者可确诊心肌炎由病毒引起。①分离到病毒;②用病毒核酸探针查到病毒核酸;③特异性病毒抗体阳性。

(2)参考依据:有以下之一者结合临床表现可考虑心肌炎系病毒引起。①自患儿粪便、咽拭子或血液中分离到病毒,且恢复期血清同型抗体滴度较第一份血清升高或降低 4 倍以上;②病程早期患儿血中特异性 IgM 抗体阳性;③用病毒核酸探针自患儿血中查到病毒核酸。

3.确诊依据

(1)具备临床诊断依据 2 项,可临床诊断为心肌炎。发病同时或发病前 1-3 周有病毒感染的证据支持诊断的患者。

(2)同时具备病原学确诊依据之一,可确诊为病毒性心肌炎,具备病原学参考依据之一,可临床诊断为病毒性心肌炎。

(3)凡不具备确诊依据,应当给予必要的治疗或随诊,根据病情变化,确诊或除外心肌炎。

(4)应当除外风湿性心肌炎、中毒性心肌炎、先天性心脏病、结缔组织病、代谢性疾病的心肌损害、甲状腺功能亢进症、原发性心肌病、原发性心内膜弹力纤维增生症、先天性房室传导阻滞、心脏自主神经功能异常、β 受体功能亢进及药物引起的心电图改变。

4.分期

(1)急性期:新发病,症状及检查存在明显阳性发现且多变,一般病程在半年以内。

(2)迁延期:临床症状反复出现,客观检查指标迁延不愈,病程多在半年以上。

(3)慢性期:进行性心脏增大,反复心力衰竭或心律失常,病情时轻时重,病程在1年以上。

5.建议必需的检查项目

(1)血常规、尿常规、大便常规。

(2)C反应蛋白(CRP),ASO、红细胞沉降率(年龄超过3岁)。

(3)肝肾功能、血电解质。

(4)心肌酶谱及肌钙蛋白检测。

(5)病毒抗体检测:柯萨奇病毒及其他肠道病毒。

(6)十二导联心电图、胸部X线(心脏三位片)、超声心动图检查(包括心功能)、Holter动态心电图。

## 二、病毒性心肌炎的治疗

(1)休息:急性期至少应卧床休息至热退3~4周,有心功能不全或心脏扩大者,更应强调绝对卧床休息,以减轻心脏负荷及减少心肌耗氧量。

(2)镇静及镇痛处理。

(3)促进心肌能量代谢的药物治疗,促进心肌病变的恢复和改善心脏功能。

(4)对症支持治疗。①抗感染治疗;②抗氧化剂:大剂量维生素C静脉注射;③供给能量药物:磷酸肌酸、果糖、环磷酸腺苷;④必要时抗心律失常药物;⑤改善心功能药物:强心剂(洋地黄药物需减量1/3)、利尿药、血管扩张药。

(5)若病程中出现三度房室传导阻滞,或室性心动过速、心源性休克,需大剂量激素冲击治疗。

# 第五节　小儿心力衰竭的诊治指南

## 一、诊断

心力衰竭的诊断是综合病因、病史、临床表现及辅助检查做出的。心力衰竭的临床表现是诊断的重要依据。

1.心肌功能障碍

(1)心脏扩大。

(2)心动过速。

(3)第一心音低钝,重者可出现舒张期奔马律,但新生儿时期很少听到。

(4)外周灌注不良,脉压窄,少部分患儿出现交替脉,四肢末端发凉。

2.肺瘀血

(1)呼吸急促:重者有呼吸困难与发绀。新生儿与小婴儿吸乳时,多表现为气急加重、吸奶中断。

（2）肺部啰音:肺水肿可出现湿啰音。肺动脉和左心房扩大压迫支气管,可出现哮鸣音。

（3）咯泡沫血痰:系肺泡和支气管黏膜瘀血所致,但婴幼儿少见。

3.体循环瘀血

（1）肝脏肿大伴触痛,短时间内增大,更有意义。

（2）颈静脉怒张:可见颈外静脉膨胀(半坐位),肝、颈静脉回流征阳性。婴儿此体征不明显,但可见头皮静脉怒张等表现。

（3）水肿:小婴儿水肿常为全身性,眼睑与骶尾部较明显,体重较快增长,但极少表现为周围凹陷性水肿。

## 二、治疗

### （一）一般治疗

#### 1.休息和饮食

卧床休息,烦躁不安者应使用镇静药,如苯巴比妥、地西泮(地西泮)等。应吃含丰富维生素、易消化的食物,给予低盐饮食。严重心力衰竭时应限制水入量,保持大便通畅。

#### 2.供氧

应供给氧气,尤其是严重心力衰竭有肺水肿者,对依靠开放的动脉导管而生存的先心病新生儿,如主动脉弓离断、大动脉转位、肺动脉闭锁等,供给氧气可使血氧增高而促使动脉导管关闭,危及生命。

#### 3.体位

年长儿宜取半卧位,小婴儿可抱起,使下肢下垂,减少静脉回流。

#### 4.维持水电解质平衡

心力衰竭时易并发肾功能不全。进食差易发生水电解质紊乱及酸碱失衡。长期低盐饮食和使用利尿药更易发生低钾血症、低钠血症,必须及时纠正。

### （二）病因及并发症的治疗

病因对心力衰竭治疗很重要,如有大量左向右分流的先心病,易合并肺炎、心力衰竭,药物治疗不易奏效。上述患儿宜控制感染后,尽快治疗先心病。高血压和肺动脉高压所导致的心力衰竭,亦须及时治疗病因。此外,心力衰竭患儿可合并心律失常、心源性休克、水电解质紊乱等,均须及时纠正。

### （三）药物治疗

#### 1.急性心力衰竭的药物治疗

（1）正性肌力药:

1）洋地黄制剂:常用药物为地高辛,口服负荷量(洋地黄化量)未成熟儿 $10\sim20\mu g/kg$,足月新生儿 $20\sim30\mu g/kg$,婴幼儿 $30\sim40\mu g/kg$,年长儿 $25\sim30\mu g/kg$。静脉注射用量为上述量的 3/4。有心肌病变(如心肌炎)者,剂量宜适当减少。首次剂量为负荷量的 1/2,余量再分 2 次,每次间隔 $6\sim8$ h。最后一次负荷量用后 12 h,开始给予维持量,每次为负荷量的 $1/8\sim1/10$,每天 2 次,间隔 12h。急性心力衰竭也可静注毛化苷 C(西地兰),负荷量为:新生儿 20g/kg,<2 岁 30g/kg,>2 岁 40g/kg。首次用负荷量的 $1/2\sim1/3$,余量分 $2\sim3$ 次,每次间隔 $6\sim8$ h。

2)β-肾上腺素受体激动药:主要适用于心力衰竭患儿对洋地黄制剂疗效不显著或有毒性反应以及血压偏低的患儿。此类药物为环磷酸腺苷(cAMP)依赖性正性肌力药,兼有外周血管扩张作用。常用制剂有多巴胺(dopamine)、多巴酚丁胺(dobutamine)。多巴胺常用剂量为 $5\sim10\mu g/(kg \cdot min)$,由输液泵调控(不应与碱性液体同时输入),多巴酚丁胺剂量为 $5\sim20\mu g/(kg \cdot min)$,应尽量采用最小有效量。

3)磷酸二酯酶抑制药:此类药属 cAMP 依赖性正性肌力药,兼有外周血管舒张作用。常用制剂有氨力农和米力农。目前均建议静脉用药。氨力农首剂静注 $0.75\sim1mg/kg$,必要时可再重复 1 次,然后按 $5\sim10\mu g/(kg \cdot min)$持续静脉点滴。米力农药效是氨力农的 10 倍,静注首次剂量为 $50\mu g/kg$,10min 内给予,以后持续静脉点滴,剂量为 $0.25\sim0.5\mu g/(kg \cdot min)$。

(2)利尿药:常用的利尿药有:①作用亨利(Henle)襻的利尿药如呋噻米(呋塞米);②作用远曲小管皮质稀释段的噻嗪类,如氢氯噻嗪(双氢克尿噻);③作用于远曲小管远端,如螺内酯(安体舒通),近年来发现它还有抗醛固酮作用,因而对治疗心力衰竭尤为适用。急性心力衰竭时常用静脉注射的呋塞米或布美他尼。利尿药通常从小剂量开始,逐渐增加到尿量增多。呋塞米剂量与效应呈线性关系,故疗效不佳时可增加剂量。而氢氯噻嗪用到每天 $3mg/kg$ 就已达最大效应,再增加剂量也难以提高疗效。

(3)血管扩张药:主要用于心室充盈压增高者,可使心排血量增加,而对左室充盈压降低或正常者不宜使用。选用血管扩张药,应根据患儿血流动力学变化而定:①对肺瘀血严重,肺毛细血管嵌压明显增高($>32mmHg$,$1mmHg= 0.133kPa$),心排血量轻至中度下降者,宜选用静脉扩张药;②对心排血量明显降低,全身血管阻力增加,而肺毛细血管嵌压在正常或略升高时,宜选用小动脉扩张药;③心排血量明显降低,全身血管阻力增加,肺毛细血管嵌压升高时,宜选用均衡扩张小动脉和静脉药物。应用血管扩张药时,需密切观察动脉血压、心排血量,有条件应监测肺毛细血管嵌压。剂量一般从小剂量开始,疗效不明显时再逐渐增加剂量。

(4)心肌能量代谢赋活药:心力衰竭时均伴有明显的心肌能量代谢异常,因此应用药物改善心肌能量代谢,对心力衰竭治疗有一定辅助作用。目前常用的有:①磷酸肌酸(CP):静脉滴注,每天 $1\sim2g$;②果糖二磷酸钠(FDP):剂量为 $100\sim200mg/(kg \cdot d)$,每日 1 次静脉滴注,速度为 $10mL/min$($75mg/mL$)。FDP 静脉滴注时对血管刺激性较大;小婴儿静脉细,常可因疼痛而引起哭闹,加重心脏负担,因此宜使用口服制剂;③辅酶 Q 口服剂量每次 10mg,每天 $1\sim2$ 次。

(5)急性心力衰竭性肺水肿的处理:急性左心力衰竭竭多以肺水肿为主要表现。治疗方法是在急性心力衰竭治疗方法的基础上注意以下事项:

1)供氧与通气支持:一般采用鼻导管或面罩法。有明显动脉二氧化碳分压(PaCO)升高及氧分压($PaO_2$)下降者,可选用机械呼吸,常用持续正压通气(CPAP)和无创正压通气(NIPPY)。如效果不佳,则尽快改用呼气末正压通气(PEEP)。

2)镇静:心力衰竭伴肺水肿的患儿常因缺氧而恐慌、烦躁,应使用镇静药(如地西泮、苯巴比妥钠)。烦躁严重者可使用吗啡,不仅可减轻烦躁,并能扩张静脉、减轻前负荷,每次剂量为 $0.1\sim0.2mg/kg$,静注或肌内注射。新生儿或有呼吸功能不全者慎用。

3)利尿药:静脉注射强力快速利尿药,如呋塞米、布美他尼等。药物选择和用法见急性心力衰竭的治疗。

4）洋地黄制剂：应静注快速洋地黄制剂，如地高辛或毛花苷 C。药物选择和用法见急性心力衰竭的治疗。

5）血管扩张药：首选静脉血管扩张药，静脉滴注硝酸甘油或硝普钠。

6）肾上腺皮质激素：可改善心肌代谢，降低周围血管张力，解除支气管痉挛。常用静脉滴注地塞米松。

**2.慢性心力衰竭的药物治疗**

慢性心力衰竭(CHF)发生、发展的病理基础是心肌重构。在初始的心肌损伤后，有多种内源性神经、内分泌和细胞因子被激活，促进心肌重构，二者互为因果，形成心力衰竭的恶性循环。因此，心力衰竭治疗理念需从短期改善血流动力学转变为长期修复性策略，其效果能改变心肌细胞生物学特性，提高心肌功能，明显改善预后。CHF 的常用药主要为强心苷、血管紧张素转换酶抑制药、利尿药及 β-受体阻滞药等。临床应用方法如下。

（1）ACEI：有阻断 RAAS 及抑制缓激肽分解的作用，从而逆转心肌重构及减低心脏前后负荷，改善心肌功能。常用药物为：①卡托普利：为短效制剂，初始剂量 0.5mg/(kg·d)，每周递增 1 次，每次增加 0.3mg/(kg·d)，最大耐受量 5mg/(kg·d)，分次 q 8 h 口服。持续时间至少 6 个月以上，至心脏缩小到接近正常为止；②贝那普利：为长效制剂，初始剂量 0.1mg/(kg·d)，每日 1 次口服，每周递增 1 次，每次增加 0.1mg/(kg·d)，最大耐受量 0.3mg/(kg·d)，维持时间同上；③依那普利：为长效制剂，初始剂量 0.05mg/(kg·d)，每日 1 次口服，每周递增 1 次，每次增加 0.025mg/(kg·d)，最大耐受量 0.1mg/(kg·d)，维持时间同上。

（2）血管紧张素Ⅱ受体拮抗药(ARB)：可以阻断来自不同途径(包括 ACE 及糜酶途径)血管紧张素Ⅱ的作用，用于患儿对 ACEI 不耐受或效果不佳者。常用药有氯沙坦、缬沙坦，效应与 ACEI 相似。可选择应用，亦可与 ACEI 同时使用。氯沙坦剂量为 1～2mg/(kg·d)。

（3）β-受体阻滞药：可以阻断心力衰竭时交感神经的过度激活，抑制心肌肥厚、细胞凋亡及氧化应激反应，改善心肌细胞生物学特性，目前已列为抗 CHF 的一线药物。常用药物：①美托洛尔：为选择性 β-受体阻滞药，初始剂量 0.2～0.5mg/(kg·d)，每周递增 1 次，每次增加 0.5mg/(kg·d)，最大耐受量 2mg/(kg·d)，分 2 次口服，持续时间至少 6 个月以上，至心脏缩小到接近正常为止；②卡维地洛：为非选择性 β-受体阻滞药，并有 α-受体阻滞作用，故兼有扩血管作用，可降低肺楔压。初始剂量 0.1mg/(kg·d)，分 2 次口服，每周递增 1 次，每次增加 0.1mg/(kg·d)，最大耐受量 0.3～0.8mg/(kg·d)，分 2 次口服，维持时间同上。

（4）醛固酮拮抗药：可以进一步抑制肾素-血管紧张素系统的作用，阻断心肌及间质重构。另外还可阻断醛固酮(ALD)的效应。适用于心功能Ⅲ～Ⅳ级患儿。常用药物为螺内酯(安体舒通)，剂量 2～4mg/(kg·d)，分 2 次口服。

（5）心肌能量代谢赋活药。

**（四）非药物治疗**

1.心室辅助装置(VAD)

主要用于心力衰竭末期，药物不能控制的心力衰竭，作为心脏移植等待时期的治疗方法。对难治性心力衰竭、心功能 NYHA Ⅳ级时，使用上述 VAD 可延长生命，改善生活质量。

应用 VAD 可发生继发感染,神经系统、消化系统及血液系统的并发症。亦可发生肾灌注不足,常导致肾功能不全,可用小剂量多巴胺以维持肾血流灌注。如合并水电解质紊乱,如高血钙、低血钙、高血钾等,必须及时纠正。

2.膜肺(ECMO)

应用指征基本与 VAD 相似,适用于除心功能不全外,还有因肺部疾病显著缺氧者。ECMO 操作较复杂,常见的并发症与 VAD 相似。

3.主动脉内球囊反搏(IABP)

对于心脏手术后或心肌炎、心肌病等并发心力衰竭者,药物不能控制时可选用。IABP 在小婴儿由于主动脉顺应性好而疗效较差。

4.心脏移植

复杂先心病、心肌病等各种心脏病所致难治性心力衰竭的终末期,可作心脏移植。严重肺动脉高压或肺部疾病而导致心力衰竭不能控制时,须作心肺同时移植。失败的主要原因是排异反应。

# 第五章　血液肿瘤科疾病

## 第一节　儿童急性淋巴细胞白血病

### 一、诊断及诊断依据

（1）体检：可有发热、皮肤黏膜苍白、皮肤出血点及瘀斑、淋巴结及肝大、胸骨压痛等。

（2）血细胞计数及分类。

（3）骨髓检查：形态学（包括组化检查）。骨髓原始幼稚细胞≥30％。

（4）免疫分型。

（5）细胞遗传学：核型分析，FISH（必要时）。

（6）白血病相关基因。

### 二、危险度分组标准

#### （一）标危组

必须同时满足以下所有条件：

（1）年龄≥1 岁且<10 岁。

（2）WBC<$50 \times 10^9$/L。

（3）泼尼松反应良好（第 8 天外周血白血病细胞<$1 \times 10^9$/L）。

（4）非 T-ALL。

（5）非成熟 B-ALL。

（6）无 t(9;22)或 BCR/ABL 融合基因；无 t(4;11)或 mLL/AF4 融合基因；无(1;19)或 E2A/PBX1 融合基因；

（7）治疗第 15 天骨髓呈 M1（原幼淋细胞<5％）或 M2（原幼淋细胞 5％～25％），第 33 天骨髓完全缓解。

#### （二）中危组

必须同时满足以下 4 个条件：

（1）无 t(9;22)或 BCR/ABL 融合基因；无 t(4;11)或 mLL/AF4 融合基因。

（2）泼尼松反应良好（第 8 天外周血白血病细胞<$1 \times 10^9$/L）。

（3）标危诱导缓解治疗第 15 天骨髓呈 M3（原幼淋细胞>25％）或中危诱导缓解治疗第 15 天骨髓呈 M1/M2。

（4）如有条件进行微小残留病（MRD）检测，则第 33 天 MRD<$10^{-2}$。

同时至少符合以下条件之一：

（5）WBC≥$50 \times 10^9$/L。

（6）年龄≥10 岁。

(7)T-ALL。

(8)t(1;19)或 E2A/PBX1 融合基因阳性。

(9)年龄<1 岁且无 mLL 基因重排。

### (三)高危组

必须满足下列条件之一：

(1)泼尼松反应不良(第 8 天外周血白血病细胞>$1 \times 10^9$/L)。

(2)t(9;22)或 BCR/ABL 融合基因阳性。

(3)t(4;11)或 mLL/AF4 融合基因阳性。

(4)中危诱导缓解治疗第 15 天骨髓呈 M3。

(5)第 33 天骨髓形态学未缓解(>5%),呈 M2/M3。

(6)如有条件进行 MRD 检测,则第 33 天 MRD≥$10^{-2}$,或第 12 周 MRD≥$10^{-3}$。

## 三、选择治疗方案的依据

### (一)初始诱导化疗方案

VDLP(D)方案：

长春新碱(VCR)1.5mg/($m^2$·d),每周 1 次,共 4 次,每次最大绝对量不超过 2mg。

柔红霉素(DNR)30mg/($m^2$·d),每周 1 次,共 2~4 次。

门冬酰胺酶(L-asp)5000~10 000u/($m^2$·d),共 6~10 次。

泼尼松(PDN)45~60mg/($m^2$·d),d1~28,第 29~35 天递减至停。或者 PDN45~60mg/($m^2$·d),d1~7,地塞米松(DXM)6~8mg/($m^2$·d),d8~28,第 29~35 天递减至停。

PDN 试验 d1~7,从足量的 25%用起,根据临床反应逐渐加至足量,7 天内累积剂量>210mg·$m^2$,对于肿瘤负荷大的患者可减低起始剂量 0.2~0.5mg/(kg·d),以免发生肿瘤溶解综合征,d8 评估。

### (二)缓解后巩固治疗

1.CAM 方案

环磷酰胺(CTX)800~1000mg/($m^2$·d),1 次。

阿糖胞苷(Ara-C)75~100mg/($m^2$·d),共 7~8 天。

6-巯基嘌呤(6-MP)60~75mg/($m^2$·d),共 7~14 天。

中危组患者重复一次 CAM 方案。

2.mM 方案

大剂量氨甲蝶呤(MTX)3~5g/($m^2$·d),每两周 1 次,共 4 次。

四氢叶酸钙(CF)15mg/$m^2$,6 小时 1 次,3~8 次,根据 MTX 血药浓度给予调整。

6-MP 25mg/($m^2$·d),不超过 56 天,根据 WBC 调整剂量。

上述方案实施期间需要进行水化、碱化。

### (三)延迟强化治疗

1.VDLP(D)方案

VCR 1.5mg/($m^2$·d),每周 1 次,共 3 次,每次最大绝对量不超过 2mg。

DNR 或阿霉素(ADR)25-30mg/($m^2$·d),每周 1 次,共 1~3 次。

L-asp 5000～10 000U/(m² · d),共 4-8 次。

PDN 45～60U/(m² · d)或 DXM 6-8mg/(m² · d),d1～7,d15～21。

2.CAM 方案

CTX800～1000mg/(m² · d),1 次。

Ara-C 75～100mg/(m² · d),共 7～8 天。

6-MP 60～75mg/(m² · d),共 7～14 天。

中危组患者中间插入 8 周维持治疗(即用 8 周 6-MP＋MTX 方案,具体方案见下)。之后,中危组患者重复一次上述 VDLP(D)和 CAM 方案。

### (四)维持治疗方案

1.6-MP＋MTX 方案

6-MP 50mg/(m² · d),持续睡前空腹口服。

MTX15-30mg/m²,每周 1 次,口服或肌内注射,持续至终止治疗(男 2.5～3 年,女 2～2.5 年)。

根据 WBC 调整方案中的药物剂量。

2.VD 方案(6-MP＋MTX 方案期间每 4～8 周插入)

VCR 1.5mg/(m² · d),1 次,每次最大绝对量不超过 2mg。

DXM 6～8mg/(m² · d),d1～7。

### (五)中枢神经白血病(CNSL)的防治

腰穿及鞘内注射至少 16～24 次。根据危险度分组可单用 MTX 或三联鞘注,具体药物剂量如下:

MTX:年龄<12 月 6mg,年龄 12～36 月 9mg,年龄>36 月 12.5mg。

Ara-C:年龄<12 月 15mg,年龄 12～36 月 25mg,年龄>36 月 35mg。

DXM:年龄<12 月 2.5mg,年龄 12～36 月 2.5mg,年龄>36 月 5mg。

初诊时即诊断 CNSL 的患儿,年龄<1 岁不放疗,年龄≥1 岁者,需接受相应剂量头颅放疗。

## 四、完全缓解的儿童 ALL 临床路径

### (一)完全缓解的 ALL 临床路径标准住院流程

(1)临床路径标准住院日为 21 天内。

(2)进入路径标准。

1)第一诊断必须符合儿童急性淋巴细胞白血病(ALL)疾病编码(ICD10:C91.002)的标危、中危组患者。

2)经诱导化疗达完全缓解(CR)。

3)当患者同时具有其他疾病诊断时,但在住院期间不需要特殊处理也不影响第一诊断的临床路径流程实施时,可以进入路径。

(3)完善入院常规检查需 2 天(指工作日)。

1)必需的检查项目:①血常规、尿常规、大便常规。②肝肾功能、电解质、凝血功能、血型、输血前检查。③胸部 X 线平片、心电图、腹部 B 超。④发热或疑有某系统感染者可选择:病原

微生物培养、影像学检查。⑤骨髓涂片或/及活检(必要时)、微小残留病变检测(有条件时)。

2)复查治疗前有白血病细胞浸润改变的各项检查。

3)患者及家属签署以下同意书:化疗知情同意书、骨穿同意书、腰穿及鞘内注射同意书、输血知情同意书、静脉插管知情同意书。

(4)治疗开始于入院第 3 天内。

(5)治疗方案:

1)缓解后巩固治疗:

①CAM 方案:

环磷酰胺(CTX)800～1000mg/($m^2$·d),1 次。

阿糖胞苷(Ara-C)75～100mg/($m^2$·d),共 7～8 天。

6-巯基嘌呤(6-MP)60～75mg/($m^2$·d),共 7～14 天。

中危组患者重复一次 CAM 方案。

腰穿和鞘内注射

②mM 方案:

大剂量氨甲蝶呤(MTX)3～5g/($m^2$·d),每两周 1 次,共 4～5 次。

四氢叶酸钙(CF)15mg/$m^2$,6 小时 1 次,3～8 次,根据 MTX 血药浓度给予调整。

6-MP 25mg/($m^2$·d),不超过 56 天,根据 WBC 调整剂量。

上述方案实施期间需要进行水化、碱化。

2)延迟强化治疗

①VDLP(D)方案:

VCR 1.5mg/($m^2$·d),每周 1 次,共 3 次,每次最大绝对量不超过 2mg。

DNR 或阿霉素(ADR)25～30mg/($m^2$·d),每周 1 次,共 1～3 次。

L-asp 5000～10 000U/($m^2$·d),共 4～8 次。

PDN 45～60mg/($m^2$·d)或 DXM 6～8mg/($m^2$·d),d1～7,d15～21。

②CAM 方案:

CTX800～1000mg/($m^2$·d),1 次。

Ara-C 75～100mg/($m^2$·d),共 7～8 天。

6-MP 60～75mg/($m^2$·d),共 7～14 天。

也需要腰穿和鞘内注射。

中危患者可插入 8 周维持治疗(即用 8 周 6-MP＋MTX 方案,具体方案见下)。

中危组患者重复一次上述 VDLP(D)和 CAM 方案。

3)维持治疗方案:

①6-MP＋MTX 方案:

6-MP 50mg/($m^2$·d),持续睡前空腹口服。

MTX15～30mg/$m^2$ 每周 1 次,口服或肌内注射,持续至终止治疗(男 2.5～3 年,女 2～2.5 年)。

根据 WBC 调整方案中的药物剂量。

②VD方案(6-MP+MTX方案期间每4～8周插入):

VCR 1.5mg/(m² · d),1次,每次最大绝对量不超过2mg。

DXM 6～8mg/(m² · d),d1～7。

4)中枢神经白血病(CNSL)的防治:腰穿及鞘内注射至少16～24次。根据危险度分组可单用MTX或三联鞘注,具体药物剂量如下:

MTX:年龄<12月6mg,年龄12～36月9mg,年龄>36月12.5mg。

Ara-C:年龄<12月15mg,年龄12～36月25mg,年龄>36月35mg。

DXM:年龄<12月2.5mg,年龄12～36月2.5mg,年龄>36月5mg。

初诊时即诊断CNSL的患儿,年龄<1岁不放疗,年龄≥1岁者,需接受相应剂量头颅放疗。

(6)治疗后恢复期复查的检查项目:

1)血常规、肝肾功能、电解质。

2)脏器功能评估。

3)骨髓检查(必要时)。

4)微小残留病变检测(必要时)。

(7)化疗中及化疗后治疗。

1)感染防治:

①给予复方磺胺异噁唑预防卡氏肺孢子虫肺炎。

②发热患者建议立即进行病原微生物培养并使用抗菌药物,可选用头孢类(或青霉素类)抗感染治疗,3天后发热不缓解者,可考虑更换碳青酶烯类和/或糖肽类和/或抗真菌治疗;有明确脏器感染患者应根据感染部位及病原微生物培养结果选用相应抗菌药物。

③严重感染时可静脉输注丙种球蛋白。

2)脏器功能损伤的相应防治:止吐、保肝、水化、碱化。

3)成分输血:适用于Hb<80g/L,PLT<20×10⁹/L或有活动性出血的患者,分别输浓缩红细胞、单采或多采血小板。有心功能不全者可放宽输血指征。

4)造血生长因子:化疗后中性粒细胞绝对值(ANC)≤1.0×10⁹/L,可使用G-CSF 5μg/(kg · d)。

5)如果出现对普通大肠杆菌门冬酰胺酶过敏,则需要使用培门冬替代。

(8)出院标准。

1)一般情况良好。

2)没有需要住院处理的并发症和/或并发症。

(9)有无变异及原因分析。

1)治疗中、后有感染、贫血、出血及其他并发症者,进行相关的诊断和治疗,可能延长住院时间并致费用增加。

2)若治疗过程中出现CNSL,按照CNS规范进行治疗。

3)治疗期间髓内和/或髓外复发者退出此路径。

# 第二节　儿童急性髓细胞白血病

## 一、急性髓细胞白血病（AmL）的诊断和 MIC 分型

### （一）AmL 基本诊断依据

1.临床症状、体征

有发热、苍白、乏力、出血、骨关节疼痛及肝、脾、淋巴结肿大等浸润灶表现。

2.血常规改变

血红蛋白及红细胞降低，血小板减少，白细胞增高、正常或减低，分类可发现数量不等的原、幼粒（或幼单）细胞或未见原、幼粒（或幼单）细胞。

3.骨髓形态学改变

是确诊的主要依据.骨髓涂片中有核细胞大多呈明显增生或极度增生，仅少数呈增生低下，均以髓细胞增生为主，原粒＋早幼粒（或原单＋幼单）细胞必须≥20％才可确诊为 AmL。红白血病（M6）除上述外 尚有红系≥50％且伴形态异常；急性巨核细胞 白血病（M7）骨髓中原巨核细胞≥30％。除了对骨髓涂片作瑞氏染色分类计数并观察 细胞形态改 变外，应该 做过 氧化 酶（POX）、糖原（PAS）、非特异性酯酶（NSE）和酯酶氟化钠（NaF）抑制试验等细胞化学染色检查，以进一步确定异常细胞性质并与急性 淋巴细胞白血病（ALL）鉴别。

## 二、AmL 的 MIC 分型

除了临床及细胞形态学（Morphology，M）诊断以外，还必须作免疫表型及细胞遗传学检查，即 MIC 分型诊断，尽可能做分子生物学融合基因检测，即 MICM 分型。

1.细胞形态学分型

按照 FAB 分 型标准分为 M0 和 M1～M7 型。

2.免疫表型

髓系免疫标志：CD13，CD33，CD14，CD15，CDw65，CD45，MPO 等；红系免疫标志：CD71，血型糖蛋白；巨核系免疫标志：CD41，CD42，CD62，CD61；免疫表型常伴有淋系抗原表达，较常见的有 CD7，CD19 等，则诊断为伴有淋系标记的 AmL（Ly＋-AmL）。

3.细胞遗传学改变

①染色体数量改变：高二倍体（≥ 47），低二倍体（≤45），＋21,-7,-8,-11 等。②染色体核型改变：t(9;11)，mLL-AF9 融合基因（儿童急性白血病中该融合基因阳性者 86％为 AmL，其中 75％为 M5）；t(11;19)，ENL-mLL 融合基因（该融合基因阳性者儿童可为 AmL，也可为 ALL，成人则均为 AmL）；t(8;21)，AmL1-ETO 融合基因（是 M2b 的特异标记，预后较好）；t(15;17)，PmL-RARα 融合基因是急性早幼粒细胞白血病（APL/M3 的特异标记；t(11;17)，PmL-PLZF 融合基因是 APL 变异型的特异标；invl6 多见于 M4Eo，预后较好等。

### 三、AmL 的危险因素及临床危险度分型

1.儿童 AmL 预后相关的危险因素

（1）诊断时年龄 ≤1 岁。

（2）诊断时 WBC≥$100×10^9$/L。

（3）染色体核型-7。

（4）MDS.AmL。

（5）标准方案 1 个疗程不缓解。

2.临床危险度分型

（1）低危 AmL(LR-AmL)：APL(M3)，M2b，M4Eo 及其他伴 invl6 者。

（2）中危 AmL(MR-AmL)：非低危型以及不存在上述危险因素者。

（3）高危 AmL(HR-AmL)：存在 上述危险因素中任何一项。

### 四、AmL 的治疗

由于儿童 AmL 治疗强度需要完善的、有经验的支持治疗及监护。因此 AmL 患儿应尽可能到条件较好的、有儿童血液肿瘤专业的医院进行诊断治疗。

#### （一）基本治疗方案

1.DAE 方案

柔红霉素(DNR)40mg/($m^2$·d)，d1～3，静脉滴注 30min；阿糖胞苷(AraC)200mg/($m^2$·d)，d1～7，分 2 次，q12h，皮下注射；依托泊苷(VP16)100mg/($m^2$·d)，d5～7，静脉滴注 3～4h。

2.HAD 方案

高三尖杉酯碱(HRT)3mg/($m^2$·d)，d1～7，静脉滴注 2～3h；Ara-C200mg/($m^2$·d)，d1～7，分 2 次，q12h，皮下注射；DNR40mg/($m^2$·d)，d1～3，静脉滴注 30min。

3.HAE 方案

仅限于不宜用环蒽类药物者。HRT 3mg/($m^2$·d)，d1～7，静脉滴注 2～3h；Ara-C 200mg/($m^2$·d)，d1～7，分 2 次，q12h，皮下注射；VP16 100mg/($m^2$·d)，d1～3，静脉滴注3～4 h。

4.IA 方案

去甲氧柔红霉素(IDA)10mg/($m^2$·d)，d1～3，静脉滴注 30min；Arar-C 200mg/($m^2$·d)，d1～7，分 2 次，q12h，皮下注射。

5.HA 方案

HRT3mg/($m^2$·d)，d1～7，静脉滴注 2～3h；Arar-C 200mg/($m^2$·d)，d1～7，分 2 次，q12h，皮下注射。

6.DA 方案

DNR 40mg/($m^2$·d)，d1～3，静脉滴注 30min；Ara-C200mg/($m^2$·d)，d1～7，分 2 次，q12h，皮下注射。

7.EA 方案

VP16 100mg/($m^2$·d)，d1～3，静脉滴注 3～4h；Ara-C200mg/($m^2$·d)，d1～7，分 2 次，q12h，皮下注射。

8.CE 方案

环磷酰胺(CTX)200mg/(m² · d),d1~5,静脉滴注 30min;VP16 100mg/(m² · d),d1~5,静脉滴注 3~4h。

（二）AmL 诱导缓解治疗

1.MR-AmL 及除 APL 以外的 LR-AmL

首选 DAE 方案,次选 HAD 方案。

2.APL

参照临床路径。

3.高危 AmL

①IA 方案;②DAE 方案(无经济条件用 IA 方案者,其缓解率较 IA 方案低)。诱导化疗前 WBC 计数≥100×10⁹/L 者用 HRT 2mg/(m² · d),d1~7,VCR 1.5mg/m²,d1,d8,以减轻白血病细胞负荷,有效防止肿瘤溶解综合征,直至 WBC 计数<50×10⁹/L 时再进入 IA 方案或 DAE 方案。

4.低增生性 AmL

先用 HRT2~3mg/(m² · d),7~14d,VCR 1.5mg/m².Qw,1~2 次,待骨髓象、血常规增生状态改 善后再进入上述诱导缓解化疗。

（三）缓解后治疗

1.巩固治疗

诱导化疗达完全缓解(CR)者再用原方案 1 个疗程,APL 用 DAE 方案 1 个疗程。

2.根治性缓解后治疗

完成巩固治疗后选择化疗或造血干细胞移植。

(1)化疗:中、大剂量 AraC 治疗可以提高长期无病存活率。化疗按以下顺序进行。

1)中大剂量 AraC+DNR(或 VP16):DNR 40mg/(m² · d),d1~2,静脉滴注 30 min 或 VP16 100mg/(m² · d),d1~2,静脉滴注 3~4 h;AraC2g/m²,q12h,d1~3,静脉滴注 2~3h 或 Ara-C1g/m²,q12h,d1~4,静脉滴注 2~3 h;间歇 3~4 周,连做 3 个疗程。

2)HA 方案 2 个疗程。

3)中大剂量 Ara-C+DNR(或 VPI6),1 个疗程。如果 AraC 剂量为 1g/m² 的中剂量治疗,则为 2 个疗程(共 7 个疗程)。疗程之间间歇是 3~4 周。总疗程 12~15 个月。

(2)异基因造血干细胞移植:应用指征:①HR-AmL 第 1 次 CR 后(CR1);②复发 AmL 第 2 次缓解后(CR2);③有优裕条件的 MR-AmL 第 1 次缓解后(持续缓解 6 个月时);④APL 治疗 1 年后融合基因持续阳性者。

3.骨髓抑制性维持治疗

只限于因经济条件原因不能进行上述治疗者。

DA 方案、HA 方案、EA 方案、CE 方案中选 3 个有效方案轮替应用,CR 后第 1 年每 4 周 1 个疗程,第 2 年 6 周 1 个疗程,第 3 年每 6~8 周 1 个疗程,持续缓解 3 年停止治疗。

（四）CNSL 预防性治疗

AmL 各形亚型(除 M4、M5 外)在诱导治疗期进行 1 次三联鞘注,CR 后进行 2 次三联鞘注,M4、M5患儿诱导化疗期进行三联鞘注 3～4 次,CR 后每 3 个月鞘注 1 次,至终止治疗。鞘注药物剂量参照表 5-1。

表 5-1　不同年龄三联鞘注药物剂量

| 月龄(岁) | 氨甲蝶呤(MTX) | 阿糖胞苷(Ara-C) | 地塞米松 |
|---|---|---|---|
| <12(～1岁) | 5.0mg/3mL | 12mg/3mL | 2mg |
| 12～24(1岁) | 7.5mg/4mL | 15mg/4mL | 2mg |
| 25～35(2岁) | 10.0mg/6mL | 25mg/4mL | 5mg |
| ≥36(3岁～) | 12.5mg/8mL | 35mg/4mL | 5mg |

**(五)CNSL 的治疗**

参照 ALL 合并 CNSL 的治疗。

**(六)治疗中注意事项**

(1)诱导缓解化疗中要用别嘌呤醇 10mg/(kg·d),d1～14。

(2)诱导缓解化疗力争 1 个疗程达到 CR,1 个疗程用药结束后 48h(d9)复查骨髓象观察:(1)若原、幼细胞≥15%,骨髓抑制不显著,预计 1 个疗程难获 CR 者,可追加 AraC 200mg/(m² · d)×3d。

(3)G-CSF 或 gM-CSF 原则上在完全缓解之前不用。缓解后骨髓抑制严重,粒细胞减少 ANC0.5 伴有感染时考虑使用。

(4)诱导缓解化疗:1 个疗程未达到 CR,应再进行下 1 个疗程争取达到 CR。

(5)必要时加强支持治疗(成分输血和大剂量静脉丙种球 蛋白等),积极防治感染。

(6)DNR 总剂量必须<300mg/m²。

# 第三节　免疫性血小板减少症

## 一、适用对象

第一诊断为新诊免疫性血小板减少症(ITP)。

患者年龄在 1 个月至 18 岁之间且为免疫性(原发性)。

## 二、诊断依据

(1)病史。

(2)多次检查血常规(包括血涂片)证实血小板数量减少,无其他血细胞数量和形态的改变。

(3)除出血表现外,常无淋巴结肿大,多数无脾脏肿大,约 10%的患儿有轻度脾肿大。

(4)排除引起血小板减少的其他原因(骨穿等检查)。

## 三、治疗方案的选择

(1)一般治疗:禁用阿司匹林等影响血小板功能的药物,防止外伤,暂时不进行疫苗接种,避免肌内注射。

(2)糖皮质激素作为首选治疗,可常规剂量或短疗程大剂量给药。

(3)急症治疗:适用于严重、广泛出血,可疑或明确颅内出血,需要紧急手术者。

1)静脉输注丙种球蛋白。

2)糖皮质激素(大剂量、静脉)。

3)输注血小板。

## 四、标准住院日

为14天内。

## 五、进入路径标准

(1)第一诊断必须符合 ICd-10:D69.402 免疫性血小板减少性(紫癜)疾病编码,且 1 月≤年龄<18 岁。

(2)血液检查指标符合需要住院指征:血小板数≤$30×10^9$/L,或伴有广泛皮肤、黏膜出血,或有脏器出血倾向。

(3)当患者同时具有其他疾病诊断,但在住院期间不需要特殊处理,也不影响第一诊断的临床路径流程实施时,可以进入路径。

## 六、明确诊断及入院常规检查

需 2～3 天(指工作日)。

1.必需的检查项目

(1)血常规(包括网织红细胞计数、外周血涂片)、尿常规、大便常规＋隐血。

(2)肝肾功能、电解质、凝血功能、输血前检查、血沉、血型、血块收缩试验、自身免疫疾病筛查(如自身抗体、抗人球蛋白实验等)。

(3)骨髓形态学检查。

(4)腹部 B 超。

2.根据患者情况可选择的检查项目

(1)血小板相关抗体(有条件开展)。

(2)感染相关病原检查(如 CMV 等)。

(3)免疫功能检查。

(4)相关影像学检查。

## 七、治疗

开始于诊断第 1 天。

## 八、选择用药

1.糖皮质激素作为首选治疗

注意观察皮质激素的不良反应并对症处理;防治脏器功能损伤,包括抑酸、补钙等。

(1)常规剂量:泼尼松 1～2mg/(kg·d),分次口服,或 4mg/(kg·d)×3～4d 后减量,用药 2～4 周后逐渐减停。

(2)短疗程大剂量给药:地塞米松 0.5～1mg/(kg·d),(最大量<40mg)×3～4 天/疗程,14～28 天一个疗程,共 4～6 个疗程;甲基泼尼松龙 15～30mg/(kg·d),3～5 天后,减量或改

口服泼尼松。

**2.急症治疗**

适用于严重、广泛出血;可疑或明确脏器出血;需要紧急手术者;有条件有供应时。

(1)静脉丙种球蛋白:0.8～1g/(kg·d)×1～2天,或 2g/kg,分 1～5 天用。

(2)输注血小板。

### 九、出院标准

(1)不输血小板情况下,血小板＞30×10$^9$/L,持续 3 天以上且无明显出血。

(2)无严重并发症或无须住院处理的并发症。

### 十、变异及原因分析

(1)经治疗后,血小板仍持续低于 30×10$^9$/L 并大于 2 周,则退出该路径。

(2)经治疗,仍出现颅内出血等危及生命的并发症,则退出该路径。

(3)最终诊断为继发性免疫性血小板减少性紫癜,则退出该路径。

# 第四节　儿童急性特发性血小板减少性紫癜

### 一、诊断标准

(1)血小板计数＜100×10$^9$/L。

(2)骨髓巨核细胞增多或正常,有成熟障碍。成熟障碍主要表现为幼稚型和(或)成熟型无血小板释放的巨核细胞比倒增加,巨核细胞颗粒缺乏。

(3)有皮肤出血点、瘀斑和(或)黏膜出血等临床表现。

(4)脾脏无肿大。

(5)具有以下四项中任何一项:①肾上腺皮质激素治疗有效;②脾切除有效;③血小板相关抗体 PAIg 或 PAC3 阳性;④血小板寿命缩短。

(6)排除其他可引起血小板减少的疾病,如再生障碍性贫血、白血病、骨髓增生异常综合征、其他免疫性疾病以及药物性因素等。

### 二、ITP 分期

**1.新诊断的 ITP**

指诊断后 3 个月以内血小板恢复的所有患者。

**2.持续性 ITP**

指诊断后 3～12 个月血小板持续减少的所有患者,包括没有自发缓解的患者或停止治疗后不能维持完全缓解的患者。

**3.cITP**

指血小板减少持续超过 12 个月的所有患者。

**4.重型 ITP**

在充分治疗情况下仍有出血症状或发生新的出血症状,需要增加药物种类或增加药物剂量以提高血小板计数的患者。

### 三、治疗原则

观察与治疗的选择

美国血液学会(ASH)及英 国血液学会(BSH)对儿童 ITP 的治疗指南结合临床症状与血小板计数而制定

(1)观察:当血小板计数 $>30\times10^9$/L 时,无须住院及药物治疗,密切观察防治外伤出血;

(2)干预治疗:血小板计数$<20\times10^9$/L 伴有明显出血,或血小板计数$<10\times10^9$/L,不伴有或伴有轻度出血者建议给予治疗。

# 第五节　中性粒细胞减少伴发热的抗生素使用

1.中性粒细胞减少症(neutropenia)

是指外周血中性粒细胞(ANC)绝对值低于正常,即 2 周～1 岁 ANC$<1.0\times10^9$/L,$>1$ 岁及成人 ANC$<1.5\times10^9$/L,ANC$<0.5\times10^9$/L 称为粒细胞缺乏症。中性粒细胞减少症的病因包括原发和继发的因素,继发性多见,包括各种感染和药物的因素,尤其是化疗药物使用后常导致严重的所中性粒细胞减少。

2.中性粒细胞减少症的治疗原则包括

祛病因治疗,防治感染,适当使用升白细胞药物。粒细胞减少伴明显发热(定义为口温$\geqslant$38.3℃(101 ℉)或温度$\geqslant$38.0℃(100.4 ℉)$\geqslant$1h):早期足量广谱抗生素。其中抗生素的使用建议如下:

(1)感染不明显的低危患者:建议使用单一抗生素,如三代头孢类抗生素和头孢吡肟等;(修改调整,减少联合抗生素)。

(2)有高危感染因素或有明确感染的患者,尤其是 ANC$<0.5\times10^9$/L,应用上述抗生素三天以上持续发热者,使用碳青霉烯抗生素;如果有用万古霉素的指征,万古霉素加 1 种抗生素:头孢吡肟或头孢他啶加万古霉素;碳青霉烯加万古霉素;抗假单胞菌青霉素加万古霉素。

(3)治疗第一周中的治疗调整:患者在 3～5 天内体温正常:①如果病原菌明确,调整治疗为最适合的药物;②如果病原菌未明确或患者最初处于低危险,则继续使用同样药物;③患者起初为高危险而无继发并发症,则继续使用同样的静脉药物;④病菌培养阴性,停用万古霉素;如果病情进展,更换抗生素;

(4)如果患者持续发热,粒细胞 ANC$<0.5\times10^9$/L 超过 7～10 天,碳青霉烯抗生素使用超过 4 天,排除金黄色葡萄球菌感染的可能性,考虑深部真菌感染。尽快行 GM 和 G 实验检查,胸部 CT 检查或消化道或中枢检查;结合检查结果和体温情况启动静脉抗真菌感染的治疗。目前暂不考虑口服预防真菌。

(5)抗生素治疗持续时间

1)患者体温正常三天:①如果患者粒细胞计数$\geqslant500/\mu$L 连续两天,如果无明确感染灶,如果培养无阳性结果,则患者体温正常$\geqslant48$ 小时停用抗生素;②如果患者第 7 天粒细胞计数$>$

500/μL,如果患者最初为低危险,如果无继发并发症,则患者体温正常 5～7 天后停治疗;③如果患者最初为高危险,没有继发并发症,继续抗生素治疗。

2)抗生素使用第三天后持续发热:①如果患者粒细胞计数≥500/μL,继续治疗 4～5 天后结合临床感染情况考虑停抗生素;②如果患者粒细胞计数＜500μL,重新评价并继续抗生素治疗两周以上;③如果没有发现病灶则重新评价。

3)静脉抗真菌感染治疗一般 4 周左右,需要结合真菌感染变化的情况决定。

# 第六节　儿童再生障碍性贫血

## 一、诊断与分型标准

1.诊断标准

需要符合下列 5 项条件:

(1)全血细胞减少,如只有 1～2 系下降,则需有血小板计数降低。

(2)一般无脾肿大。

(3)骨髓至少 1 个 部位增生减低或重度减低,伴有巨核细胞明显减少(全片＜7 个)。如有增生活 跃现象,须有 巨核细胞明显减少,骨髓小粒非造血细 胞增多。有条件者尽量行骨体活检,显示造血组织减少,脂肪组织增多,巨核细胞减少。对于临床表现 和外周血常规符合再障,但骨髓涂片检查不符合者,必须进行骨髓活检以利及时确诊。

(4)能除外引起全血细胞减少的其他疾病。如阵发性睡眠性血红蛋白尿、骨髓异常增生综合征、特发性血小板减少性紫癜、急性造血功能停滞、骨髓纤维化、恶性组织细胞病和急性白血病等。

(5)一般抗贫血药治疗无效。

2.分型标准

同时符合下列三项血常规标准中的两项者,应诊断为重型再障(SAA):

(1)网织红细胞＜1%,绝对计数＜15×10^9/L。

(2)中性粒细胞绝对计数＜0.5×10^9/L。

(3)血血小板＜20×10^9/L。根据分型标准,再障一般可分为三种类型:①急性再障(重型再障-Ⅰ型,SM-Ⅰ):病情进展迅速,外周血常规下降较快,一般在 3 个月内达到 SAA 标准者;②慢性重型再障(重型再障-Ⅱ型,SAA-Ⅱ):病情较缓慢,＞3 个月进展到上述 SAA 标准者;③一般慢性再障(CAA):外周血常规未达到 SAA 标准者。

3.其他参考分型

(1)极重型再障(Very Severe Aplastic Anemia,VSAA):国外 Camitta 诊断标准中,将 SAA 外周血中性粒细胞绝对计数＜0.2×10/L 者,定为 VSAA。

(2)中型再障(Moderate,AA):近年国外文献又将未达到 SAA 标准,但造血功能已下降到一定程度的患者视为中等程度再障,标准为:

1)髓细胞成分＜50%。

2)加以下三条中的两条：①中性粒细胞计数$<1.0\times10^9$/L；②网织红细胞绝对值$<30\times10^9$/L；③血小板计数$<60\times10^9$/L，持续 6 周以上。

（3）难治型再障（Refractory Aplastic Anemia，RAA）：正规治疗 1 年以上无明显血常规回升者为 RAA。

4.诊断分型标准补充说明

（1）全国再障会议修订的诊断标准中第 1 条为：全血细胞减少、网织红细胞绝对计数减少。但是儿童再障，尤其是大多数 CAA 患儿的外周血网织红细胞下降可不明显。而血小板计数下降对于再障诊断至关重要，且常先于红系和粒系下降，故建议将血小板减少立为诊断标准。

（2）全国再障会议修订的分型标准区分 SAA-Ⅰ和 SAA-Ⅱ未有明确的时间规定，临床不易掌握。现建议在达到 SAA 的血常规标准基础上，按达到 SAA 程度的病程长短［＞或＜6（3）个月］进行区分，比较客观，有利于掌握和疗效分析。

（3）骨髓涂片和活检中，巨核细胞明显减少，是再障的比较特征性的表现。（全）国再障会议修订的诊断标准中仅提到巨核细胞明显减少，未说明具体数字。现建议将巨核细胞$<3$（7）个（全片）作为明显减少的标准。

（4）近期国外文献将外周血常规下降到一定程度的 CAA 定为中型再障（MAA），对于疾病进展预测和治疗选择有较大参考价值，故也列出来供临床参考。

（5）有效再障治疗的起效时间一般在 2～3 个月以上，血常规恢复也需一段时间，故正规治疗 1 年以上无效者，应视为难治型再障（RAA），提示需改变原有治疗方案。

（6）极重型再障（VSAA）病势凶险，预后较差，需高度重视，故列出供参考。

（7）临床常见再障患儿被误诊为特发性血小板减少Ⅰ生紫癜（ITP），接受不适当的治疗，延误了正确治疗，也影响预后，需引起高度重视，故加入诊断标准第 4 条，提请进行必要的鉴别诊断。

## 二、诊断方法与辅助检查

（1）凡有不明原因外周血常规下降，尤其是血小板减少者，需考虑再障的可能。必须进行包括网织红细胞计数在内的全血常规检查，注意血小板计数、粒细胞和网织红细胞绝对计数。

（2）外周血常规降低，尤其是存在血小板降低者，必须进行骨髓涂片检查。关注有核细胞增生程度、粒系和红系增生情况、淋巴细胞百分率，尤其是巨核细胞计数。巨核细胞明显减少当为再障诊断的必备条件。同时注意细胞形态和成熟情况，有助于鉴别诊断。

（3）儿童处于生长发育期，红骨髓面积较大，局灶增生灶较多，故需做多部位骨髓穿刺检查，或一开始就同时进行骨髓活检，应避免仅以胸骨穿刺检查作为诊断和鉴别诊断依据。

（4）骨髓活检对于儿童再障具有重要的诊断价值，尤其是对于外周血常规和病情提示再障，但多次骨髓穿刺检查不符合者，必须进行骨髓活检检查，非常有助于提高诊断阳性率。

（5）临床诊断 ITP，应该按照 ITP 诊断标准进行骨髓涂片检查，结合血小板抗体检查，以明确诊断，并除外再障。

（6）对于符合再障诊断者，需进行必要的检查，以明确是否伴有阵发性睡眠性血红蛋白尿（PNH）。

（7）对于学龄前期（$<6$ 周岁）起病的患儿，应询问家族史，注意观察有无骨骼畸形，其他脏

器畸形,皮肤色素沉着,智力落后,特殊面容,胎儿血红蛋白,胰腺消化酶水平和消化功能,染色体检查,以除外范可尼贫血和其他先天性再障。

(8)对于后天获得性再障,需详细询问病史,了解特殊药物(如氯霉素)和含苯类化学毒物接触史,血清型肝炎史和其他有关病毒感染,如微小病毒 B19、EBV、CMV 等感染史和射线接触史等,争取掌握可能的病因。如能明确病因,可诊断为继发性再障,否则应诊断为原发性再障。

(9)有条件时,可检测血清 T 淋巴细胞亚群(CD3、CDd、CD8),以及肿瘤坏死因子-oL(TNF-oL)、干扰素、白介素-2(IL-2)、IL-8 等造血负调控因子,有助于了解患儿免疫功能状态,观察与疗效的关系。

(10)各单位可以酌情进行各方面有关再障的基础研究。

### 三、治疗

1.治疗原则

(1)早期诊断,及时治疗:疗效与治疗早晚密切相关。

(2)分型治疗:需按再障的不同类型,选择合适的治疗方案。

(3)病因治疗:如能明确病因,则采取避免再次接触,同时治疗血清型肝炎等相关疾病。

(4)坚持治疗:再障治疗是长期的过程,需要坚持数年,应避免轻易停止治疗,或盲目和随意调整药物剂量。口服药物必须使用到血常规恢复到最高值(血常规回升至某一水平后不再上升),再坚持 1 年以上,然后缓慢减量,减量过程需 1~2 年。

(5)支持治疗:再障治疗起效较慢,尤其是 SAA 在疗效出现之前,存在需依赖输血的严重贫血,严重感染和出血倾向,甚至危及生命。严重贫血和感染可影响疗效。因此,需积极控制感染,酌情成分输血。

(6)个体化治疗:如环孢素 A 体内代谢存在一定个体差异,最好能够定期检测血浓度,调整用药剂量。雄性激素需长期使用,患儿肝脏耐受性各异,需谨慎观察,选择最佳药物剂量和剂型。儿童处于生长发育期,随着患儿体重的增加,需及时相应增加剂量,以保证疗效。

(7)动态检测外周血常规,观察疗效。如血常规达到缓解或基本治愈水平,可行骨髓检查,了解造血功能恢复情况。如长期治疗无效,也应行骨髓复查,了解造血功能病变程度,观察疾病性质有无变化。

2.一般治疗

(1)严格防止接触有损骨髓造血的各种药物、化学毒物和物理射线等,除非特别需要,尽量避免 X 线、核素等检查。

(2)积极控制各种感染:粒细胞明显降低者,联合应用强效广谱抗生素。但病毒感染者,尽量控制核苷类抗病毒药和干扰素的应用。

(3)积极控制出血:血小板明显降低($<20\times10^9$/L)伴明显出血者,应及时输注单采血小板或浓缩血小板。辅以止血药物和表浅部位压迫止血。

(4)酌情输血:一般血红蛋白$<60$g/L 者需考虑输血,以纠正重度贫血。但需根据患儿的病程、对贫血的耐受程度,以及体内铁负荷情况酌情考虑。

(5)细胞因子:大多数再障患儿体内造血生长因子并不缺乏,如促红细胞生成素(EPO)、粒单集落刺激因子(GM-CSF)等。但在严重感染时,可以适当使用 G-CSF 或 GM-CSF,有助于控制感染。但不主张长期使用,因近期国外文献报道长期使用 GCSF 既无助于远期疗效的提高,也需预防可能导致其他克隆性疾病(MSD、白血病等)的发生,药价比较昂贵,也是需要考虑的问题。

3.传统药物

(1)雄性激素:雄性激素对于 CAA 有明显疗效,也是 SAA 进行 Is 治疗的重要辅助治疗。可选用去氢甲基睾丸素(美雄酮、大力补)、吡唑甲氢龙(司坦唑醇),十一酸睾酮(安雄)或达那唑等。一般宜小剂量开始,探索可以耐受的最佳剂量,长期口服。需同时口服护肝药物,并定期检查肝功能。如肝脏耐受性,可酌情减小剂量或改变剂型。雄性激素需服用到血常规恢复到最佳状态后,再继续服用 1 年以上。

(2)中药制剂:中西医结合有助于提高疗效,虽然中医辨证处方汤剂较好,但患儿长期口服非常困难。故以中成药为好,如复方皂矾丸,再障生血片等。

(3)其他药物:如一叶秋碱、莨菪类、硝酸士的宁、左旋咪唑、多抗甲素、碳酸锂、氯化钴等,虽然曾报道有一定疗效,但均需与雄性激素合用方能起效,可酌情选用或不用。

(4)皮质激素:多年来的临床证实,长期常规剂量皮质激素治疗再障无,且不良反应非常明显,故应当避免长期足量使用皮质激素治疗再障。但仍可短程应用皮质激素防治抗胸腺细胞球蛋白(ATG)所致过敏反应和血清病;小剂量皮质激素,如甲基泼尼松龙 4mg/日(1 片),可作为环孢素 A(CSA)的辅助治疗,严重出血时可短程足量使用,以改善微血管出血因素。

4.免疫抑制药

(1)抗胸腺细胞球蛋白/抗淋巴细胞球蛋白(ATG/ALG):

剂量与用法:国产(武汉)猪-ATG(P-ATG):20~25mg/(kg·d)。美国:兔-ATG(R-ATG),2.5~5.0mg/(kg·d);马-ALG(H-ALG),10~20mg/(kg·d)和德国:兔-ATG,3~5mg/(kg·d)。应用生理盐水稀释后,行缓慢静脉点滴 8 小时,连用 5 天为一疗程。

常见不良反应防治:

1)过敏反应:治疗前须进行过敏试验。国产 P-TG 行皮肤或结膜过敏试验,进口 R-ATG 和 H-ALG 应用静脉法过敏试验。具体方法:于静脉内适量应用皮质激素(如地塞米松)和口服 Hl 受体阻滞药(如异丙嗪)后,以 1/10 支 ATG/ALG(即 R-ATG,2.5mg;H-ALG,10mg)加入生理盐水 100mL,缓慢静脉滴注 1 小时,观察无过敏反应方允许进行 ATG/ALG 治疗。治疗期间仍需应用适量皮质激素和 Hl 受体阻滞药。治疗第 1 天常见中轻度发热,可伴有皮疹,可暂停 ATG/ALG 输注,加用皮质激素、Hl 受体阻滞药和退热剂等抗过敏对症治疗。症状消失后继续输注 ATG/ALG,不影响治疗。

2)血清病:可见于疗程结束后 1~4 周,常表现为高热,皮疹和关节酸痛,少数有血尿和血小板破坏。故 ATG/ALG 治疗结束后,仍需口服泼尼松 1(mg/kg·d),一旦出现血清病则立即输注足量皮质激素(地塞米松、氢化可的松或甲基泼尼松龙)治疗一般情况下数天内可以控制。如 ATG 治疗 30 天后无血清病,则泼尼松渐减量至停用。

3)血小板下降一般情况下数天内可以控制。如 ATG 治疗 30 天后无血清病,则泼尼松渐减量至停用。

4)血小板下降:ATG/ALG 可因为含有血小板抗体,或血小板与淋巴细胞存在相同抗原,而导致血小板进一步下降。治疗期间需每天监测血小板计数,酌情输注单采血小板或浓缩血小板,使外周血小板计数维持于>20×10/L。⑤感染:ATG/ALG 治疗前需控制原有感染,治疗前 3 天开始口服庆大霉素、制霉菌素等 3～5 天作肠道消毒。适当隔离防护,避免交叉感染。

(2)环孢霉素 A(CSA)

剂量与用法:5～8mg/kg/a,分早晚两次口服。治疗中需监测药物峰血浓度(服药后 4 小时),全血峰浓度 300～500ng/mL 或血清峰浓度 200～400ng/mL。根据血浓度水平酌情调整剂量。如无条件检测血浓度,则药物剂量在 5～6mg/kg/a 为宜。疗程一般至少 6 个月,见效后需继续服用,直到血常规达到最高值,再继续服用 1 年,然后非常缓慢地逐渐渐量,维持治疗 1 年以上。用药期间每天口服甲基泼尼松龙 4mg,作为辅助治疗。

主要不良反应与防治:常见不良反应为肝肾损害,高血压,多毛症,齿龈肿胀等,但均为可逆性。其中最为严重的是肾脏损害和高血压,二者常同时出现,多与剂量过大血浓度过高有关。严重齿龈者常导致局部渗血不止和继发感染,也是不得已减低剂量或停止治疗的重要因素。CSA 虽为免疫抑制药,但并无明显增加感染机会的倾向。

(3)大剂量免疫球蛋白(HDIG):①剂量与用法:每次 1.0g/kg/a,静脉点滴,每 4 周一次,共 6～10 次;②不良反应与防治:HDTG 治疗中偶见过敏反,治疗之前使用常规剂量皮质激素或 Hl 受体阻滞药(如异丙嗪)。

(4)联合免疫抑制治疗:

同时应用 2 种以上免疫抑制药,如 ATG＋CSA＋HDIG、ATG＋CSA、CSA＋HDIG 等三种组合,应尽量使用含 ATG 从 LG 的组合。CSR 和 HDIG 宜先于 ATG/ALG1～2 周使用,CSA 有助于减轻 ATG/ALG 过敏反应和血清病,HDIG 能提供免疫防护,减少感染机会。

5.分型治疗原则

(1)SAA:如能找到 HLA 相合的供者或脐带血,应首选异基因造血干细胞移,疗效更为肯定。因 IS 疗效与治疗早晚密切相关,故如无条件行异基因造血干细胞移植,则应尽早开始 Is 治疗,有条件者应尽量使用 ATG/ALG,最好选用含有 ATG/ALG 的联合 Is 治疗。同时服用雄性激素和中成药制剂。

如应用一种动物来源的 ATG/ALG 治疗后 1 年以上无效,可试用另一动物来源的 ATG/ALG,但同一动物来源 ATG/ALG 不能再次使用,以免发生严重过敏反应。必要时应重新考虑争取进行异基因造血干细胞移植。

(2)CAA:同时服用雄性激素和中成药制剂,可加用 CSA 等免疫抑制药,如治疗 1 年以上无效(为 RAA),则应进行 ATG/ALG 或联合免疫抑制疗法。

(3)MM:国外文献建议采用与 SAA 相同的 IS 治疗,以免发展成为 SAA-Ⅱ,同时给予雄性激素和中成药制剂等辅助治疗。

(4)RM:国外有文献介绍对应用上述免疫抑制药治疗无效 SAA 患者,可以考虑应用大剂量环磷酰胺(50mg/(kg·d),连续 4 天)方案进行治疗。虽然风险较,但因仍有一定的疗效(50%),故可以探索使用。国内在受到某些客观条(如经济或药源困难等)影响,无法进行常规免疫抑制药物时,也可谨慎选;但必须排除先天性再障的可能性。

## 四、疗效评价

### 1.疗效标准

(1)基本治愈:贫血、出血基本消失。血常规上升达到:血红蛋白>110g/L,白细胞>4.0×$10^9$/L,血小板>80×$10^9$/L,随访一年以上无复发。

(2)缓解:贫血、出血症状消失,血红蛋白达治愈指标,白细胞>3.5×$10^9$/L,血小板有一定程度恢复,随访三个月病情稳定或继续进步者。

(3)明显进步:贫血、出血症状明显好转,不输血,血红蛋白比治疗前一个月内常见值上升>30g/L,维持三个月不下降。

(4)无效:经充分治疗后,症状和血常规不能达到明显进步者。

### 2.疗效标准补充说明

(1)全国再障会议修订的疗效标准中,缓解和基本治愈的血红蛋白恢复程度为达到男女性别不同的正常值低限。但因儿童期红系正常值无性别差异,故缓解和基本治愈的血红蛋白标准定为儿童期正常值低限。其余血常规标准未做改动。

(2)基本治愈、缓解和明显进步可计入总有效率,其中基本治愈和缓解相等于国际疗效标准的"完全反应(CR)",明显进步相对于部分反应(PR)。由于获得基本治愈和缓解者的血常规已经非常接近或者达到正常水平,故可计入显效率,以利总结和统计显效质量。

(3)评定有效时,应严格掌握三个月未输血的条件。

# 第七节　儿童血友病

血友病是一组遗传性出血性疾病,为 X 性联隐性遗传。临床上分为血友病 A(凝血因子Ⅷ缺陷症)和血友病 B(凝血因子Ⅸ缺陷症)两型。临床特征为关节、肌肉、内脏和深部组织自发性或轻微外伤后出血难止,常在儿童期起病。儿科对血友病的识别、诊断,积极、合理治疗十分重要。

## 一、临床表现

血友病患儿绝大多数为男性,女性患者罕见。血友病 A 和 B 的临床表现相似,很难依靠临床症状鉴别。

### 1.临床特点

延迟、持续而缓慢的渗血。血友病的出血在各个部位都可能发生,以关节最为常见,肌肉出血次之;内脏出血少见,但病情常较重。出血发作是间歇性的,数周、数月甚至多年未发生严重出血并不少见。除颅内出血外,出血引起的突然死亡并不多见,但年幼儿可因失血性休克致死。

### 2.出血程度

取决于患儿体内的凝血因子水平。血友病根据其体内凝血因子水平分为轻、中、重 3 种类型。

(1)重型患儿常在无明显创伤时自发出血。

(2)中型患儿出血常有某些诱因。

(3)轻型极少出血,常由明显外伤引起,患儿常在外科手术前常规检查或创伤后非正常出血时被发现。部分女性携带者由于其因子水平处于轻度血友病的水平,也表现为与轻度男性血友病患儿相同的出血表现。

3.出血时间顺序

首次出血常为婴幼儿学步前皮肤、软组织青斑、皮下血肿;走路后关节、肌肉出血开始发生,若此时无合适治疗,关节出血常反复发生并在学龄期后逐步形成血友病性关节病,不仅致残而且影响患儿就学、参与活动、心理发育。

## 二、实验室检查

由于血友病无特异性临床表现,实验室检查尤为重要。

1.筛选试验

内源途径凝血试验(部分凝血活酶时间,APTT)、外源途径凝血试验(凝血酶原时间,PT)、纤维蛋白原(Fg)或凝血酶时间(TT)、出血时间、血小板计数、血小板聚集试验等。以上试验除 APTT 外,其他均正常。

2.确诊试验

因子Ⅷ活性(FⅧ:C)测定和因子Ⅸ活性(FⅨ:C)测定可以确诊血友病 A 和血友病 B,并对血友病进行分型;同时应行 vWF:Ag 和瑞斯托霉素辅因子活性测定(血友病患者正常)与血管性血友病鉴别。抗体筛选试验和抗体滴度测定诊断因子抑制物是否存在。

3.基因诊断试验

主要用于携带者检测和产前诊断。产前诊断町在妊娠 8~10 周进行绒毛膜活检确定胎儿的性别,以及通过胎儿的 DNA 检测致病基因;妊娠的 15 周左右可行羊水穿刺进行基因诊断。女性携带者与健康男性所生的男孩中 50％ 为患者,女孩 50％ 为携带者;而健康女性与血友病患者父亲所生男孩 100％ 健康,女孩 100％ 是携带者。

## 三、诊断和鉴别诊断

本病是 X-连锁隐性遗传性出血性疾病,绝大多数患儿是男性,女性罕见,通过详细询问出血病史、家族史(如果无家族史也不能除外)、上述临床表现和实验室检查可以明确诊断;如父亲是血友病患者或兄弟中有血友病患者,则注意女性携带者的诊断。在血友病的诊断中实验室检查至关重要。

根据患儿血浆中 FⅧ 或 FⅣ 的水平将血友病临床严重程度分为 3 型。

表 5-2　血友病 A/B 临床分型

| 因子活性水平 | 临床分型 | 出血症状 |
| --- | --- | --- |
| ≥5％ | ≦40％轻型 | 手术和外伤可致非正常出血 |
| ≥1％ | <5％中型 | 小手术/外伤后可有严重出血,偶有自发出血 |
| <1％ | 重型 | 肌肉或关节自发性出血、血肿 |

主要需要鉴别的疾病为以下几种：

1.血管性血友病(vWD)

vWD是常染色体显性遗传性疾病,患者常见的临床症状是皮肤和黏膜出血,如鼻出血,手术或拔牙后出血难止以及青春期女性患儿月经过多等。根据不同的类型,vWD患者出血的严重程度差异很大。由于vWD患者的出血病史和临床症状无特异性,因此确诊vWD必须依赖于实验室检查,主要通过VWF:Ag、瑞斯托霉素辅因子活性、FⅧ:C等检查来确诊。

2.获得性凝血因子缺乏

比较常见的有维生素K依赖性凝血因子缺乏、肝功能衰竭和弥散性血管内凝血。常有诱因.起病急.病程短,实验室检查还有Am以外的异常。患儿常在病毒感染后出现一过性凝血因子抑制物,但很快恢复,很少引起严重的出血。

3.获得性血友病

抗FⅧ抗体属自身免疫抗体。多成年发病很少关节畸形,往往表现为软组织血肿。既往无出血史,无阳性家族史,男女均可发病,有原发和继发性之分。抗体筛选试验(APT)延长的纠正试验)和抗体滴度测定(Bethesda法)以诊断阑子抑制物阳性。

4.遗传性凝血网子Ⅺ缺乏

过去被定义为血友病丙(血友病C),但由于遗传方式和疾病特点与血友病不同而从血友病中分出。本病系常染色体隐性遗传性疾病,男女均可发病,自发性出血少见。实验室检查Am延长,FⅪ:C降低。

5.其他遗传性凝血因子缺乏性疾病

如因子Ⅱ、Ⅶ、Ⅴ、Ⅹ、Ⅷ＋Ⅴ、遗传性维生素K依赖因子缺乏、纤维蛋白原缺乏等,常为常染色体隐性遗传,有一定(不明确)的出血表现,实验室相应凝血因子检测町以明确诊断。

## 四、治疗

替代治疗是血友病目前最有效的止血治疗方法。

### (一)按需治疗

定义:有出血表现时输入相应的凝血因子制品。

1.治疗原则

早期,足量,足疗程。

2.制剂选择

血友病A首选FⅧ浓缩制剂或基因重组FⅤ,其次可以选择冷沉淀;血友病B首选FⅨ浓缩制剂或基因重组FⅨ或凝血酶原复合物;如上述制剂均无法获得,可选择新鲜冰冻血浆[≤10mL/(kg·次)]。伴随抑制物患者,可根据血友病类型选用凝m酶原复合物(PCC)或重组活化的凝血因子Ⅶ(rhFⅦa)制剂。

3.治疗剂量

(1)计算方法:FⅧ首次需要量＝(需要达到的FⅧ浓度-患者基础FⅧ浓度)×体重(kg)×0.5;在首剂给予之后每8～12小时输注首剂一半。

FⅨ首次需要量＝(需要达到的FⅨ浓度-患者基础FⅨ浓度)×体重(kg);在首剂给予之

后每 12～24 小时输注首剂一半。

（2）欲达到因子水平和疗程：国内多使用下列治疗（表 5-3）。

表 5-3 血友病凝血因子制品治疗的欲达到因子水平和疗程

| 出血程度 | 欲达分子水平（%） | 疗程（d） |
|---|---|---|
| 极重度（颅内出血）及大手术 | 60～80 | 10～14 |
| 重度（威胁生命出血：包括消化道、腹腔、咽喉等） | 40～50 | 7～10 |
| 中度（关节、非危险部位肌肉等出血） | 30～40 | 5～7 |
| 轻度（皮下、非危险部位软组织等出血） | 20～30 | 3～4 |

**（二）急救处理**

1.危及生命的情况

中枢神经系绺头部出血、颈部/舌或喉部出血、胃肠道出血、腹腔内出血、髂腰肌出血、严重创伤出血等。

2.处理原则

维持生命体征，尽早足量替代治疗。

**（三）手术等创伤性操作**

血友病患儿可以进行有适应证的所有外科手术或有创性操作，但应注意：

1.手术前

应进行抑制物枪测确定没有抑制物存在，之后制定因子使用方案，行预防性替代治疗以保证手术或操作的安全。1-去氨基-8-D·精氨酸加压素（DDAVP）试验有效的轻型血发病 A 患儿，可根据操作类型选择 DDAVP。

2.手术中和围手术期

密切观察患儿出血情况，如有意外出血，则需要立即进行凝血状态评估。

**（四）辅助治疗**

1.RICE（休息 rest、冷敷 ice、压迫 compression、抬高 elevation）原则

急性出血时执行，在没有因子的情况下也可部分缓解关节、肌肉出血。

2.抗纤溶药物

适用于黏膜出血，但禁用于泌尿道出血并避免与 PCC 同时使用。使用剂量：静脉用氨甲环酸 10mg/（kg·次）［口服 25mg/（kg·次）］,6-氨基己酸 50～100mg/（kg·次），每 8～12 小时 1 次，＞30kg 体重剂量同成人。也可漱口使用，尤其在拔牙和口腔出血时。该药的使用时间不宜超过 2 周。

3.DDAVP 针剂

世界血友病联盟推荐轻型血友病 A 首选，适用于＞2 岁患儿，重型患儿无效。需要进行预试验确认有效，使用后因子浓度升高＞30％或较前上升＞3 倍为有效。有效患儿才可以在某些治疗（因子浓度提高范围内可治疗的出血）时使用，或在因子短缺的情况下间因子制品一起

使用,减少因子制品的使用量。试验有效的患儿也可使用专供血友病患者使用的 DDAVP 鼻喷剂喷鼻来控制轻微出血。

**4.止痛药物**

根据病情选用对乙酰氨基酚和(弱、强)阿片类药物,禁用阿司匹林和其他非甾体消炎药。

**5.补铁治疗**

当反复出血时,患儿(尤其是年幼儿)常出现失血性缺铁性贫血,此时需要补充铁剂,纠正贫血。

**6.物理治疗和康复训练**

可以促进肌肉、关节积血吸收。消炎消肿。维持正常肌纤维长度,维持和增强肌肉力量,维持和改善关节活动范围。在非出血期积极、适当的运动对维持身体肌肉的强壮并保持身体的平衡以预防出血非常重要。

**(五)预防治疗**

(1)定义

预防治疗是有规律地输入凝血因子,保证血浆中的因子(F$\mathrm{VIII}$:C/F$\mathrm{IX}$:C)长期维持在一定水平,从而减少反复出血、致残,力争患儿能够健康成长。

(2)初级预防:婴幼儿在确诊后第 1~2 次出血时或 2 岁前即开始实施预防治疗。

(3)次级预防:患儿有明显的靶关节出血/关节损害后,才开始预防治疗。重型患儿和有关节病变的患儿应根据病情及早开始。

**1.预防治疗方式**

(1)临时预防(单剂预防)法:在估计可能诱发出血的事件前,单一剂量保护性注射凝血因子制品。

(2)短期预防法:在一段时期内(1~3 个月),定期注射凝血因子,以阻止"靶关节"反复出血的恶性循环或严重出血事件,防止损伤加重或延缓并发症的发生。

(3)长期预防(持续预防)法:长期定期使用凝血因子制品,尽可能减少出血,以保证患儿维持接近正常间龄儿的健康生活。

**2.预防治疗方案**

(1)血友病 A:标准剂量为浓缩凝血因子$\mathrm{VIII}$25~40U/(kg·次),每周 3 次或隔日一次。根据我国目前经济现状和治疗条件,可考虑减低剂量的方案,如小剂量方案,在国内一些临床实验中也取得了比较好的效果,即浓缩凝血因子$\mathrm{VIII}$10U/(kg·次),每周 2 次。

(2)血友病 B:标准剂量为浓缩凝血因子$\mathrm{IX}$25~40U/(kg·次),每周两次。同上述原因,可考虑小剂量治疗方法。即:浓缩凝血因子$\mathrm{IX}$制品或 PCC20U/(kg·次),每周 1 次。

## 五、抑制物

**(一)抑制物的诊断**

**1.临床表现**

血友病患儿突发临床出血症状加重、频率增加,或对以往替代治疗措施无效。

2.实验诊断

检测 FⅧ/FⅨ抑制物,并排除狼疮抗凝物(LA)和抗心磷脂抗体(ACA)存在。低滴度抑制物:抑制物滴度<5BU/mL;高滴度抑制物:抑制物滴度≥5BU/mL。

**(二)抑制物的治疗**

1.急性出血治疗

(1)血友病 A 患儿:低滴度者可以加大剂避使用凝血因子制品,高滴度者使用猪 FⅧ、rhF Ⅴ Ka 或凝血酶原复合物。

(2)血友病 B 患儿:低滴度者可以加大剂量使用凝血因子制品,高滴度者使用 rhFⅦa 控制出血。

2.消除抑制物治疗

免疫耐受治疗,疗效肯定。规律性使用相同凝血因子制品 25～200U/kg,每天至隔日 1次,连续数月至数年,减少抑制物的产生。还可使用免疫抑制药(首选泼尼松、环磷酰胺、6-巯基嘌呤等),对获得性血友病疗效肯定,但对于血友病出现抑制物的疗效欠肯定。

## 六、护理

内容包括:①血友病患儿的登记、随访工作;②血友病知识宣教;③培训家长及患儿进行家庭自我护理;④血友病护士作为协调员协调、联络各项医疗工作;⑤免疫接种指导,血友病患儿仍应按规定进行预防接种。为避免出血风险,接种应该在三角肌进行皮下注射,适用较小针头,并在接种后进行局部包扎按压、勿揉摸,观察 24h。

## 七、管理

作为伴随终生的疾病,血友病影响着患儿生长发育过程中的方方面面,患儿的健康成长需要专业综合管理团队来保障。该团队是来自儿科血液、理疗、心理、口腔、放射、感染、外科等多学科的协作组,其中专职血友病医生作为医疗核心、专职血友病协调护士作为管理核心。他们不仅需要处理患儿的急性出血;还要兼顾治疗血友病出血后以及其他伴发的各种病症;更需要进行长期随诊,在不同时期为患儿制定不同的治疗、护理计划,保证患儿的健康成长。

# 第六章　肾脏、免疫科疾病

## 第一节　急性肾小球肾炎

### 一、概述

急性肾小球肾炎(简称急性肾炎),是指一组病因不一,临床表现为急性起病多有前驱感染,以血尿为主,伴不同程度蛋白尿,可有水肿、高血压,或肾功能不全等特点的肾小球疾患。本病多见于儿童和青少年,以 5～14 岁多见,校于 2 岁少见,男女之比为 2∶1。

### 二、诊断及鉴别诊断

往往有前期链球菌感染史,急性起病,具备血尿、蛋白尿和管型尿、水肿及高血压等特点,急性期血清 ASO 滴度升高,C3 浓度降低,均可临床诊断急性肾炎。

诊断多不困难,肾穿刺活体组织检查只在考虑有急进性肾炎或临床、化验不典型或病情迁延者才进行。急性肾炎必须注意和以下疾病鉴别。

1.其他病原体感染的肾小球肾炎

多种病原体可引起急性肾炎,可从原发感染灶及各自临床特点相区别。

2.IgA 肾病

以血尿为主要症状,表现为反复发作性肉眼血尿,多在上呼吸道感染后 24～48 小时出现血尿,多无水肿、高血压、血清 C3 正常。确诊靠肾活体组织检查免疫病理诊断。

3.慢性肾炎急性发作

既往肾炎史不详,无明显前期感染,除有肾炎症状外,常有贫血,肾功能异常,低比重尿或固定低比重尿,尿改变以蛋白增多为主。

4.原发性肾病综合征

具有肾病综合征表现的急性肾炎需与原发性肾病综合征鉴别。若患儿呈急性起病,有明确的链球菌感染的证据,血清 C3 降低,肾活体组织检查病理为毛细血管内增生性肾炎者有助于急性肾炎的诊断。

5.其他

还应与急进性肾炎或其他系统性疾病引起的肾炎如紫癜性肾炎、狼疮性肾炎等相鉴别。

### 三、治疗

本病无特异治疗。

1.休息

急性期需卧床 2～3 周,直到肉眼血尿消失,水肿减退,血压正常,即可下床作轻微活动。血沉正常可上学,但应避免重体力活动。尿沉渣细胞绝对计数正常后方可恢复体力活动。

2.饮食

对有水肿、高血压者应限食盐及水。食盐以 60mg/(kg·d)为宜。水分一般以不显性失水加尿量计算。有氮质血症者应限蛋白,可给优质动物蛋白 0.5g/(kg·d)。

**3.抗感染**

有感染灶时用青霉素 10～14 天。

**4.对症治疗**

(1)利尿:经控制水、盐入量仍水肿、少尿者可用氢氯噻嗪 1～2mg/(kg·d),分 2～3 次口服。无效时需用呋塞米,口服剂量 2～5mg/(kg·d),注射剂量 1～2mg/(kg·次),每日 1～2次,静脉注射剂量过大时可有一过性耳聋。

(2)降血压:凡经休息,控制水、盐摄入、利尿而血压仍高者均应给予降压药。

1)硝苯地平:系钙通道阻滞药。开始剂量为 0.25mg/(kg·d),最大剂量 1mg(kg·d),分3 次口服。

2)卡托普利:系血管紧张素转换酶抑制药。初始剂量为 0.3～0.5mg/(kg·d),最大剂量 5～6mg/(kg·d),分 3 次口服,与硝苯地平交替使用降压效果更佳。

**5.严重循环充血的治疗**

(1)矫正水、钠潴留,恢复正常血容量,可使用呋塞米注射。

(2)表现有肺水肿者除一般对症治疗外可加用硝普钠,5～20mg 加入 5％葡萄糖液 100mL中,以 1μg/(kg·min)速度静脉滴注,用药时严密监测血压,随时调节药液滴速,每分钟不宜超过 8μg/kg,以防发生低血压。滴注时针筒、输液管等须用黑纸覆盖,以免药物遇光分解。

(3)对难治病例可采用腹膜透析或血液滤过治疗。

**6.高血压脑病的治疗**

原则为选用降血压效力强而迅速的药物。首选硝普钠,用法同上;有惊厥者应及时止痉。

**7.急性肾衰竭的治疗**

限制液体入量,纠正水电解质酸碱紊乱,必要时行透析治疗

**四、预后和预防**

急性肾炎急性期预后好。95％APSGN 病例能完全恢复,小于 5％的病例可有持续尿异常,死亡病例在 1％以下,主要死因是急性肾衰竭。

防治感染是预防急性肾炎的根本。减少呼吸道及皮肤感染,对急性扁桃体炎、猩红热及脓疱患儿应尽早、彻底地用青霉素或其他敏感抗生素治疗。A 组溶血性链球菌感染后 1～3 周内应定期检查尿常规,及时发现和治疗本病。


# 第二节　原发性肾病综合征(激素敏感型)


## 一、概述

肾病综合征(NS)是由于肾小球滤过膜对血浆蛋白的通透性增高、大量血浆蛋白自尿中丢失而导致一系列病理生理改变的一种临综合征,以大量蛋白尿、低白蛋白血症、高脂血症和水肿为其主要临床特点,分为原发性、继发性和先天性 NS3 种类型,而原发性肾病综合征

(primary nephrofic syndrome,PNS)占小儿时期 NS 总数的 90%,是儿童常见的肾小球疾病。

## 二、诊断标准

1.大量蛋白尿

1 周内 3 次尿蛋白定性(＋＋＋)～(＋＋＋＋),或随机或晨尿尿蛋白/肌酐≥2.0;24h 尿蛋白定量≥50mg/kg。

2.低蛋白血症

血浆白蛋白低于 30g/L。

3.高脂血症

血浆胆固醇高于 5.7mmol/L。

4.不同程度的水肿

以上 4 项中以 1 和 2 为诊断的必要条件。

## 三、治疗

### (一)初发 NS 的治疗

1.急性期

应卧床休息,缓解后可逐步增加活动。饮食以低盐、低脂和优质蛋白为主。

2.利尿处理

一般患者予以限盐及卧床后即可达到利尿、消肿的目的。但如果出现明显的少尿、浮肿严重,可适度、有选择性地在输注白蛋白等胶体后应用利尿药。

3.降压、降脂及抗凝治疗

少数肾病综合征患者血压可升高,需加用降压药物。肾病综合征患者有明显血液浓缩,血脂升高,并应用大量糖皮质激素及利尿药,可加用抗血小板聚集药物,如双嘧达莫,小剂量肝素等。

4.免疫调节治疗

如黄芪,左旋咪唑等。一般作为激素辅助治疗。与单纯激素治疗相比,可降低 NS 复发风险。

5.激素治疗

NS 的治疗以激素治疗为主,可分以下两个阶段:

(1)诱导缓解阶段:足量泼尼松(泼尼松龙)1.5～2mg/(kg·d)(按身高的标准体重计算),先分次口服,尿蛋白转阴后(不少于 4 周)进入巩固维持阶段,疗程最长不超过 8 周。

(2)巩固维持阶段:隔日晨顿服 1.5～2mg/(kg·d),共 6 周,然后逐渐减量。

应用激素时注意以下几方面:

(1)初发 NS 的激素治疗须足量和足够疗程,足量和足够的疗程是初治的关键,可降低发病后 1～2 年复发率。

(2)对<4 岁的初发患儿,每日泼尼松 60mg/m² 4 周,然后改为隔日 60mg/m² 4 周,以后 4 周减 10mg/m² 至停药。此种长隔日疗法比每日 60mg/m² 6 周,然后改为隔日 40mg/m² 6 周的方法能减少患儿的复发率。

（二）非频复发 NS 的治疗

1.积极寻找复发诱因,积极控制感染

少数患儿控制感染后可自发缓解。必要时行肾穿刺活检了解肾脏病理改变,根据病理类型制定相应治疗措施。

2.激素治疗

（1）重新诱导缓解:泼尼松（泼尼松龙）每日 60mg/m² 或 2mg/(kg·d)（按身高的标准体系计算）,最大剂量 80mg/d,分次或晨顿服,直至尿蛋白连续转阴后改 40mg/m² 或 1.5mg/(kg·d)隔日晨顿服 4 周,然后用 4 周以上的时间逐渐减量。

（2）在感染时增加激素维持量:患儿在巩固维持阶段患上呼吸道感染时改隔日口服激素治疗为同剂量每日口服,可降低复发率。

# 第三节　过敏性紫癜

## 一、概述

过敏性紫癜是一种较常见的微血管变态反应性出血性疾病。病因有感染、食物过敏、药物过敏、花粉、昆虫咬伤等所致的过敏等,但过敏原因往往难以确定。儿童及青少年较多见,男性较女性多见,起病前 1～3 周往往有上呼吸道感染史。

## 二、诊断要点

### （一）诊断依据

（1）典型皮疹为棕红色斑丘疹,突出于皮表,压之不褪色,单独或互相融合,对称性分布,以四肢伸侧及臀部多见,很少侵犯躯干,可伴有痒感或疼痛,成批出现,消退后可遗有色素沉着。除紫癜外,还可并发荨麻疹、血管神经性水肿、多形性红斑或溃疡坏死等。

（2）反复阵发性腹痛,位于脐周或下腹部,可伴呕吐、便血。

（3）大关节肿痛,活动受限,可单发或多发。

（4）病程中（多数在 6 个月内）出现血尿和（或）蛋白尿,可伴有高血压和水肿,诊断为紫癜性肾炎。

（5）半数患者毛细血管脆性试验阳性,血小板计数、出血时间或凝血时间、血块退缩时间正常,排除血小板减少性紫癜。

同时具体第(1)、(5)项可确诊此病。

### （二）临床分型诊断

（1）皮肤型（单纯型）:仅有上述诊断依据第(1)项。

（2）腹型:有上述诊断依据第(1)、(2)项。

（3）关节型:有上述诊断依据第(1)、(3)项。

（4）肾型:有上述诊断依据第(1)、(4)项。

（5）混合型:有上述诊断依据第(1)项,伴有第(2)、(4)项中的 2 项或 2 项以上。

（三）肾型临床分型诊断

(1)孤立性血尿或蛋白尿:前者为离心尿红细胞＞5个/高倍视野,后者为24h尿蛋白定量＞0.15g,或每小时＞4mg/kg。

(2)血尿和蛋白尿:同时有上述血尿和蛋白尿表现,无其他异常。

(3)急性肾炎型:有血尿和蛋白尿,并有不同程度的水肿和高血压,肾功能一般正常。

(4)肾病综合征型:符合肾病综合征的诊断依据。

(5)急进性肾炎型:起病急,有急性肾炎型表现,并有持续性少尿或无尿、进行性肾功能减退。

(6)慢性肾炎型:起病缓慢,持续性血尿和蛋白尿,部分患者有水肿、高血压及不同程度的肾功能减退,病程＞1年。

（四）肾脏病理分级诊断

(1)Ⅰ级:肾小球轻微异常。

(2)Ⅱ级:单纯系膜增生分为:①局灶/节段;②弥漫性;

(3)Ⅲ级:系膜增生,伴有＜50％肾小球新月体形成/节段性病变(硬化、粘连、血栓、坏死),其系膜增生可为:①局灶/节段;②弥漫性;

(4)Ⅳ级:病变同Ⅲ级,50％～75％的肾小球伴有上述病变,分为:①局灶/节段;②弥漫性;

(5)Ⅴ级:病变同Ⅲ级,＞75％的肾小球伴有上述病变,分为:①局灶/节段;②弥漫性;

(6)Ⅵ级:膜增生性肾小球肾炎。

## 三、治疗原则

（一）一般治疗

急性期卧床休息。要注意出入液量、营养及保持电解质平衡。有消化道出血者,如腹痛不重,仅大便潜血阳性者,可用流食,消化道出血者暂禁食。若合并明显感染者,应给予有效抗生素。注意寻找和避免接触过敏原。

（二）对症治疗

有荨麻疹或血管神经源性水肿时,应用抗组织胺药物和钙剂;近年来又提出用 $H_2$ 受体阻滞药西咪替丁 20～40mg/kg·d,分二次加入葡萄糖溶液中静脉滴注,1～2 周后改为口服,15～20mg/kg·d,分三次服用,继续应用 1～2 周。有腹痛时应用解痉挛药物,消化道出血时应禁食。

（三）抗血小板凝集药物

阿司匹林 3～5mg/kg·d,每日一次口服;双嘧达莫 3～5mg/kg·d,分次服用。

（四）抗凝治疗

本病可有纤维蛋白原沉积、血小板沉积及血管内凝血的表现,故近年来有使用肝素的报道,剂量为肝素 120～150U/kg 加入 10％葡萄糖溶液 100mL 中静脉滴注,每日 1 次,连续 5天,或肝素钙 10U/kg·次,皮下注射,每日 2 次,连续 7 天。也有推荐使用尿激酶 2500U/kg。

（五）糖皮质激素

糖皮质激素可改善腹痛、关节症状及神经血管性水肿,但不能减轻紫癜与肾脏损害。对腹痛、消化道出血、关节肿痛、血管神经性水肿者,可服泼尼松 1～2mg/kg·d,分次口服,或用地

塞米松(0.5～1mg/kg·d,分次二次)、甲泼尼龙静脉 2～4mg/kg·d,分次二次)滴注,症状缓解后即可停用;

**(六)紫癜性肾炎治疗**

1.单纯性血尿或病理Ⅰ级

给予双嘧达莫和(或)清热活血的中药如丹参酮、肾复康等。

2.血尿和蛋白尿或病理Ⅱa级

雷公藤总甙片 1mg/(kg·d)(每日最大量<45mg),疗程 3 个月,必要时可稍延长。

3.急性肾炎型(尿蛋白>1g/d)或病理Ⅱb、Ⅲa级

雷公藤总甙片 1mg/(kg·d),疗程 3～6 个月。

4.肾病综合征型或病理Ⅲb、Ⅳ级

泼尼松中程疗法＋雷公藤总甙片(3～6 个月)或泼尼松中程疗法＋环磷酰胺冲击治疗、泼尼松不宜大量? 长期应用,一般于 4 周后改为隔日顿服。

5.急进性肾炎型或病理Ⅳ、Ⅴ级

甲泼尼龙冲击＋环磷酰胺冲击＋肝素＋双嘧达莫四联疗法,同时泼尼松中程疗法,必要时透析或者血浆置换。

# 第四节　先天性肾病综合征

**一、概述**

先天性肾病综合征(congenital nephrotic syndrome,CNS)指生后 3 个月内发病的肾病综合征。它具有儿童型肾病综合征一样的临床表现,但其病因、病理变化、预后等与年长儿或成人者不同。先天性肾病综合征按病因通常分为两大类:

1.遗传性肾病综合征

有先天性肾病综合征芬兰型和非芬兰型(弥漫性系膜硬化或增生硬化型,局灶节段硬化型、微小病变型等)。

2.非遗传性肾病综合征

可继发于感染(先天梅毒、先天性毒浆原虫病、先天性巨细胞病毒病、风疹、肝炎、疟疾、艾滋病等)、汞中毒、婴儿系统性红斑狼疮、溶血尿毒综合征、甲髌综合征、Crash 综合征、肾静脉血栓形成等。

**二、诊断**

出生 3 个月内出现的肾病综合征多数为先天性肾病综合征。

1.芬兰型

(1)临床诊断:依赖于有无家族史;宫内已有蛋白尿,于临床出现症状时,血中白蛋白多已下降,当纠正血中白蛋白至 15g/L 时,尿中蛋白可>2g/L;胎盘大(>出生体重的 25%)。临床表现为 6 个月内 GFR 常仍系正常;除外其他已知病因;肾活体组织检查有特征性病理改变。

（2）产前诊断：产前诊断常借助于羊水中的甲胎蛋白（AFP）检查。该检查是一种正常的胎儿期的蛋白，由胎儿肝、卵黄囊及消化道合成，其分子大小及电化学特性与血中白蛋白者相似。妊娠 13 周时胎儿血中浓度达到高峰。当胎儿发生蛋白尿时，则 AFP 随尿蛋白进入羊水中。故对曾分娩过本病小儿的孕妇于再次妊娠 11～18 周时检测羊水的 AFP 可有助于产前诊断。但应注意此种蛋白之增高还可见于有神经管畸形的小儿，但神经管畸形者除羊水中 AFP 增高外，胆碱酯酶也增高，可资鉴别，此外 AFP 还可见于双胎、Turner 综合征等。

2.非芬兰型本病也是常染色体隐性遗传病

多在 3 个月至 3 岁的儿童中发病，偶尔也见于出生时或出生后 3 个月内。病理学特征是肾小球弥漫性系膜硬化或增生硬化，局灶节段性硬化，肾小管呈囊性扩张，以深皮质层最显著。临床上这些患儿绝大部分表现为肾病综合征，并较为迅速地进展为终末期肾病。

3.Crash 综合征

表现为先天性肾病综合征，并发于肾母细胞瘤和（或）男性假两性畸形，其他相关的病变如白内障、角膜混浊、小头、斜视、眼球震颤及眼距过宽等。该综合征常在同胞中出现。

4.继发性先天性肾病

除了肾病的临床表现外，还常伴有一些特有原发疾病的临床紊乱症状，可与原发性 CNS 相鉴别。如先天性梅毒患者，VDRL 试验为阳性；如弓形虫、风疹、巨细胞、肝炎病毒感染，其抗体滴度升高。

## 三、治疗

糖皮质激素和免疫抑制药治疗无效，肾移植是最佳选择。

（1）限盐，高热量及足够蛋白质的饮食。

（2）利尿药。

（3）人血白蛋白。

（4）防治感染。

（5）双嘧达莫。

（6）血管紧张素转换酶抑制药（ACEI）。

（7）肾移植：唯一彻底治疗的方法，通常于 2 岁后或体重达 7kg 时进行。对蛋白尿严重者可先行肾切除术（终止蛋白尿），靠透析维持生命等待移植。

# 第五节　遗传性肾炎

遗传性肾炎（即 Alport 综合征，AS）是一种主要表现为血尿、肾功能进行性减退、感音神经性耳聋和眼部异常的遗传性肾小球基膜疾病，是由于编码肾小球基膜的主要胶原成分-Ⅳ胶原基因突变而产生的疾病。

## 一、诊断

目前诊断 Alport 综合征主要依据临床表现、家族史、组织基膜Ⅳ胶原 $a$ 链免疫荧光学检查、肾组织活检电镜以及基因分析。

**1.临床表现**

临床上表现为血尿及进行性肾功能不全,同时伴有耳病变(高频感音神经性耳聋)和眼部病变(圆锥形角膜、前球形晶状体、黄斑中心凹微颗粒等)肾外表现。

**2.家族史**

应具有阳性的家族史。应尽可能绘制详细、客观的系谱图,尤其注意调查家系成员的尿检结果、肾功能情况、是否伴有耳聋及眼部异常等。

**3.组织基膜Ⅳ型胶原 α 链免疫荧光检查**

应用抗 Ⅳ 胶原不同 α 链单克隆抗体,在肾活检以及简单易行的皮肤活检组织进行免疫荧光检查,可用于诊断 X-连锁遗传型 Alport 综合征患者、筛选基因携带者以及判断遗传型。

**4.肾活检组织电镜检查**

根据电镜下肾小球基膜典型病变可以确诊。然而年幼小的男性患者、任何年龄的女性杂合子以及个别成年男性患者的肾组织病变仅仅为肾小球基膜弥漫性变薄或以该病变为主。

**5.基因分析**

对于确定遗传型、基因携带者进行产前诊断十分重要,也有助于临床和病理检查结果均不确定病例诊断。

Gregory 的 10 项诊断指标:①血尿家族史;②肾衰家族史;③持续性血尿,排除薄基膜肾病,多囊肾,肾病等;④双侧 2000-8000Hz 范围的感音神经性耳聋,为进行性,婴儿期可没有但多于 30 岁前出现;⑤眼部疾病,包括前圆锥形晶体,后囊下白内障,视网膜黄白色斑点;⑥肾小球基膜超微结构显示广泛异常,尤其是增厚变薄和劈裂分层;⑦免疫组化显示肾小球和(或)皮肤基膜上 Ⅳ 型胶原链完全或部分缺失;⑧巨血小板减少症或白细胞包涵体;⑨食管和(或)女性生殖道的弥漫性平滑肌瘤;⑩COL4An(n＝)基因突变。10 项中满足 4 项可确诊。

## 二、治疗

迄今,没有药物可以改善 Alport 综合征患者组织基膜中 Ⅳ 型胶原的损伤。对于 Alport 综合征出现终末期肾病患者,有效治疗措施之一是实施肾移植手术。

**1.药物干预**

(1)环孢素。

(2)血管紧张素转化酶抑制药或血管紧张素受体拮抗药。

(3)醛固酮受体阻断剂。

**2.肾脏替代治疗**

血液净化,肾移植。

**3.基因治疗(探索中)**

## 三、疾病预后

X-连锁显性遗传型 Alport 综合征男性患者肾脏预后极差,几乎全部发展至终末期肾病。进展速度各家系间有差异,通常从肾功能异常开始至肾功能衰竭为 5～10 年。许多常染色体隐性遗传型的患者于青春期出现肾功能衰竭,30 岁前所有患者几乎均出现肾功能衰竭。常染色体显性遗传型的患者临床表现相对较轻,在 50 岁后才进展到终末期肾病。

# 第六节　肾小管酸中毒

## 一、肾小管酸中毒的分型和临床表现

目前按肾小管功能障碍的部位不同,将 RTA 分为 4 型,即低血钾型(Ⅰ型,经典型 dRTA)、近端型(Ⅱ型)、混合型(Ⅲ型)和高血钾型(Ⅳ型)。以下对各型 RTA 的临床特点作简单的介绍。

1.Ⅰ型肾小管酸中毒

Ⅰ型 RTA 主要是由于远端肾小管氢离子分泌障碍引起。远端肾小管分泌氢离子的功能,主要靠氢泵(氢离子-三磷腺苷酶,电压依赖性)和氢离子-三磷腺钾离子.三磷腺苷酶(三磷腺苷依赖性)来完成。近年研究发现,远端肾小管细胞内氢离子-钾离子-三磷腺苷酶的活性显著下降,可能是Ⅰ型 RTA 发病的主要原因,而氢离子-三磷腺苷酶则变化较小。由于远端肾小管分泌氢离子减少,尿内铵离子、可滴定酸的排出也减少;由于钠离子-氢离子的交换减少,故钠离子-钾离子的交换增强,尿钾排出增多,常引起低钾血症。虽然远端肾小管碳酸氢盐离子重吸收量的影响远较近端肾小管小,但由于血碳酸氢盐离子的降低,一般可出现高氯血症。实验室检查结果显示:①高血氯性代谢性酸中毒,血碳酸氢盐离子浓度低于 21mmol/L,阴离子间隙正常;②酸中毒时,尿 pH 大于 5.5;③尿与血 $PaCO_2$ 差值低于 20mmHg(10mmHg=1.33kPa);④滤过碳酸氢盐离子排泄分数一般正常或轻度增高。

2.Ⅱ型肾小管酸中毒

与Ⅰ型 RTA 比较,该型 RTA 的临床发生率相对较低,发病机制也不同。该型 RTA 主要由于近端肾小管对碳酸氢盐离子的重吸收障碍所致。如近端肾小管上皮细胞受损,或钠离子一钾离子.三磷腺苷酶活性下降,或碳酸酐酶缺乏,均可引起碳酸氢盐离子重吸收显著减少和滤过碳酸氢盐离子排泄分数增高,致血浆碳酸氢盐离子显著下降。尿 pH 常在 5.5 以下。实验室检查示:①高血氯性代谢性酸中毒,血碳酸氢盐离子低于 21mmol/L,阴离子间隙正常;②滤过碳酸氢盐离子排泄分数明显增高,超过 0.15;③该型 RTA 可同时伴有肾陛糖尿、磷酸盐尿、尿酸盐尿(伴有低尿酸血症)、全氨基酸尿。

3.Ⅲ型肾小管酸中毒

即肾功能不全型 RTA,也称为混合型 RTA,兼有Ⅰ型和Ⅱ型 RTA 的特点,即远端 RTA 伴碳酸氢盐离子尿(滤过碳酸氢盐离子排泄分数为 0.05~0.10)。该型 RTA 在临床并无特殊重要性。也有的学者认为,Ⅲ型 RTA 并不独立存在,而可以看成为Ⅰ型 RTA 的 1 种特殊表现。

4.Ⅳ型肾小管酸中毒

该型是最常见的 1 种 RTA,多数患者伴有慢性肾小球肾炎、肾盂肾炎、糖尿病等。该型 RTA 的实验室检查主要特点是:①高血氯性代谢性酸中毒;②常伴有高钾血症;③常伴有低肾素、低醛固酮血症,少数患者可表现为肾小管对醛固酮的反应减弱(此时称为假性醛固酮缺乏症),后者往往有醛固酮受体或受体后障碍;④尿与血 $PaCO_2$ 差值低于 20mmHg;⑤滤过碳酸氢盐离子排泄分数正常或轻度增高;⑥尿 pH 可大于 5.5,也可小于 5.5,即当酸中毒明显时,尿氢离子的排出可大致正常。故该型也属于有阈性 RTA。

根据上述几个特点,Ⅳ型 RTA 的诊断并不困难。

## 二、治疗原则

病因明确的 RTA 设法去除病因,积极对症治疗。4 种类型 RTA 的治疗方法相似,仅某些用药类型或剂量稍有不同,现介绍如下。

1.原发病的治疗

如慢性肾小球肾炎、间质性肾炎、自身免疫性疾病、糖尿病等原发病应给予及时控制,很多患者 RTA 的症状可好转。

2.对症治疗

3.纠正酸中毒

可予碱性药物,如碳酸氢钠或枸橼酸钠。对严重酸中毒患者,应给予 5% 碳酸氢钠静脉滴注,病情稳定后再改口服碱性药物。Ⅰ型 RTA 常伴有尿枸橼酸盐排出增多,故可给予枸橼酸合剂(又称苏氏合剂;枸橼酸 100g,枸橼酸钠 100g,加水至 1000mL)口服;应用该合剂对于减少肾结石的发生也有益处。如出现肾功能不全,则尿枸橼酸盐排出减少,此时以应用碳酸氢钠为好。Ⅱ型 RTA 的尿 pH 较低,所以其碳酸氢钠用量要足,可用至 6~12g/d。

4.纠正电解质紊乱

如有低钾血症、低镁血症或低磷血症等存在,应予补充相应的电解质及对症处理。补钾以口服枸橼酸钾为好,口服氯化钾易加重高氯血症,但重症低钾患者应静脉补充葡萄糖氯化钾溶液。对Ⅳ型 RTA 高钾血症患者,可给予呋塞米(20~100mg/d),或氢氯噻嗪(25~75mg/d)以增加钾的排出,纠正高钾血症,可使用聚磺苯乙烯减少肠道钾的吸收,或静脉使用葡萄糖和胰岛素快速降低高钾血症。

5.控制水和钠摄入

对水肿患者,应当限制水、钠入量;对多尿患者,每日水的入量一般不多于全日总尿量,以控制多尿症状。

6.积极控制肾小管酸中毒的并发症

如电解质紊乱、肾结石、肾性尿崩症、肾性骨病(肾性骨营养不良)、继发性甲状旁腺功能亢进症、肾功能不全、肾性贫血、感染、营养不良、发育障碍等。对肾性贫血,给予红细胞生成素、铁剂治疗。对肾性骨病,予骨化三醇和钙剂治疗。

7.肾性尿崩症的辅助用药

多数肾性尿崩症患者在纠正低钾血症后即可完全缓解。对少数缓解不满意的患者,可选用下述方法作为辅助用药:①氢氯噻嗪:通过增加钠离子的排出,促进肾小球滤过率的下降,增加近端肾小管水的重吸收,使尿量减少;剂量 75mg/d,分 1~3 次给药;②抗醛固酮药:螺内酯(安体舒通)对某些醛固酮增高者有一定作用;③解热镇痛药(非甾体消炎药):如布洛芬、吲哚美辛(消炎痛)等,此类药属前列腺素抑制药,对某些前列腺素水平过高的患者,可有一定作用;④垂体加压素类药物:此类药物主要应用于中枢性尿崩症,对肾性尿崩症疗效有限,有些患者可短期试用

# 第七节　儿童 Bartter 综合征

Bartter 综合征是一种较罕见的疾病,是一种以低钾血症和代谢性碱中毒为特征的遗传性肾小管疾病,多表现为常染色体隐性遗传。儿童 Bartter 综合征常表现为持续性低钾低氯性碱中毒及生长发育迟滞,对儿童的生活质量甚至生命造成了严重威胁。

## 一、诊断

目前儿童 Bartter 综合征尚无明确的诊断标准,综合分析临床表现及实验室检查结果,诊断应主要包括以下几个方面:(1)其他原因不能解释的持续性低钾低氯性碱中毒及生长发育迟滞;(2)有多饮多尿、脱水、呕吐、腹泻等非特异表现,Bartter 综合征可表现为尿钙增高;(3)基因检测:发现致病基因而确诊。

基因检测是目前确诊 Bartter 综合征最可靠的方法,但花费较大而具有一定的局限性。目前国内诊断 Bartter 综合征主要是根据临床表现。

## 二、治疗

目前 Bartter 综合征主要是对症综合治疗,对儿童尤其是婴儿及新生儿而言,最重要的是补钾、补钠、补镁及补液等以维持正常生长发育。

(1)氯化钾

(2)吲哚美辛 2~3mg/kg·d 是首选药物。但对于早产儿而言,吲哚美辛引起消化道穿孔、坏死性小肠结肠炎的可能性会增大,因此应慎用。

(3)氯化钠,一般年长儿可以通过摄入高盐饮食得到补充。

(4)噻嗪类利尿药,当患儿存在高尿钙、肾脏钙化等情况时不主张使用。

(5)卡托普利

# 第八节　小儿肾功能衰竭

## 一、急性肾衰竭

### (一)诊断及鉴别诊断

诊断 ARF 主要根据临床少尿特点,结合氮质血症、水钠潴留、高钾血症、代埘性酸中毒等即可诊断。新生儿期尿量<1mL/kg/h、婴幼儿<200mL/d、学龄前期<300mL/d、学龄期<400mL/d 即为少尿;如每日尿量<50mL/d 则为无尿。也有非少尿型急性肾功能衰竭,无少尿表现,每日平均尿量>1000mL,多继发于氨基糖苷类抗生素及造影剂造成肾损害,临床表现较

少尿型轻,并发症少,病死率也低。鉴别诊断中应注意:

1.排除肾后性应注意仔细询问病史及体检

急性梗阻常伴有腹痛,下尿道梗阻膀胱多胀满,影像学检查 B 超可发现肾脏体积增大,可有肿瘤、结石、畸形等改变,并可见梗阻水平以上的肾盂、输尿管或膀胱扩张。

2.肾前性与肾性肾功能衰鉴别要点

病史中肾前性肾衰竭有引起脱水、血容量不足的病史,如呕吐、腹泻、尿量减少等,体检时常有脱水征及血压偏低,尿常规检查多无明显异常。鉴别困难时需进行:

(1)补液试验:2∶1 等张液 15～20mL/kg 半小时内输入,尿量明显增加为肾前性少尿,如尿<17mL/h 则可能为肾实质性肾衰竭。

(2)利尿试验:如补液后无反应,可使用 20％甘露醇 1～2g/kg,在 20～30min 推注或快速静脉滴注,观察尿量 2～3h,如尿量>40mL/h 乃肾前性肾衰竭,需继续补液改善循环;如尿量虽增加,但<40mL/h,在无明显循环充血情况下,可重复注射 1 次,或用呋塞米 1～2mg/kg,若仍无改善,考虑为肾性肾衰竭。以肾小球病变为主的急性肾衰竭,肾小管受损较轻,可排出高渗、低钠尿;肾小管、间质病变明显的肾实质疾病,肾小管功能受损,故排出低渗尿、高钠尿及尿中低分子蛋白、刷状缘酶等升高。

**(二)治疗原则**

重点讨论肾性 ARF 少尿期的处理,总的治疗原则是去除病因,维持水、电解质及酸碱平衡,减轻症状,改善肾功能,防止并发症发生。

(1)严格限制入液量,多用 1/4～1/2 张液体补充,可使患儿体重不增或使

原有水过多患儿体重每日减轻 1％～2％,血压稳定,血钠不低于 130mmol/L。

(2)呋塞米持续静脉滴注利尿效果优于大剂量一次静脉注射,早期(24h 内)使用小剂量多巴胺(1～3ug·kg·min)加呋塞米 2～5mg/kg 持续静脉滴注,每 6～8h1 次,可使部分急性肾小管坏死(ATN)由少尿性 ARF 转变为非少尿性 ARF。对此也有争议。

(3)有效的肠道和/或肠外营养支持可降低 ARF 的病死率,改善预后。

(4)透析治疗,透析的指征:①严重水钠潴留,有左心力衰竭或脑水肿倾向;②有明显的尿毒症症状,如频繁呕吐、心包炎、神经病变或无法解释的精神状况恶化;③血钾持续或反复超过 6.5mmol/L;④BUN>43mmol/L 或每日以>10mmol/L 递增;⑤持续难以纠正的酸中毒;⑥需除去可透析的有害物质,如引起中毒的药物、毒素和毒物。血液透析奏效快,患儿病情紧急或合并多脏器衰竭和心血管功能不稳定的 ARF 患儿可选用连续性肾脏替代治疗。腹膜透析与血液透析对于改善肾功能、电解质紊乱和酸中毒同样有效,且适合基层医院开展。

日前多主张及早透析、预防性透析,为 ARF 患者行血液净化不是传统意义上的"肾脏代替",而是一种"肾脏支持",因此 ARF 何时行血液净化治疗不能拘泥于血肌酐的值,而应更注重临床病情及其他器官的损害情况,如发生明显少尿或无尿、高钾、重度酸中毒,特别有水负荷或肺水肿等情况即应透析,这样能尽早清除体内过多的水分和代坶产物,改善内环境,预防和治疗电解质紊乱和酸碱紊乱,预防并发症,为原发病的治疗和支持疗法创造条件。

## 二、慢性肾功能衰竭

### (一)定义及分期

慢性肾功能不全是由多种肾脏疾患引起的慢性持久性的肾功能减退,导致含氮代谢产物在体内潴留,水电解质及酸碱平衡失调,呈现全身多系统症状的一个临床综合征。分期:根据1998NAPRYCS所用肾功能不全分期划分标准,可根据 Schwartz 公式计算的 Ccr 估测 GIR,轻度 GFR50~75mL · min$^{-1}$.1.73m$^2$(可无临床症状),中度 GFR25~50mL · min$^{-1}$ · 1.73m$^2$(可有贫血、酸中毒、夜尿、乏力),重度 GFR10~25mL · min$^{-1}$.1.73m$^2$(有明显消化道症及贫血体征,可有代谢性酸中毒及钙、磷代谢异常),终末肾病 GFR≤10mL · min$^{-1}$ · 1.73m$^2$(有各种尿毒症症状,包括消化、神经、心血管系统功能异常,水、盐代谢紊乱,酸碱失衡明显,严重贫血)

### (二)治疗原则

虽然造成慢性肾功能不全的一些原发病尚无特异治疗方法,但有相当一部分因素引起的肾功能损害是可逆的,如感染、尿路梗阻、脱水、有效循环血量的减少等,及时去除诱因,肾功能仍有部分或全部恢复的可能。有些治疗能延缓慢性肾功能不全的发展。对于非终末期肾病采取内科保守治疗,治疗的目的是维持正常的生长发育及社会功能。治疗包括调节水电解质紊乱,纠正酸中毒,预防肾性骨病的发生,提供足够的热卡及能量和营养。

1.饮食治疗

提供 100%的 RDA 热卡饮食,必要时可行鼻饲或胃造瘘协助食物的摄入,因机体对胰岛素反应低下,在进食糖类时应注意检测血糖水平,防止高血糖的发生。因过多的蛋白摄入可加速肾功能的恶化,因此建议当 GFR 下降至 50%或以下须限制蛋白的摄入。GFR≥5mL.min$^{-1}$ · 1.73m$^2$ 者供蛋 0.6g.kg$^{-1}$ · d$^{-1}$,其中高生物价优质蛋白≥0.35g.kg$^{-1}$ · d$^{-1}$,血液透析及腹膜透析患儿适当增加蛋白摄入。

2.贫血的治疗

一般不主张常规输血治疗,因输血可进一步抑制促红素的分泌,但当 Hb<60g/L 时应输10mL/kg 的少浆血。提供造血原料,如铁、叶酸等,促红素治疗指征,对未行透析患者尚无统一标准,一般 Hb 或红细胞比容低于同年龄正常儿童或红细胞比容<30%即可应用,皮下注射或透析患者直接腹膜内(腹透患者)或静脉(血透患者)应用,使 Hct>30%,Hb 维持在 110~120g/L,初始剂量平均每周 50~150U/kg,剂量需个体化以达到最佳治疗目的,一般调整至每次 25U/kg,促红素的不良反应有高血压、抽搐等。

3.高血压的治疗

首先限制钠的摄入,肥胖儿应减肥,好静者应加强体育
锻炼,有症状者需要药物治疗,首选血管转化酶抑制药。

4.酸中毒的治疗

限制蛋白摄入有一定疗效,一般给予碱剂治疗 NaHCO$_3$,2~4mmol · kg$^{-1}$ · d$^{-1}$,使血碳酸氢盐浓度最低维持在 20~22mmol/L。

5.高血钾的治疗

纠正酸中毒,限制钾的摄入,防止异生作用。急性高钾血症,应给予积极的内科治疗或透

析治疗。

**6.肾性骨病的治疗**

肾性骨病是可以预防的,许多相关的不良反应可以通过补钙,补充活性维生素 D(如罗盖全、骨化三醇)的治疗而减少到最低程度,骨化三醇剂量 0.25～1.5μg/d,使磷维持在正常水平而钙在正常的高限水平,但应注意钙磷乘积应在 70 或以下,否则易引起转移性钙化、组织损伤,进一步加剧肾功能的损伤。

**7.身材矮小的治疗**

评价慢性肾衰的治疗是否成功一个重要因素即患儿是否在身高及体重方面保持一定的生长速率,重组人生长激素治疗肾衰患儿已开始试用于临床,并取得了一定的疗效。

**8.肾替代治疗**

是终末期肾衰患儿的生命的保障和未来的希望!包括透析和移植,其中自动腹膜透析技术利用自动腹膜透析仪在晚间睡眠时进行腹膜透析,使患儿白天上学,维持透析可保持良好生命质量,但不能保证正常发育。移植可保持良好生命质量,为儿童提供良好康复和正常发育,但受者必须维持免疫抑制治疗。

# 第九节  川  崎  病

## 一、概述

川崎病(KD)又称皮肤黏膜淋巴结综合征,是一种急性、自限性的全身性血管炎,多见于婴儿和年幼的儿童。病因及发病机制尚不明确。

## 二、诊断要点

发热 5 天以上,伴下列 5 项临床表现中 4 项者,排除其他疾病后,即可诊断为川崎病。

(1)四肢变化:急性期掌跖红斑,手足硬性水肿;恢复期指趾端膜状脱皮。

(2)多形性红斑。各种皮疹均可见,以多形性红斑多见,急性期可出现肛周脱皮。

(3)眼结合膜充血,非化脓性。结膜充血是指双则球结膜非渗出性充血,不伴疼痛和畏光,无水肿或角膜溃疡。

(4)唇充血皲裂,口腔黏膜弥漫充血,舌乳头呈草莓舌。

(5)颈部淋巴结肿大。颈淋巴结肿大多为单侧无痛性,不伴红肿及波动感。

## 三、治疗

**1.阿司匹林**

急性期剂量每日 30～50mg/kg,分 3～4 口服;热退后 28～72 小时(另有专家认为持续应用 14 天)后改为小剂量,每日 3～5mg/kg;疗程 8～12 周。如有冠脉异常,应持续服用小剂量阿司匹林。

**2.静脉用丙种球蛋白(IVIG)**

剂量 2g/kg 单次应用。IVIG2g/kg 单次应用加阿司匹林的标准用法使冠脉发生率由

15%～25%下降至2%～4%。一般主张起病10天内应用,如就医时发热未退,冠脉病变或ESR/CRP仍高,起病10天后仍可应用;过早(起病5天内)使用IVIG,可能需再次应用。

**3.糖皮质激素**

糖皮质激素一般不作为治疗川崎病的首选药物,常用于IVIG标准使用后无反应者,但应与阿司匹林或肝素等抗凝药同时使用。

**4.抗凝治疗**

联合使用双嘧达莫每日3～5mg/kg,分2～3次口服。有冠状动脉病变或血小板水平增高患儿可应用低分子肝素钙50～100IU/kg皮下注射或静脉滴注抗凝。同时在血小板明显升高或有血栓形成时可应用前列地尔抗血小板聚集。

**5.并发有感染时给予抗感染治疗**

### 四、病情观察及随访要点

(1)本病需要长期随访。

(2)治疗疗程中(8～12周)需要密切注意血小板水平变化及冠状动脉病变变化情况,及时调整治疗方案。

(3)注意阿司匹林不良反应观察,如皮疹、消化道出血等。

(4)有冠状动脉瘤形成及血栓形成的患儿需要长疗程治疗。

### 五、预防

无确切、有效的预防措施。

# 第十节　渗出性多形红斑

### 一、概述

渗出性多形性红斑是一种原因不明的急性病,以发热开始,肢体出现对称性紫红色无症状丘疹,皮疹由红褐色逐渐变成黄色,并可产生一个特征性向心性中心发亮区——靶样皮疹。本病好发于春、秋季,多见于青壮年。50%的患者有前驱症状,如发热、全身无力、咳嗽、流鼻涕、咽痛、胸痛、肌肉疼痛、关节痛等,前驱症状可持续1～14天。继前驱症状之后,可突然出现皮肤、黏膜改变。皮损开始呈紫红色斑片状,以后即由紫红色变为暗紫色,或发展成紫色带,水疱扩大、融合,呈对称分布,以肢体伸侧面、手背和足背最常受累,可累及躯干。

### 二、诊断

诊断本病的主要特征为突然发病,有紫红色皮疹,对称分布,有自发性恢复和反复发作倾向,靶样皮疹为特征性表现。可表现为多形性渗出性红斑,有眼部症状、口腔黏膜损害及其他系统症状,根据上述特征容易做出诊断。实验室检查:白细胞轻度增加,血沉加速,CRP强阳性。

### 三、治疗方案

**1.去除病因**

药物引起者应停用任何可能引起本病的药物,切忌再用此种药物,治疗用药亦应谨慎;病毒所致者可用阿昔洛韦(acyclovir)每日 5～15mg/kg 静脉滴注；

### 2.肾上腺皮质激素

早期足量使用皮质激素可迅速控制病情,缩短病程。一般可选用甲基泼尼松龙每日 1～2mg/kg,或氢化可的松琥珀酸钠每日 5～10mg/kg,或地塞米松每日 0.3～0.6mg/kg 加入葡萄糖液中静脉滴注；必要时根据病情可加大剂量,病情控制后改为口服泼尼松,逐渐减量停用。注意:单纯疱疹病毒引起的 EEMM,应慎用肾上腺皮质激素。

### 3.丙种球蛋白

可静脉滴注丙种球蛋白每次 400～500mg/kg,每日或隔日一次,有助于控制病情和防止继发感染。

### 4.抗生素应用

根据可能病原菌选用 1～2 种有效抗生素静脉滴注,但应注意该病是否为药物所致。

### 5.局部处理

加强皮肤黏膜的局部护理,特别是眼部护理,用生理盐水冲洗眼部,定期清除眼部伪膜,外用抗生素软膏如红霉素眼膏等。皮肤可用 1％甲紫溶液涂患处,或用硼酸水湿敷,或紫草油外用。

### 6.消毒隔离

应严格执行消毒,应有烧伤烤架的设置。

### 7.支持疗法

饮食宜富营养,易消化,进食困难的考虑静脉营养；注意维持水电解质平衡,补充丧失的血浆蛋白,补充维生素,必要时输新鲜血或血浆。

## 四、预后

一般较好,可复发。注意眼部病变,远期预后取决于肺部病变及肺纤维化的程度。

# 第十一节　幼年特发性关节炎

## 一、JIA 诊断及分型标准

依据 2001 年国际风湿病联盟(ILAR)幼年特发性关节炎诊断标准进行诊断及分型。

### 1.定义

幼年特发性关节炎(juvenile idiopathic arthritis,JIA)是指 16 岁以下儿童的持续 6 周以上的不明原因关节肿胀,除外其他疾病后称为幼年特发性关节炎。

### 2.除外标准

以上总定义适用于所有类型的 JIA,但每一型需要除外的原则如下:

(1)银屑病或一级亲属患银屑病。

(2)男孩 6 岁以上发病的关节炎,HLA-B27 阳性。

(3)强直性脊柱炎,肌腱附着点炎症,炎症性肠病性关节炎,Reiter's 综合征,急性前葡萄膜炎,或一级亲属患以上任意一种疾病。

(4)类风湿因子 IgM 间隔 3 个月以上两次阳性。

(5)患者有全身型 JIA 表现。

3.分型

(1)全身型幼年特发性关节炎:一个或以上的关节炎,同时或之前发热至少 2 周以上,其中连续每天弛张发热时间至少 3 天以上,伴随以下一项或更多症状:①短暂的、非固定的红斑样皮疹;②全身淋巴结肿大;③肝大;④浆膜炎。

(2)少关节型幼年特发性关节炎:发病最初 6 个月 1~4 个关节受累,有两个亚型。①持续性少关节型 JIA,整个疾病过程中关节受累数小于等于 4 个;②扩展性关节型 JIA,病程 6 个月后关节受累数大于等于 5 个。

(3)多关节型幼年特发性关节炎(类风湿因子阴性型):发病最初的 6 个月,5 个以上关节受累,类风湿因子阴性。

(4)多关节型幼年特发性关节炎(类风湿因子阳性型):发病最初 6 个月 5 个以上关节受累,并且在最初 6 个月中伴最少间隔 3 个月以上且 2 次以上的类风湿因子阳性。

(5)银屑病性幼年特发性关节炎:1 个或更多的关节炎合并银屑病,或关节炎合并以下最少任何 2 项:①指(趾)炎;②指甲凹陷或指甲脱离;③家族史中一级亲属有银屑病。

(6)与附着点炎症相关的幼年特发性关节炎(Enthesitis Related JIA,ERA):关节炎合并附着点炎症,或关节炎或附着点炎症,伴有下列情况中至少 2 项:①有骶髂关节压痛和或炎症性腰骶部疼痛目前表现或病史;②HLA-B27 阳性;③6 岁以上发病的男性患儿;④急性或症状性前葡萄膜炎;⑤家族史中一级亲属有强直性脊柱炎,与附着点炎症相关的关节炎,炎症肠病性关节炎,Reiter's 综合征,急性前葡萄膜炎。

(7)未分类的幼年特发性关节炎:不符合上述任何一项或符合上述两项以上类别的关节炎。

## 二、鉴别诊断

根据不同分型应与相关疾病相鉴别:

1.以发热、皮疹为主者

应与全身感染如败血症、结核、病毒感染等鉴别;同时需除外恶性病如白血病、淋巴瘤、恶性组织胞病及其他恶性肿瘤;

2.以关节受累为主者

应与风湿热、化脓性关节炎、关节结核、创伤性关节炎等相鉴别。

3.需与其他风湿性疾病相鉴别

如 SLE、MCTD、血管炎综合征如过敏性紫癜、川崎病等鉴别。

## 三、治疗

原则:采取分型分组治疗。

1.非甾体消炎药(NSAIDs)

萘普生:剂量 10～15mg/(kg·d),分两次或三次口服。

布洛芬:剂量 30～40mg/(kg·d),分两次或三次口服。

双氯芬酸:常用剂量为 2～3mg/(kg·d),分两次口服。

美洛昔康:常用剂量 0.125～0.25mg/(kg·d),每天一次。

阿司匹林:常用剂量 50～80mg/(kg·d),分两次或三次口服。

2.改变病情抗风湿药(DMARDs)

(1)氨甲蝶呤(MTX):每周 7.5～10mg/m²,次日给予叶酸 2.5～5mg 口服对抗其不良反应。

(2)柳氮磺胺吡啶(SSZ):在 MTX 有禁忌或不耐受时,替代 MTX 首选柳氮磺胺吡啶(SSZ)或来氟米特。SSZ 剂量 50mg/(kg·d),分两次或三次口服。

(3)来氟米特:对体重<20kg 者,给予负荷量 100mg 1 天后 10mg 隔日 1 次;体重 20～40kg,给予负荷量 100mg 两天后 10mg 每日 1 次;体重>40kg,给予负荷量 100mg 3 天后 20mg 每日 1 次口服。推荐对于年长儿常规剂量为 0.3mg/(kg·d),一次口服。

(4)羟氯喹:常用剂量为 4～6mg/kg·d(最大剂量<200mg/d),建议每 6～12 个月进行一次眼科随访。

3.糖皮质激素

糖皮质激素治疗 JIA 的适应证包括:

JIA 全身型伴严重血管炎。

JIA 全身型伴多脏器损害,或并发巨噬细胞活化综合征(MAS)。

JIA 多关节型的顽固重症,NSAIDS 和 DMARDS 药物治疗无效。

JIA 少关节型顽固型,可局部注射皮质激素。

JIA 合并眼部并发症,可局部使用激素眼药水。

4.免疫抑制药

(1)环孢霉素 A(CsA):常用剂量 4～6mg/(kg·d),用于 MTX 耐药的 JIA 多关节炎、少关节炎型,也可用于少数重症全身型 JIA,尤其在合并 MAS 的患儿。

(2)环磷酰胺(CTX):用于部分难治性全身型 JIA。

5.中医中药

(1)白芍总苷(TGP)胶囊:剂量 0.3～0.6g/次,每日 2～3 次;

(2)雷公藤总甙:剂量为 1mg/(kg·d),每日 1～2 次。

6.钙剂

可选择每日口服 1000mg 钙剂和/或 400U 维生素 D。

7.生物制剂

(1)依那西普:推荐剂量 0.4mg/kg,每周 2 次皮下注射,总疗程 6～12 月;

(2)英夫利昔单抗:常用剂量 3～6mg/kg,次(最大可 10mg/kg/次),分别于 0、2 周、6 周,以后每间隔 8 周使用,总疗程 6～12 月;

(3)阿达木单抗:剂量 24mg/m²,皮下注射,每 2 周一次。

8.矫正手术

(1)腱鞘切除术。

(2)滑膜切除术。

(3)人工关节置换术。

# 第十二节　系统性红斑狼疮

## 一、概述

系统性红斑狼疮(SLE)是一种自身免疫性结缔组织病,大量致病性自身抗体和免疫复合物形成,造成组织损伤,出现多个系统和器官损害。女性发病率高,占 90%,近五年重庆地区女性发病率为 77%,平均年龄 10.7 岁。我国患病率为 7/1 万,儿童 SLE 的患病率为(0.5~0.6)/10 万。

特点:自发性起病,病情迁延反复,与其他自身免疫病有交叉重叠现象,患者血清中有多种抗细胞核、细胞质等成分的抗体,多数患者血清补体降低,肾小球内有免疫球蛋白和补体的沉积,电镜下可见电子致密物沉积,激素和免疫抑制药治疗有效。

## 二、诊断

依据系统性红斑狼疮的诊断标准(ACR1997):

(1)蝶形红斑。

(2)盘状狼疮。

(3)日光过敏。

(4)口腔溃疡。

(5)关节炎。

(6)浆膜炎:胸膜炎或心包炎。

(7)肾病变:蛋白尿>0.5g/24h 或持续+++,管型:红细胞、颗粒或混合性管型。

(8)神经系统异常:抽搐或精神症状(除外药物或其他原因)。

(9)血液学异常:溶血性贫血;白细胞<$4.0\times10^9$/L 至少 2 次以上;淋巴细胞<$1.5\times10^9$/L;血小板减少<$100\times10^9$/L。

(10)免疫异常:抗 dsDNA 抗体效价增高;抗 Sm 抗体阳性;抗磷脂抗体阳性(抗心脂抗体;狼疮抗凝集物阳性及梅毒血清试验假阳性)。

(11)抗核抗体阳性。

符合上述 11 项中任何 4 项或 4 项以上者,可诊断 SLE。

## 三、病情活动度的评估

应用 SLEDAI 评分进行 SLE 活动度的评估,评分以评估前十天以内的症状和检查为准(总分 105 分):5~9 分为轻度活动,多无明显器官受累;10~14 分为中度活动,伴有内脏器官的累及但程度相对较轻;315 分为重度活动,常有重要器官严重损伤,即为重症狼疮。

表 6-1　SLE 疾病活动指数评判标准（SLEDAI）

| 计分 | 临床表现 | 定义 |
|---|---|---|
| 8 | 癫痫样发作 | 近期发作,除外代谢、感染和药物因素 |
| 8 | 精神症状 | 严重的认知障碍、行为异常,包括:幻觉、思维散漫、缺乏逻辑性、行为紧张、缺乏条理。除外尿毒症和药物因素 |
| 8 | 器质性脑病 | 大脑功能异常,定向力、记忆力及计算力障碍。包括意识障碍、对周围环境注意力不集中,加上以下至少两项:认知障碍、语言不连贯、嗜睡或睡眠倒错、精神运动增加或减少。需除外代谢性、感染性和药物因素 |
| 8 | 视力受损 | SLE 的视网膜病变,包括絮状渗出、视网膜出血、严重的脉络膜渗出或出血以及视神经炎。需除外高血压、感染及药物因素 |
| 8 | 颅神经异常 | 新发的包括脑神经在内的感觉或运动神经病 |
| 8 | 狼疮性头痛 | 严重持续的头痛,可以为偏头痛,但必须对镇痛药治疗无效 |
| 8 | 脑血管意外 | 新发的脑血管意外,除外动脉硬化 |
| 8 | 血管炎 | 溃疡、坏疽、痛性指端结节,甲周梗死。片状出血或活检或血管造影证实存在血管炎 |
| 4 | 关节炎 | 2 个以上关节疼痛及炎症表现,如压痛、肿胀及积液 |
| 4 | 肌炎 | 近端肌肉疼痛或无力,合并 CPK 或醛缩酶升高,或肌电图或肌活检存在肌炎 |
| 4 | 管型尿 | 出现颗粒管型或红细胞管型 |
| 4 | 血尿 | >5RBC/HP,除外结石、感染或其他因素 |
| 4 | 蛋白尿 | 蛋白尿>0.5g/24h |
| 4 | 脓尿 | >5WBC/HP,除外感染 |
| 2 | 皮疹 | 炎性皮疹 |
| 2 | 脱发 | 异常片状或弥漫性脱发 |
| 2 | 黏膜溃疡 | 口、鼻溃疡 |
| 2 | 胸膜炎 | 出现胸膜炎疼痛,有胸膜摩擦音或胸腔积液或胸膜增厚 |
| 2 | 心包炎 | 心包疼痛,加上以下至少一项:心包摩擦音、心包积液或心电图或超声心动图证实 |
| 2 | 低补体 | CH50、C3、C4 低于正常值低限 |
| 2 | 抗 ds-DNA 抗体增加 | >25%（Farr 氏法）或高于检测范围 |
| 1 | 发热 | >38 度,需除外感染因素 |
| 1 | 血小板降低 | <100×10$^9$/L |
| 1 | 白细胞减少 | <3×10$^9$/L,需除外药物因素 |

## 四、治疗

目前 SLE 尚无特效的治疗方法,治疗原则为积极控制狼疮活动、改善和阻止脏器损害,坚持长期、规律治疗,加强随访,尽可能减少药物不良反应以改善患儿生活质量。

### (一)药物治疗

1.肾上腺皮质激素

为治疗狼疮主要药物,使用原则:诊断明确即尽早采用皮质激素治疗,泼尼松 1~2mg/kg·d,口服,逐渐减量至最小剂量长期维持,数年甚至终身。

甲基泼尼松龙冲击治疗:

指征:①肾功能恶化;②狼疮危象;③神经精神狼疮;④狼疮肺炎及肺出血综合征。

剂量:15~30mg/kg,最大量为 1g/天,用 3 天,必要时可重复。

2.非甾体消炎药

水杨酸制剂、萘普生、布洛芬及扶他林等,适用于关节痛、肌痛及轻度浆膜炎。硫酸羟氯喹,5~6mg/kg·d,分 2 次口服,连服 3 个月,也可达 2 年以上。长期应用应注意视网膜毒性,较氯喹轻。对控制 SLE 皮肤损害、光敏感及关节症状有较好的效果。

3.免疫抑制药

不提倡作为治疗 SLE 的单一或首选药物,伴重要脏器损伤时选择皮质激素加免疫抑制药联合治疗。主要药物包括:

环磷酰胺(CTX)、环孢霉素 A(CsA)、骁悉(吗替麦考酚酯胶囊,MMF)、氨甲蝶呤(MTX)、来氟米特、硫唑嘌呤等。

(1)环磷酰胺(CTX):剂量 0.5~1.0g/m²,静脉冲击。每月 1 次,6~8 次;或每 3 月 1 次,4 次,或每 6 月 1 次,2 次。总量不超过 250mg/kg。

下述情况应慎用:近 2 周内有过严重感染;WBC$<4×10^9$/L;CTX 过敏;2 周内用过其他细胞毒药物。

(2)环孢霉素 A(CsA):用法为每日 2.5~5mg/kg,症状控制后依据血药浓度调整剂量。

注意事项:较常见多毛,牙龈增生,一般可在停药 6 个月后消失;有肾毒性,可出现肌酐、尿素氮增高、Scr 减低等;避免与高钾饮食及药物合用,避免同用减毒活疫苗;用药期间应严格检测血浓度。

(3)骁悉(吗替麦考酚酯胶囊,MMF):片剂为 0.25g/片,用法为每日 20~30mg/kg,分二次服用。常与皮质激素联用治疗Ⅳ级狼疮肾炎。

注意事项:免疫系统的过度抑制可增加对感染的易感性;发生淋巴瘤和恶性肿瘤的危险性增加。呼吸系统:肺间质异常,少数发生肺纤维化;有超过敏反应的患者禁用。

4.植物类药

(1)雷公藤:因可致月经不调、性腺抑制等,慎用。

(2)白芍总苷(Totalglucosides of paeony,TGP):较安全,可选用,30mg/kg·d,少数可致大便稀溏,次数增加。

5.大剂量免疫球蛋白(IVIG)静脉滴注

(1)主要用于:狼疮危象(出血、严重狼疮肺炎、狼疮脑炎);常规剂量的激素和/或免疫抑制药治疗无效;联合治疗;并发严重感染;顽固血小板减少的长期治疗。

（2）剂量:400mg/(kg·d),连用 2～5 天。

6.血液净化

（1）血浆置换:非特异。

（2）DNA 免疫吸附:特异性强,对于初发、活动、重症狼疮有一定疗效,可缓解症状,减轻对重要脏器的损害,但不能代替药物。

7.生物制剂

（1）抗 TNF-α 单克隆抗体。

（2）利妥昔单抗。

（3）白细胞介素(IL)-1 受体拮抗药。

（4）细胞毒 T 细胞抗原 4(CTLA-4)。

8.干细胞移植(blood stem cell transplantation,BSCT)

严格把握指针,评估风险,顽固性、难治性 SLE 可采用。

## 五、预后

10 年生存率＞75％,治疗及时 90％以上可缓解,如治疗不当,儿童 SLE 预后较成人严重。

# 第十三节　狼疮性肾炎

### 一、诊断与分型

1.诊断标准

SLE 患儿有下列任一项肾受累表现者即可诊断为 LN:①尿蛋白检查满足以下任一项者:1 周内 3 次尿蛋白定性检查阳性;或 24h 尿蛋白定量＞150mg;或 1 周内 3 次尿微量白蛋白高于正常值;②离心尿每高倍镜视野(HPF)RBC＞5 个;③肾功能异常[包括肾小球和(或)肾小管功能];④肾活检异常。

2.临床分型

7 种类型:①孤立性血尿和(或)蛋白尿型;②急性肾炎型;③肾病综合征型;④急进性肾炎型;⑤慢性肾炎型;⑥肾小管间质损害型;⑦亚临床型:SLE 患者无肾损害临床表现,但存在轻重不一的肾病理损害。

3.病理分型

（1）根据肾小球损害程度分型:

1）Ⅰ型:轻微系膜性 LN:光镜下肾小球正常,但荧光和(或)电镜显示免疫复合物存在。

2）Ⅱ型:系膜增生性 LN:光镜下可见单纯系膜细胞不同程度的增生或伴有系膜基质增宽,及系膜区免疫复合物沉积;荧光和电镜下可有少量上皮下或内皮下免疫复合物沉积。

3）Ⅲ型:局灶性 LN:分活动性或非活动性病变,呈局灶性(受累肾小球＜50％)节段性或球性的肾小球毛细血管内增生、膜增生和中重度系膜增生或伴有新月体形成,典型的局灶性的内皮下免疫复合物沉积,伴或不伴有系膜病变。

A 活动性病变:局灶增生性 LN。

A/C 活动性和慢性病变:局灶增生和硬化性 LN。

C 慢性非活动性病变伴有肾小球硬化:局灶硬化性 LN。

4)Ⅳ型:弥漫性 LN:活动性或非活动性病变,呈弥漫性(受累肾小球≥50%)节段性或球性的肾小球毛细血管内增生、膜增生和中重度系膜增生,或呈新月体性肾小球肾炎,典型的弥漫性内皮下免疫复合物沉积,伴或不伴有系膜病变。又分两种亚型:(Ⅳ-S)LN:即超过 50%的肾小球的节段性病变;(Ⅳ-G)LN:即超过 50%肾小球的球性病变。若出现弥漫性白金耳样病变时,即使轻度或无细胞增生的 LN,也归入Ⅳ型弥漫性 LN。

Ⅳ-S(A):活动性病变:弥漫性节段性增生性 LN。

Ⅳ-G(A):活动性病变:弥漫性球性增生性 LN。

Ⅳ-S(A-C):活动性和慢性病变:弥漫性节段性增生和硬化的 LN。

Ⅳ-G(A-C):活动性和慢性病变:弥漫性球性增生和硬化性 LN。

Ⅳ-S(C):慢性非活动性病变伴有硬化:弥漫性节段性硬化性 LN。

Ⅳ-G(C):慢性非活动性病变伴有硬化:弥漫性球性硬化性 LN。

5)Ⅴ型:膜性 LN(membranous LN):肾小球基膜弥漫增厚,可见弥漫性或节段性上皮下免疫复合物沉积,伴有或无系膜病变。Ⅴ型膜性 LN 可合并Ⅲ型或Ⅳ型病变,这时应做出复合性诊断。如Ⅴ+Ⅲ、Ⅴ+Ⅳ等。并可进展为Ⅵ型硬化型 LN。

6)Ⅵ型:严重硬化型 LN:超过 90%的肾小球呈现球性硬化,不再有活动性病变。

(2)肾小管损害:肾小管间质损害型以肾小管损伤为主要表现,此型为孤立的肾小管间质改变、而与 SLE 相关的肾小球病变轻微,出现与肾小球病变程度不相应的较严重球外病变。

(3)血管损伤表现:

1)狼疮性血管病变:表现为免疫复合物(玻璃样血栓、透明血栓)沉积在微动脉腔内或叶问动脉,也称为非炎症坏死性血管病。

2)血栓性微血管病:与狼疮性血管病变在病理及临床表现上相似,其鉴别要点为存在纤维素样血栓。

3)坏死性血管炎:动脉壁有炎症细胞浸润,常伴有纤维样坏死。

4)微动脉纤维化:微动脉内膜纤维样增厚不伴坏死、增殖或血栓形成。

(4)增生性 LN 的活动指数(AJ)和慢性指数(CI):对增生性 LN 在区分病理类型的同时,还应评价肾组织的 LNAI 和 CI,以指导临床治疗和判断预后。AI 值越高是积极给予免疫抑制药治疗的指征。CI 值的高低则决定病变的可逆程度与远期肾功能。目前多推荐参照美国国立卫生研究院(NIH)的半定量评分方法。

## 二、治疗

### (一)治疗原则

(1)伴有肾损害症状者,应尽早行肾活检,以利于依据不同肾脏病理特点制定治疗方案。

(2)积极控制 SLE/LN 的活动性。

(3)坚持长期、正规、合理的药物治疗,并加强随访。

(4)尽可能减少药物毒不良反应,切记不要以生命的代价去追求疾病的完全缓解。

**（二）狼疮性肾炎的治疗**

**1. 根据病理分型治疗**

LN 肾脏病理基本病变包括炎症性病变、增生性病变、基膜病变、肾小管间质病变和血管炎病变。急性炎症性病变，使用糖皮质激素，尤其甲泼尼龙冲击治疗往往能明显改善症状。对于增生性病变则需要用抗代谢的药物［环磷酰胺（CTX）、吗替麦考酚酯（MMF）、硫唑嘌呤、来氟米特］和神经钙蛋白抑制药（环孢霉素、他克莫司）。对于基膜病变神经钙蛋白抑制药和抗 B 细胞抗体可能有效。对于血管炎性病变选用 MMF、他克莫司。

（1）Ⅰ型、Ⅱ型：一般认为，伴有肾外症状者，予 SLE 常规治疗；儿童患者只要存在蛋白尿，应加用泼尼松治疗，并按临床活动程度调整剂量和疗程。

（2）Ⅲ型：轻微局灶增生性肾小球肾炎的治疗，可予泼尼松治疗，并按临床活动程度调整剂量和疗程；肾损症状重、明显增生性病变者，参照Ⅳ型治疗。

（3）Ⅳ型：该型为 LN 病理改变中最常见、预后最差的类型。推荐糖皮质激素加用免疫抑制药联合治疗。治疗分诱导缓解和维持治疗两个阶段。诱导缓解阶段：共 6 个月，首选糖皮质激素＋CTX 冲击治疗。泼尼松 1.5～2.0mg/（kg·d），6～8 周，根据治疗反应缓慢减量。CTX 静脉冲击有 2 种方法可选择：①500～750mg/（m²·次），每月 1 次，共 6 次。②8～12mg/（kg·d），每 2 周连用 2d，总剂量 150mg/kg。肾脏增生病变显著时需给予环磷酰胺冲击联合甲泼尼龙冲击。甲泼尼龙冲击 15～30mg/（kg·d），最大剂量不超过 1g/d，3d 为 1 个疗程，根据病情可间隔 3～5d 重复 1～2 个疗程。MMF 可作为诱导缓解治疗时 CTX 的替代药物，在不能耐受 CTX 治疗、病情反复或 CTX 治疗无效情况下，可换用 MMF20～30mg/（kg·d）。CTX 诱导治疗 12 周无反应者，可考虑换用 MMF 替代 CTX。

维持治疗阶段：至少 2～3 年。在完成 6 个月的诱导治疗后呈完全反应者，停用 CTX，泼尼松逐渐减量至每日 5～10mg 口服，维持至少 2 年；在最后一次使用 CTX 后两周加用硫唑嘌呤（AZA）1.5～2mg/（kg·d）（1 次或分次服用；或 MMF。初治 6 个月非完全反应者，继续用 CTX 每 3 个月冲击 1 次，至 LN 缓解达 1 年。另外，近来有提出来氟米特有可能成为狼疮性肾炎维持治疗的选择，但对儿童尚没有来自多中心 RCT 的结果。

（4）Ⅴ型：临床表现为蛋白尿者，加用环孢霉素或 CTX 较单独糖皮质激素治疗者效果好，也有激素加用雷公藤或苯丁酸氮芥。合并增生性病变者，按病理Ⅳ型治疗。近年有报道针对Ⅴ＋Ⅳ型患者采取泼尼松＋MMF＋FK506 的多靶点联合治疗有效，但尚需进一步的多中心 RCT 的验证。

（5）Ⅵ型：具有明显肾功能不全者，予以肾替代治疗（透析或肾移植），其生存率与非狼疮性肾炎的终末期肾病患者无差异。如果同时伴有活动性病变，仍应当给予泼尼松和免疫抑制药治疗。值得指出的是，肾脏病变的分类只是一个相对的概念，患儿可以几种病变合并存在，治疗中要分清主次，同时兼顾。除上述治疗方法外，还有雷公藤、来氟米特等其他免疫抑制药用于维持治疗，以及免疫重建、造血干细胞输注 m1 等用于重症有活动性病变而其他治疗无效的患者。血浆置换、静脉注射免疫球蛋白有助于改善机体内环境，但对 LN 无改善作用。阿贝莫司有助于降低体内抗-dsDNA 水平，但其对肾脏远期预后的影响尚有待进一步的多中心 RCT 的验证。

LN 临床表现与病理类型具有一定的对应关系,但并不完全平行。因此,不推荐以临床表现作为制定治疗方案的依据。本指南建议没有条件作肾活检不能明确肾病理类型者,应转诊至具有相应专科的医院诊治。

2.重视肾脏慢性化病变的预防

LN 存在着肾组织进行性纤维化的过程,治疗中如果不考虑防止慢性纤维化的一些措施,将导致慢性肾衰的进程迅速发展。重型 LN 患者高血压发生率在 50% 以上,高血压的存在必然加速肾硬化的过程。治疗除注意加强降压,应首选钙离子拮抗剂。如合并糖皮质激素治疗,酌情加用 B-受体阻滞药。血管紧张素转换酶抑制药(ACEI)、血管紧张素受体阻滞药(ARB)的应用对肾脏的损害有改善作用,它们既能降压、保护肾功能,还有助于减轻蛋白尿。不少重型病例其远期存活率常常受并存的心脑血管并发症的影响,加强降压、降脂及拮抗 RAS 系统的措施,对于保护心脑肾功能有十分重要的意义。

## 三、随访与预后

不定期随诊、不遵循医嘱、不规范治疗和严重感染是儿童 LN 致死的重要原因。LN 患儿在治疗的诱导缓解阶段,应每月 1 次到专科门诊复查,维持治疗阶段,2~3 个月复查 1 次。复查血常规、尿常规、肝功能、肾功能、红细胞沉降率、C 反应蛋白(CRP)、狼疮相关抗体、补体等。近年来,由于加强了对患者的教育,以及诊疗水平的提高,LN 的预后与过去相比已有显著改善。诊断后经正规治疗,肾脏的 5 年存活率 44%-93%。死亡原因主要是伴有其他多脏器严重损害、感染、急进性 LN、慢性肾功能不全、药物(尤其是长期使用大剂量激素)的不良反应等。

# 第十四节 皮 肌 炎

## 一、概述

皮肌炎(dermatomyositis,DM)属自身免疫性结缔组织疾病之一,是一种主要累及横纹肌,呈以淋巴细胞浸润为主的非化脓性炎症病变,可伴有或不伴有多种皮肤损害,也可伴发各种内脏损害。多发性肌炎(polymyositis,PM)系指本组疾患而无皮肤损害者。

## 二、诊断

根据患者对称性近端肌肉乏力、疼痛和触痛,伴同特征性皮肤损害如以眶周为中心的紫红色浮肿性斑,Gottron 氏征和甲根皱襞僵直扩张性毛细血管性红斑,一般诊断不难,再结合血清肌浆酶和 CPK、LDH、AST、ALT 和醛缩酶的增高,24 小时尿肌酸排出量增加,必要时结合肌电图的改变和病变肌肉的活组织检查,可以确诊本病。

## 三、治疗

在无肿瘤并发的病例,皮质类固醇治疗有效,一般成人剂量相等于泼尼松 $60\sim100mg/d$,为 $1mg/(kg \cdot d)$,重症病例或开始剂量无效,可增至 $1.5mg/(kg \cdot d)$;儿童剂量通常较成人剂量增加些,为 $1.5mg/(kg \cdot d)$。症状轻者可用较小剂量。根据临床症状,尿肌酸排出量和血清肌浆酶测定值作为应用皮质炎固醇增减剂量的参考指标,一般肌力恢复较肌浆酶和尿肌酸排泄量好转迟缓数周。近年来重症病例采用大剂量甲基泼尼松龙冲击疗法(即静脉滴注 1g,连续 3 天,以后再改用泼尼松 600mg/d)。1/3 病例对皮质类固醇治疗效应不佳。

免疫抑制药特别是氨甲蝶呤静脉滴注合并皮质类固醇治疗尤其对改善肌力有一定疗效,环磷酰胺和硫唑嘌呤也可应用。

其他非甾体类抗体炎药物,蛋白同化激素如苯丙酸诺龙、抗疟药物(如氯喹)和维生素 E 等亦可辅助试用。重症病例可静脉补给复方氨基酸注射液,三磷酸腺苷、辅酶 A 和能量合剂。近亦有应用环孢素、血浆透析等获得一定效果。

此外物理疗法,在急性期严重炎症时进行被动运动防止软挛缩,每日二次,不鼓励主动运动;在恢复期鼓励进行速度缓慢主动运动。其他可酌情采用按摩、推拿水疗,透热电疗等以防止肌肉萎缩和挛缩。对功能消失患者进行康复治疗训练。

在成人特别是 40～50 岁以上患者,必需详细地检查有无肿瘤的伴发,如果发现肿瘤需予以彻底治疗,可改善和缓解皮肌炎症状。如果当时未发现,亦应每隔 3～6 个月定期随访甚为必要。对小儿皮肌炎患者,需尽量去除一切可疑病灶,并采用抗生素合并皮质类固醇治疗,可获良效。

## 四、预后

本病病程大部分病例为慢性渐进性,在 2～3 年趋向逐步恢复,仅少数死亡,故少数发作急性呈显著乏力的病例,多数预后不良,常由于并发感染死亡。另有小部分病例呈反复发作,加剧与缓解交替进行,最终获得缓解。

本病并发肿瘤的百分数从 9% 至 52% 不等,一般在 40 岁以后,发病年龄愈大,伴发肿瘤的机会越大,有报道在 50 岁以上男性患者中可高达 71%,Schuerman 复习文献的 344 例,12% 伴发恶性肿瘤、William 报告为 15%,Gallen 为 24%,皮肌炎患者伴发恶性肿瘤的发生率远超过多发性肌炎患者伴发的。有人认为与皮肌炎患者应用免疫抑制药后有关。作者报道的 135 例中有 12 例(8.89%)伴发,大多先有皮肌炎,随后发生肿瘤。

# 第十五节　先天性无丙种球蛋白血症

## 一、概述

先天性无丙种球蛋白血症是一种由于 B 细胞早期发育障碍所致的外周血 B 淋巴细胞缺乏和血清各种免疫球蛋白水平极为低下的原发性免疫缺陷病,有 X-连锁和常染色体隐性遗传两种遗传方式。X-连锁无丙种球蛋白血症(XLA)系 Bruton 酪氨酸激酶基因突变所致,常染色体隐性遗传无丙种球蛋白血症由 HIGM、CD79a、BLNK 等基因突变所致。

## 二、诊断要点

(1)生后 4～12 月起病的反复感染,生长发育及营养落后

临床表现为反复中耳炎、慢性鼻窦炎、肺炎、脓皮病、关节炎等。慢性下呼吸道感染可导致支气管扩张和肺胀肿、支气管扩张等慢性肺病,是影响远期预后的关键。对某些肠道病毒的易

感性明显增高。反复感染常致生长发育延迟。

（2）扁桃体和腺样体很小或阙如,浅表淋巴结及脾脏均不能触及

（3）阳性家族史

（4）血清免疫球蛋白水平明显下降:外周血中 IgG、IgM、IgA 和 IgE 水平均较同龄健康儿童显著降低或测不出。总 Ig 一般不超过 250mg/dL。

（5）外周血 B 淋巴细胞相对计数＜2％

（6）确诊需靠基因诊断。

## 三、治疗

控制感染:经验选用抗感染药物时应有针对性,及时采用病原学和药敏结果指导进一步抗感染治疗。

IVIG 替代治疗:300～800mg/kg 输注,每 3～4 周一次,保证血清 IgG 水平高于 5g/L。IVIG 替代治疗方案应个体化。

关节炎治疗:关节炎多随 IVIG 替代治疗好转,如无明显改善,可采用非甾体消炎药治疗,一般不需缓解病情抗风湿病药物如氨甲蝶呤等。

## 四、病情观察及随访要点

有无反复感染及慢性感染:包括中耳炎、鼻窦炎、肺炎、关节炎等。

静脉注射免疫球蛋白替代治疗是否规范、有效:血清免疫球蛋白水平及临床情况。

慢性肺病:定期观察肺部组织结构是否正常,肺功能情况。

关节炎:负重关节及小关节有无肿胀、活动障碍。

恶性肿瘤:长程发热、骨痛、面色苍白等。

## 五、预防

具有 XLA 家族史患儿应及早进行遗传咨询和产前诊断,可避免患儿出生。

# 第十六节 湿疹、血小板减少伴免疫缺陷综合征诊疗指南

## 一、概述

湿疹、血小板减少伴免疫缺陷综合征(WAS)系一种以血小板减少、血小板体积减小、湿疹、反复感染、易患自身免疫性疾病和血液系统恶性肿瘤为特点的 X-连锁隐性遗传性疾病,由 WAS 蛋白(WASp)基因突变所致。

## 二、诊断要点

（1）男性,早发血小板减少或粒细胞减少,可有血小板体积减小,对相应治疗应答差。

（2）可伴有异位性湿疹,常较顽固、多发,细菌感染和食物过敏可加重。

（3）可有各部位感染,呼吸道感染多见。

（4）可伴发自身免疫性疾病和肿瘤。

(5)PBMC 表达 WASp 下降或不表达。

(6)WASp 基因突变

### 三、治疗

(1)不应接种活病毒疫苗。

(2)湿疹治疗：以保湿、止痒、局部使用激素制剂治疗为主；严重者可采用小剂量口服皮质激素治疗。

(3)感染防控：小年龄期间宜采用复方新诺明预防卡氏肺囊虫感染；脾切除者可采用抗生素预防感染。发生急性感染时应尽量寻找病原学依据，针对性使用抗感染药物。

(4)IVIG 支持治疗：本病需要规范 IVIG 支持治疗，每 3～4 周输注一次，300～600mg/kg，观察其对血小板水平及感染的治疗效果。

(5)严重血小板减少的治疗：一般情况下，不主张输注血小板，可能导致血小板抗体滴度不断增高，使输入的血小板迅速被破坏；顽固血小板减少，内科治疗疗效甚微者，可考虑脾脏切除，但应仔细评估各方面风险因素。

(6)异基因造血干细胞移植：典型 WAS 或 WASp 表达阴性者，应尽早进行造血干细胞移植。

(7)基因治疗：国外尚处在临床试验阶段。

### 四、病情观察及随访要点

(1)密切注意血小板水平变化及出血表现。

(2)湿疹及治疗效果。

(3)感染情况：年龄越大，感染通常越频繁和严重；已行脾切除者更应注意爆发性感染征兆。

(4)IVIG 及预防性抗感染药物如复方新诺明是否规范使用。

(5)有无自身免疫和肿瘤发生迹象。

### 五、预防

进行遗传咨询和产前诊断，避免患儿出生。

# 第十七节　慢性肉芽肿病

### 一、概述

慢性肉芽肿病(CGD)为一种少见的原发性吞噬细胞功能缺陷病，由于基因突变引起吞噬细胞还原型辅酶 II(NAPDH)氧化酶缺陷，导致吞噬细胞不能杀伤过氧化物酶阳性细菌与真菌。65%CGD 患者为 CYBB 基因突变引起的 X-连锁隐性遗传病(X-CGD)，35% 为 CYBA，NCF1，NCF2 基因突变引起的常染色体隐性遗传病(AR-CGD)。

### 二、诊断要点

(1)生后早期严重、反复感染，尤其是肺部、皮肤软组织和肝实质感染。可发生卡介苗感染。

(2)阳性家族史。

(3)免疫球蛋白水平常因反复感染而增高,淋巴细胞亚群分布多正常。

(4)NBT 刺激活化后阳性细胞≤10%。

(5)白细胞呼吸爆发试验证实中性粒细胞氧化功能缺陷。

(6)基因分析:可能存在 CYBB CYBA NCF1 NCF2 基因缺陷。

### 三、治疗

1.感染防控

应注意皮肤清洁、避免接触某些致病病原体,如避免接触含曲霉菌较多的干草、麦秆等。常规使用复方新诺明预防感染。可采用伊曲康唑预防真菌感染。如一旦发生感染需要强有力的针对致病菌的抗感染治疗。

2.阻塞性病变的治疗

强有力抗生素治疗,有时需使用激素以缓解症状,外科手术可治疗 CGD 患者的阻塞性病变,但术后并发症较为常见。

3.白细胞输注

仅在危及生命的感染发生时考虑使用。

4.人重组干扰素-γ

部分病例有效,可减少感染严重程度和频率。

5.疫苗接种

卡介苗之外的所有灭活疫苗和活疫苗均可接种。

6.异基因造血干细胞移植

由于患儿 T、B 细胞功能健全,移植难度较大,但仍为重症患儿挽救生命的重要手段。

7.基因治疗

尚处在临床试验阶段。

### 四、病情观察及随访要点

(1)有无反复感染及感染程度和转归,与抗感染药物治疗的关系。

(2)血细胞水平:中性粒细胞水平,有无贫血。

(3)注意感染及肉芽肿有关并发症。

### 五、预防

进行遗传咨询和产前诊断,避免患儿出生。

# 第十八节　严重联合免疫缺陷病

## 一、概述

严重联合免疫缺陷病(SCID)是一类 T 淋巴细胞发育与功能严重异常的疾病,如无规范治疗常于 1 岁内死亡。X-连锁 SCID(X-SCID)由编码白细胞介素(IL)-2 受体共同 γ 链的基因突变所致,占 SCID 总病例数一半。

## 二、诊断要点或诊断标准及鉴别诊断

(1)早发(通常于生后 2-4 月内)严重致死性感染,包括细菌、病毒、真菌或卡介苗感染。

(2)生长发育迟缓甚至停滞。

(3)母系男性幼年夭折家族史。

(4)外周血淋巴细胞绝对计数<1500/mm³。

(5)淋巴细胞亚群示 T 细胞和 NK 细胞数量明显减少。

(6)IL2RG 等基因分析发现致病突变。

(7)如外周血中 T 细胞数量接近正常但仍怀疑 X-SCID 诊断者,应细致分析 T 细胞表型和遗传学特点,明确是否母源性。

## 三、治疗

1.积极防控感染

足量、长疗程、联合应用敏感抗感染药物。采用复方新诺明预防卡氏肺囊虫感染。如已有卡氏肺囊虫肺炎,可考虑采用静脉磺胺制剂或卡泊芬净治疗。病毒感染可采用抗病毒药物或新型单克隆抗体,如针对呼吸道合胞病毒的 Palivizumab 治疗。如有结核感染,须抗结核治疗。

2.IVIG 及其他支持治疗

常规使用 IVIG 替代,输注的血液制品应经过辐照以清除具有增殖能力的 T 细胞。

3.异基因造血干细胞移植

挽救生命的唯一手段。在感染控制情况下,应尽早启动本治疗。HLA 同型同胞兄妹为最佳供者,如无理想供者,可考虑父母造血干细胞移植(单倍体配型),但风险较大。

## 四、病情观察及随访要点

各种感染转归,与抗感染药物治疗的关系。

生长发育情况。

4.GvHD 控制情况

## 五、预防

进行遗传咨询和产前诊断,避免患儿出生。

# 第七章 感染消化科疾病

## 第一节 麻 疹

### 一、概述

麻疹(Measles)是由麻疹病毒引起的小儿时期最常见的急性呼吸道传染病。典型临床表现有发热、咳嗽、流涕、结膜炎、麻疹黏膜斑及全身斑丘疹,疹退后留有色素沉着及糠麸样脱屑。最常见并发症有肺炎、喉炎。本病传染性极强。好发年龄为6个月至5岁,近年来6月龄以下和15岁以上发患者数有明显增多。感染后可获得持久免疫力。终年均有散发,流行多见于冬、春季。由于麻疹疫苗广泛使用,麻疹的发病率和死亡率已经大幅度下降。

### 二、病史要点

1.流行病学资料

详细询问有无麻疹预防接种史、近三周有否麻疹密切接触史及既往有否麻疹病史。

2.临床表现

前驱期认真询问有无发热、咳嗽、流涕、结合膜充血、流泪、畏光等上呼吸道炎症状;出疹期询问出疹时间、顺序、分布及皮疹形态,发热与皮疹关系,出疹后全身中毒症状、呼吸道症状有无加重,是否合并喉炎(声音嘶哑、犬吠样咳嗽)、肺炎(剧烈咳嗽、气急、鼻翼、缺氧、呼吸困难、肺部啰音)及脑炎(昏迷、惊厥、脑膜刺激征等)等;恢复期重点询问有无脱屑及色素沉着。

### 三、体检要点

1.前驱期

重点观察体温,口腔颊、唇黏膜有无黏膜斑,球结合膜有无充血、分泌物。

2.出疹期

重点观察皮疹颜色、形态、大小、分布,疹间有无正常皮肤,皮疹有无融合及出血。同时观察有无气急、发绀、鼻翼、呼吸困难及肺部啰音等(出疹期肺炎、喉炎是最常见并发症)。

3.恢复期

重点观察皮疹消退后有无麦麸样脱屑及色素沉着。

### 四、辅助检查

1.多核巨细胞检查

于出疹前2天至出疹后1天取患者鼻咽分泌物或口腔黏膜斑涂片,瑞氏染色后直接镜检找多核巨细胞。多核巨细胞具有早期诊断价值。

2.病原学检查

(1)病毒分离:可从早期患者的血液及眼、鼻、咽部分泌物中分离病毒。

（2）病毒抗原检查：用免疫荧光检测鼻咽分泌物或尿脱落细胞中病毒抗原。

（3）特异性抗体检查：特异性 IgM 可作为近期感染诊断的主要依据。

3.影像学

肺部有并发症（肺炎或肺结核）者，可行肺部 X 线摄片或胸部 CT。

## 五、诊断要点及鉴别诊断

1.诊断

典型麻疹可根据流行病学及临床表现如前驱期麻疹黏膜斑，出疹期出疹时间、皮疹形态、出疹顺序及分布，恢复期皮疹消退后脱屑及色素沉着等进行临床诊断。必要时辅以多核巨细胞、血清特异性 IgM 及病毒分离等检查进一步明确诊断。

2.鉴别诊断

表 7-1　常见出疹性疾病鉴别诊断

|  | 麻疹 | 风疹 | 幼儿急疹 | 肠道病毒感染 |
|---|---|---|---|---|
| 发热与出疹关系 | 发热 3 天左右出疹，出疹时体温更高 | 发热 1 天内出疹 | 发热 3～4 天，热退疹出 | 发热 2～3 天出疹，出疹时有发热 |
| 初期症状及其他特点 | 发热、眼红、流涕、多泪、干咳 | 发热及上呼吸道症状轻，有耳、枕后淋巴结肿大 | 发热高、但全身症状轻 | 可有疱疹性咽峡炎、结膜炎、肌痛、病毒性脑膜炎 |
| 口腔黏膜斑 | 有 | 无 | 无 | 无 |
| 皮疹特点 | 红色斑丘疹，疹间有正常皮肤，先见耳后、面、颈、渐及全身，3～5 天出齐。 | 淡红色斑丘疹，皮疹较细小、稀少，一日出齐 | 粉红色斑丘疹，皮疹细小，先见于颈、躯干，再见四肢，一日出齐 | 大小不等的斑丘疹，水疱、瘀点，皮疹形态、数量及分布变化较大 |
| 脱屑 | 糠皮样 | 少 | 无 | 无 |
| 色素沉着 | 有 | 较浅 | 无 | 无 |

## 六、病情观察及随访要点

重点观察并发症的发生与变化。

（1）体温变化：出疹期体温突然升高或持续高热，恢复期体温不降或上升，提示有并发症存在。麻疹后长期低热，伴精神、食欲不好，日渐消瘦应怀疑结核病恶化。

（2）皮疹：如皮疹隐而不发或骤退伴面色不好，四肢发冷者应检查脉搏、血压、心音、心律，注意循环衰竭发生。

（3）并发肺炎者严密观察有无气急、鼻翕、发绀及肺部啰音。尤其应注意在肺炎基础上并发心力衰竭、中毒性脑病、气胸、脓胸等临床表现。随访胸部 X 线片，必要时胸部 CT 了解肺部病变及进展。

（4）并发喉炎者严密观察有无声音嘶哑、犬吠样咳嗽、吸气性三凹征等表现。

（5）并发脑炎者严密观察有无嗜睡、昏迷、惊厥等表现。常规随访脑电图、脑脊液，必要时随访头颅 MRI。

(6)营养障碍者严密观察有无消瘦、贫血、维生素缺乏症(如眼结合膜干燥,角膜浑浊、溃疡甚至失明)。

## 七、治疗

**1.一般治疗**

单纯麻疹提倡家庭隔离。居室应保持新鲜空气和适当温、湿度,注意皮肤、黏膜清洁,供应充足水分及易消化、富营养食物。纠正"忌口、忌油、忌洗"陋习。

**2.对症处理**

发热过高可用物理降温或小剂量退热剂;烦躁不安可选用适当镇静药;咳嗽剧烈可服用祛痰、镇咳剂。

**3.并发症治疗**

根据各种并发症及时给以积极有效的治疗。抗生素无预防并发症作用,故不宜滥用。

**4.中医治疗**

中医认为麻疹属于温热病范畴。前驱期以辛凉透表法,促进皮疹透发;出疹期宜清热解毒,佐以透疹;恢复期宜养阴清理余热,调和脾胃。

## 八、预防

(1)患者应隔离至出疹后 5 天,有并发症延长至出疹后 10 天。集体儿童机构中有接触史的易感儿应检疫 3～4 周。

(2)自动免疫:对易感者应接种麻疹减毒活疫苗。按照我国政府规定的儿童计划免疫程序,初种对象为 8 个月以上儿童,7 岁时复种。禁忌证:高热,急性传染病,活动性肺结核,免疫缺陷病及正在使用免疫抑制药的患者。

(3)被动免疫:适用于 2 岁以下的年幼、体弱或患病的易感儿,接触后 5 天内注射可暂免发病,接触后 5～9 天内注射可减轻症状。方法:丙种球蛋白 0.25mL/kg,肌内注射。维持免疫时间为 3～8 周。

# 第二节  流行性腮腺炎

## 一、概述

流行性腮腺炎是由腮腺炎病毒引起的急性呼吸道传染病。俗称"痄腮""衬耳寒"。临床以单侧或双侧腮腺非化脓性肿痛为特点。常见并发症有脑膜脑炎和胰腺炎等。早期患者或隐性感染者为本病传染源,借唾液飞沫传播。5～14 岁为好发年龄。感染后可获得持久免疫力。全年均可发病,冬春季为高峰季节,常在集体机构中流行。

## 二、病史要点

**1.流行病学**

询问有否腮腺炎疫苗接种史。患者周围有无腮腺炎流行及接触史。既往有无腮腺炎反复发作史。

**2.临床表现**

询问腮腺肿大时间(数小时至1～2天),腮腺肿大是否以耳垂为中心,波及范围(单侧或双侧,有无颌、舌下腺肿大),是否腮颊部疼痛加剧与张口、咀嚼、进食酸性食物等有关。是否伴有发热、寒战、头痛、恶心、呕吐、腹痛及睾丸的肿痛等并发症表现。

## 三、体检要点

重点观察腮腺是否呈单侧或双侧肿大,肿大腮腺是否以耳垂为中心呈马鞍形,肿块有触痛及弹性,皮肤表面有无发红。是否伴有颌下腺及舌下腺肿大。腮腺管口有无红肿及排脓现象。是否伴有胸骨前水肿。如并发脑膜脑炎有无意识障碍、脑膜刺激征、病理征阳性;并发胰腺炎有无上腹部压痛、反跳痛;并发睾丸炎有无睾丸红肿热痛表现。

## 四、辅助检查

**1.常规和生化检查**

外周血白细胞大多正常或稍高,分类以淋巴细胞为主。90％的患者血清、尿淀粉酶轻至重度增高。

**2.病原学检查**

(1)特异性抗体检测:特异性IgM阳性提示近期感染。检测双份血清特异性IgG大于4倍增高也可诊断。

(2)病毒分离:对于腮腺不出现肿大,同时累及了其他腺体、脏器者可通过唾液、脑脊液进行病毒分离培养协助诊断。

## 五、诊断要点及鉴别诊断

**1.诊断**

根据流行性腮腺炎接触史,无疫苗接触史,既往无流行性腮腺炎病史。肿大腮腺以耳垂为中心呈马鞍形,肿块有触痛及弹性,边缘不清,皮肤表面不红。可伴有颌下腺及舌下腺肿大。腮腺管口有红肿,即可临床诊断。不典型者,可以借助辅助检查诊断。

**2.鉴别诊断**

(1)化脓性腮腺炎:肿大腮腺红肿热痛明显,挤压后有脓液自腮腺导管流出。外周血白细胞总数和中性粒细胞增高。

(2)急性淋巴结炎:肿大淋巴结边界清楚,压痛明显。腮腺管口红肿不明显。外周血白细胞总数和中性粒细胞增高。

(3)复发性腮腺炎:腮腺反复肿大,病因不明。

## 六、病情观察及随访要点

典型腮腺炎重点观察腮腺、颌下腺肿痛及消退情况。一旦出现并发症,脑膜脑炎重点观察有无意识障碍、抽搐,有无脑膜刺激征、病理征、脑神经损害及小脑性共济失调,必要时随访脑脊液及脑CT。胰腺炎重点观察有无寒战、高热,腹部有无压痛及反跳痛,血和尿淀粉酶有无明显升高,必要时行腹部B超或CT观察胰腺有无肿大。睾丸炎重点观察有无高热、寒战、下腹痛及睾丸肿痛和变硬。

## 七、治疗

### 1.中医中药

内服普济消毒饮或龙胆泻肝汤加减以清热、解毒、消肿。外用青黛调醋或紫金锭磨醋或仙人掌捣烂外敷肿处。

### 2.一般治疗

注意口腔清洁,用温盐水漱口每日 2～3 次。以软食或流质为宜,避免酸性食物或药物刺激。

### 3.对症处理

高热者可用物理或药物降温。腮腺疼痛可局部冷敷或给予镇痛剂。

### 4.并发症处理

睾丸炎时,局部给予冷湿敷,并用睾丸托将阴囊抬高,严重者可短期静脉或口服激素。脑膜脑炎时,应降低颅内压、止惊等;胰腺炎时,应禁食,静脉补充热卡、水及电解质维持平衡。

## 八、预防

(1)自动免疫:腮腺炎减毒活疫苗接种后,诱生抗体可维持 20 年。麻疹-腮腺炎-风疹三联疫苗抗体阳转率可达 95% 以上。推荐 1 岁以上小儿无自然感染史者应普遍接种。

(2)患者隔离至肿大腮腺完全消退。集体儿童机构的接触者检疫 3 周。

# 第三节　水　痘

## 一、概述

水痘是由水痘-带状疱疹病毒引起的一种传染性极强的儿童期出疹性传染病。本病主要通过空气飞沫传播,也可通过接触患者的疱疹内的疱浆而感染。好发年龄为 2～6 岁。发病后可获得持久免疫。临床特征为皮肤和黏膜先后陆续分批出现斑丘疹、疱疹及结痂等各类皮疹,向心性分布,伴有明显瘙痒。水痘常见并发症为继发性皮肤细菌感染。大多病情较轻,预后良好。

## 二、病史要点

### 1.流行病史

询问有否水痘疫苗接种史。了解有无水痘密切接触史及集体发病史。既往有无水痘病史。

### 2.临床表现

询问皮疹出现时间、分布、形态,是否伴随发热等症状。重症水痘详细询问有无免疫缺陷及使用免疫抑制药病史,特别是接受化疗者。皮疹是否进行性加重,表现为弥漫性或出血性水痘,全身中毒症状重。先天性水痘应询问孕妇是否患有水痘,是否同时存在多发性先天性畸形。

## 三、体检要点

检查皮疹呈向心性分布,皮肤黏膜均可受累,口、咽、结膜及外生殖器的黏膜部位均可见到皮疹,在同一部位可看见各期皮疹(斑丘疹、疱疹及结痂);重症水痘皮疹密集,呈出血性,重者伴有肺部出血;先天性水痘多伴有肢体发育不良,眼部异常,中枢神经系统受累及低出生体重。

### 四、辅助检查

1.血常规

白细胞总数减少,淋巴细胞相对增加。

2.病原学检测

(1)病毒抗原检测:采用免疫荧光或免疫组化法检测疱疹拭子或活检标本中 VZV 抗原,或用 PCR 方法测定样本中特异性基因片段,较病毒分离更快速、敏感。

(2)病毒分离:取出疹后 3～4 天内疱疹液或脱皮疱疹处拭子接种人胚肺成纤维细胞可以分离病毒。

(3)血清学检查:双份血清特异性抗体 IgG4 倍以上的升高或特异性 IgM 阳性,均提示近期感染。

### 五、诊断要点及鉴别诊断

根据水痘接触史、既往史、发病季节、典型皮疹形态及皮疹分布,诊断并不困难,但须与丘疹样荨麻疹、脓疱疮、手足口病及带状疱疹等相鉴别。

### 六、病情观察及随访要点

水痘最常见并发症为继发性皮肤细菌感染,要密切注意观察有无皮肤感染。其他少见并发症有血小板减少(可引起皮肤、黏膜出血,重症可引起肺部出血),水痘肺炎、心肌炎、心包炎及脑炎。重点随访血常规、胸片、心电图、心肌酶谱,必要时随访脑电图及头颅 MRI。

### 七、治疗

主要是对症治疗,防止皮疹被搔破及皮肤继发细菌性感染,局部或全身可给止痒镇静药。避免使用阿司匹林类药,减少 Reye 综合征发生。对水痘肺炎或免疫功能受损者可给予抗病毒治疗,如阿昔洛韦静脉注射,8 小时 1 次,每次 $500mg/m^2$,于 1 小时内滴入。口服每次 $20mg/kg$,每日 4 次,共 5 天。继发细菌感染时给予抗生素治疗。

### 八、预防

1.隔离患者

隔离患者直至全部皮疹结痂为止。对接触的易感者,检疫 3 天。

2.主动免疫与被动免疫

对正在使用大剂量激素、免疫功能受损和恶性病患者,在接触水痘 72 小时内使用水痘-带状疱疹免疫球蛋白肌内注射,可以起到预防作用。接触水痘后,立即使用减毒活疫苗,可以预防发病,即使患病也很轻微。

# 第四节　流行性乙型脑炎

## 一、概述

流行性乙型脑炎(Epidemic Encephalitis B)简称乙脑,是乙脑病毒引起的以中枢神经系统损害为主的急性传染病。临床以高热、意识障碍、惊厥、脑膜刺激征为特征。重症可留下不同程度神经系统后遗症。人群普遍易感,但感染后仅 1/300～1/500 的人发病,且以 10 岁以下儿童发病最高。感染后具有持久免疫力。本病流行具有明显季节性,以蚊虫繁殖、活动猖獗之 7、8、9 三月发病最集中。近年来在我国广泛的接种乙脑疫苗后,其发病率及病死率均有明显下降。

## 二、病史要点

### 1.流行病学

询问当地有无乙脑流行,有无接触蚊虫机会,有无乙脑预防接种史。

### 2.临床表现

询问起病缓急,体温高低及热型(大多急性起病,体温呈逐渐升高趋势)。意识障碍出现的时间、特点、程度及变化。头痛、呕吐、惊厥的发生时间,发作情况,与热程的关系。

## 三、体检要点

判断意识障碍程度,检查脑膜刺激征,病理反射征,及颅内高压症(婴幼儿前囟饱满及紧张度)存在与否,腹壁、提睾、膝等反射减弱、消失或亢进变化,肌张力高低,眼球活动与瞳孔变化。呼吸节律变化。球结膜是否水肿。

## 四、辅助检查

### 1.血常规

白细胞总数达(10～20)×$10^9$/L,分类以中性粒细胞为主。

### 2.脑脊液

常规呈病毒性脑膜炎改变。白细胞计数多在(50～500)×$10^6$/L,早期以中性粒细胞为主,后以淋巴细胞为主。蛋白轻度升高,糖和氯化物正常。

### 3.脑电图和头颅影像学

脑电图一侧或双侧颞叶有弥漫性慢波和尖棘波。脑 CT 和 MRI 显示弥漫性脑水肿征象。脑干脑炎者见脑干部位病灶。

### 4.病原学检查

(1)特异性 IgM 抗体检查:血清特异性 IgM 抗体于感染后 4 日即可出现,持续 3～4 周,单份血清即可做出早期快速诊断。阳性率在 39%～93.5% 之间。脑脊液特异性 IgM 抗体优先于血清中出现,且持续时间较血清中抗体为久,可用于早期诊断。

(2)病毒分离:可取血和脑脊液进行病毒分离,极少阳性。尸检脑组织分离病毒阳性率较高。

(3)病毒抗原和基因检查:采用免疫荧光法和 RT-PCR 法可在脑脊液或尸检脑组织检测到特异性病毒抗原和核酸片段。

## 五、诊断要点及鉴别诊断

1.诊断

根据流行病学资料,结合患儿急性起病,有高热、意识障碍、惊厥和神经系统病理征阳性者应高度怀疑本病。同时根据外周血白细胞和中性粒细胞明显增高,脑脊液改变符合病毒性脑炎,结合脑电图和头颅影像学可以做出临床诊断。

2.鉴别诊断

(1)其他病毒性脑炎:尤其是单纯疱疹病毒脑炎与乙脑鉴别困难,主要依靠流行病学资料及病原学检查协助诊断。

(2)化脓性脑膜炎:主要与早期化脑及部分治疗后化脑进行鉴别,应结合发病季节及病原学检查协助诊断。

(3)结核性脑膜炎:起病较缓,脑脊液外观呈毛玻璃样,细胞数在 $500 \times 10^6/L$ 以下,以淋巴细胞为主,糖和氯化物降低、蛋白明显升高,抗酸染色可呈阳性。

## 六、病情观察与随访要点

(1)体温:观察热程、热型及患者对降温措施的反应及效果。持续高热或体温骤升、骤降、弛张或热程过长都预示病情严重或存在并发症。

(2)惊厥:注意并控制惊厥先兆(惊跳,眼球凝视、上翻,肌张力突然增高,阵发性屏气或唇周青紫,口角抽动等)。观察惊厥发作情况,仔细辨明并积极消除惊厥诱因(如高热、缺氧、脑水肿等)。

(3)呼吸衰竭:首先应判断有无缺氧、发绀,呼吸暂停、困难及呼吸快慢不均、深浅不齐等呼吸衰竭征象。进一步分析是中枢性呼吸衰竭(以呼吸节律、频率的改变为特征)或是周围性呼吸衰竭(因呼吸道阻塞或呼吸肌麻痹造成呼吸困难,胸或腹式呼吸减弱为特征)或是二者同时存在。

(4)密切随访意识障碍急剧加深,惊厥反复不止,瞳孔、呼吸、血压骤变等颅内高压,脑疝征象。

(5)注意肺炎,尿路感染,压疮,口腔炎等并发症以及水、电解质紊乱的发生。

(6)恢复期应观察有无智力减退,精神异常,失语,失明,运动性障碍,自主神经系统功能障碍(多汗、流涎、血管舒缩失调等)等神经、精神后遗症及恢复情况。

## 七、治疗

采取中、西医综合治疗。重点做好极期患者高热、惊厥和呼吸衰竭的处理。

1.一般疗法

(1)控制室内温度(28℃左右为宜),环境力求安静。

(2)注意营养热量补充,昏迷患者可给予鼻饲。

(3)注意眼部、口腔、皮肤清洁护理,定时用生理盐水或 1:5000 呋喃西林液清洗口、眼,昏迷患者用油纱或盐纱掩护眼睛。定时翻身,叩背,帮助呼吸道痰液排出。用温水擦浴及 30%

酒精按摩受压骨突部位,防止压疮发生。

2.对症处理

(1)降温:积极采用物理(冷水或30%酒精擦浴,头部、大血管部位冰敷),药物(安乃近滴鼻或口服、注射退热药)等方法将体温控制在38℃左右。高热伴抽搐的患者可适当采用亚冬眠疗法以止惊降温。

(2)止惊:选用地西泮、苯巴比妥、水合氯醛等镇静药。其原则为宜早(有惊厥先兆时),适量(惊止,肌肉松弛即停)。

3.抢救呼吸衰竭

(1)保持呼吸道通畅:及时吸痰,雾化吸入以稀释分泌物,必要时使用人工呼吸器。

(2)供给氧气。

(3)减轻脑水肿、防止脑疝发生:采用头部降温,脱水疗法及短程肾上腺皮质激素。

(4)纠正循环衰竭。

4.中医中药疗法

本病属温病范畴,故可按卫气营血传变规律辨证施治。

(1)卫气证:治以辛凉解表,清热解毒,芳香化湿为原则。代表方剂:银翘散加减。

(2)气营证:治以清热解毒,凉血息风、化湿开窍为原则。代表方剂:白虎汤加减。

(3)随症加减:热甚者加羚羊角粉。惊厥频繁加勾簾、僵蚕。痰多加胆南星、天竺黄。便秘加生军、芒硝。重病者可用安宫牛黄丸或紫雪丹。恢复期可用竹叶石膏汤加减。

(5)并发肺部、泌尿道、皮肤化脓性感染时选用适当抗生素。

(6)后遗症:除加强生活护理、积极支持治疗外可用针灸、理疗、推拿按摩、功能锻炼等促进恢复。

### 八、预防

(1.患者隔离至体温正常。

(2.开展爱国卫生运动,大力灭蚊、防蚊。

(3.预防接种:流行期前1~2月对6月~12岁儿童注射乙脑疫苗,可获1年免疫期。乙脑减毒活疫苗,接种2剂次,儿童8月龄和2周岁各接种1次,2次接种后保护率达97.5%。

# 第五节　EB病毒感染

### 一、概述

EB病毒(EBV)是一种人类疱疹病毒,常引起人类急性或亚急性感染,多见于儿童。临床表现多样。临床以发热、咽峡炎、淋巴结及肝大、外周血中淋巴细胞增高伴有异常淋巴细胞增多为特征时,称之为传染性单核细胞增多症(简称传单)。年幼儿大多表现为轻型或隐性感染。如果持续或反复发热超过半年以上,伴有肝大、淋巴结肿大、贫血、皮疹、黄疸及对蚊虫叮咬过敏者,需考虑为慢性活动性EBV感染。免疫缺陷儿童一旦感染EBV,病死率可以高达60%。本病可散发亦能在集体儿童机构中流行,秋冬、初春病例较多。传染源为隐性感染者和患者,密切接触经口传播,偶有经血传染。感染后获得 EB 病毒特异抗体而具持久免疫力。大多预后良好。

## 二、病史要点

1.流行病学资料

本病主要传播途径为口-口,故应详细询问有无与本病患者密切接触史。

2.临床表现

询问有无发热、热程,热型及伴随症状(鼻塞、畏寒、肌痛、咽部疼痛、头痛、咳嗽、眼睑水肿等)。有否颈部包块等传染性单核细胞增多症表现。持续长期发热超过半年以上者,应询问有无贫血、皮疹、黄疸和对蚊虫叮咬过敏的反应等慢性活动性 EB 病毒感染的表现。对病情严重者需询问有无免疫缺陷病史或表现。

## 三、体检要点

(1)检查全身浅表淋巴结尤其是颈部淋巴结肿大的程度、范围、硬度、活动度及触痛。注意本病肿大淋巴结有不化脓、不粘连、不对称的特征。

(2)咽峡炎:有无咽部充血和水肿,注意咽、扁桃体分泌物的特性(呈白色膜状渗出,容易剥脱),需与化脓性扁桃体相鉴别。

(3)肝、脾肿大的程度,质地,触痛。伴否黄疸,肝区疼痛及其他消化道症状。扪诊时勿重按脾脏,以防破裂。

(4)有无皮疹及其出现的时间、分布。观察皮疹多型性(麻疹样、风疹样、猩红热样、荨麻疹样)表现。

(5)其他:有无鼻塞、眼睑浮肿、贫血、出血、肺炎、心肌炎、脑膜脑炎等症状。

## 四、辅助检查

1.周围血常规

白细胞总数轻-中度增高,单核细胞、淋巴细胞占 $60\%\sim90\%$,异常淋巴细胞 $>10\%$ 或绝对值超过 $1000\times10^6/L$ 具有诊断价值。

2.血清嗜异性抗体

患者血清中出现羊红细胞凝集素即嗜异性抗体,可协助诊断。往往在病程的第 5 天出现,病程 2~3 周达高峰,5 岁以下小儿阳性率低。

3.病原学检测

(1)血清学检查:抗 VCA-IgM 是急性原发感染的重要指标,往往出现在病程的第 1 周,持续 4~8 周。抗 VCA-IgG 早期也升高,但可以维持终身,故阳性表明既往或正在感染,多用于流行病学调查。

(2)病毒标志物检测:采用 PCR 法检测患者血液、唾液、尿液中的 EBV-DNA,该方法简便、快速、敏感性和特异性均很高。

(3)病毒分离:取急性期患者的唾液和淋巴细胞进行培养。由于阳性结果须时 6~8 周,且费用昂贵,临床极少应用。

### 五、诊断要点及鉴别诊断

1.诊断

根据流行病学资料及发热、咽峡炎、淋巴结和肝大等临床表现,结合典型的血常规改变,可临床诊断。对临床症状不典型者需借助病原学检查以明确诊断。

2.鉴别诊断

咽峡炎应该与疱疹性咽峡炎、化脓性扁桃体炎相鉴别;合并肺炎时应该与细菌性肺炎相鉴别;有皮疹者应与麻疹、风疹、猩红热等出疹性传染病相鉴别;淋巴结肿大者应与结核、白血病、淋巴瘤相鉴别;合并脑炎者应与其他颅内感染相鉴别。对其他病原(HCMV、HHV-6、腺病毒、风疹病毒、甲型和乙型肝炎病毒)引起的类似传单的临床表现,可以通过病原学检查明确诊断。

### 六、病情观察及随访要点

(1)本病热程可长达数月,且呈稽留高热,故应注意观察全身一般状况及热程、热度及持续时间。

(2)随访淋巴结、肝大消长情况。淋巴结,肝大持续时间 > 6 个月者,应注意是否为慢性活动性 EB 病毒感染,同时须与白血病、结核病等相鉴别。

(3)观察皮疹与发热的关系,注意皮疹形态、分布和消退特征,并与各出疹性疾病相鉴别。

(4)肝大伴黄疸、肝功能异常、凝血异常、血常规示三系降低,尤其是血小板下降者,要警惕 EB 病毒相关性嗜血细胞综合征,必须随访血常规、肝功能、凝血功能、骨髓、腹部 B 超等辅助检查。

(5)突然腹痛,急剧严重贫血,失血性休克者应注意脾破裂发生。

(6)观察各种并发症(脑膜脑炎、肺炎、心肌炎、肾炎)的临床表现及变化,转归。

### 七、治疗

(1)对症治疗:传单为自限性疾病,多能自愈。故以对症治疗为主。高热适度降温。肝功能减损者保肝。有呼吸道症状用镇咳祛痰药。有中枢神经症状应控制脑水肿,防止惊厥。心肌炎可酌情使用激素,防治心力衰竭。脾大者避免剧烈活动,以防脾破裂。一旦脾破裂应及时确诊,给予输血,脾切除等处理。

(2)合并细菌感染者可给以抗生素。避免使用氨苄西林,因容易引起皮疹。

(3)激素不能改变病程,可用于咽、喉部有严重水肿者或合并严重心肌炎、肝炎及中枢神经并发症者,疗程不超过 1~2 周。

(4)抗病毒治疗:目前尚无对 EBV 感染有效的抗病毒治疗。有研究显示更昔洛韦等核苷类似物体外有抑制 EBV 的作用。

### 八、预防

急性期患者应采取呼吸道隔离,鼻咽分泌物应予消毒处理。已经有 2 种疫苗用于志愿者。由于恢复期仍然存在病毒血症可能,所以必须 6 个月后才能输血。

# 第六节　巨细胞病毒感染

## 一、概述

巨细胞病毒感染(cytomegalovirus infection,CMV)是由人巨细胞病毒引起的先天性或后天获得性感染,人群普遍易感。主要通过母婴及水平传播。本病基本病理特征为受染的细胞体积增大,胞核和胞浆内出现包涵体。大多数感染者没有症状或亚临床表现。但在先天感染、免疫缺陷、器官和骨髓移植患儿中可引起严重感染,甚至危及生命。

## 二、病史要点

1.流行病学资料

询问母亲在妊娠期间有无 CMV 原发感染或再发感染。有无输血和输血液制品病史。有无器官和骨髓移植病史。有无免疫缺陷病史。

2.临床表现

(1)先天性感染

1)肝炎表现:有无黄疸,出现时间、程度、进展与否,有无白陶土粪便。有无鼻出血、皮肤、注射部位出血倾向(警惕肝功能衰竭)。是否伴食欲减退、腹泻、呕吐等症状。

2)肺炎表现:有无咳嗽、呛奶、呼吸困难、气急、青紫、伴或不伴发热(先天感染多伴有严重肺炎)。抗生素治疗后有无好转。

3)神经系统症状:有无小头畸形、智力低下、视力障碍、脑瘫、抽搐及神经性耳聋(主要见于先天感染)。

(2)获得性感染:

1)婴儿感染:重点询问黄疸及其程度,有无肝功能异常。有无咳嗽、气急、青紫(该年龄段可以并发肺炎)。

2)儿童期感染:重点询问有无发热、皮疹、伴有黄疸或无黄疸,肝功能有无异常(多数感染CMV 后没有症状)。

3)免疫缺陷者感染(包括原发性免疫缺陷、艾滋病、器官及骨髓移植):重点询问有无肺炎、肝炎、脑炎、视网膜炎、胃溃疡、糖尿病等多器官受累相应临床表现。

## 三、体检要点

(1)体检皮肤巩膜有无黄疸,程度(轻、中、重),有无肝大,肿大程度、质地、边缘,有无腹部膨隆,腹壁静脉怒张,有无移动性浊音,是否伴有皮肤的出血点、浅表淋巴结肿大、浮肿。

(2)体检智力发育及体格发育有无落后,有无小头畸形、视力减退、听力损害等。

(3)注意有无气急、发绀、呼吸困难、肺部啰音。

## 四、辅助检查

1.病毒分离或巨细胞病毒的检测

病毒分离或巨细胞病毒的检测的传统方法是从血、尿、唾液、脐血等受检标本中培养出病毒,若呈阳性即可确诊。但阳性率和敏感性很低,且耗时长达 1 个月以上,临床已很少应用。

2.巨细胞病毒抗原检测

应用单克隆抗体与特异性抗原结合的原理,借免疫组化手段测受检材料中的 CMV 抗原。目前最常用的抗原为 PP56,该抗原为病毒活动性感染早期标志物。PP56 是一种磷酸蛋白,占病毒蛋白的 15%,活动性 CMV 感染时,PP56 只在中性粒细胞、单核细胞、血管内皮细胞中表达。该方法检测病毒抗原时间仅需 24～32 小时,灵敏度为 89.18%、特异度为 100%。

3.HCMV 核酸检测

在各种组织或细胞标本中可检测 HCMV-DNA 或 mRNA 片段,常用的检测方法有核酸杂交和 PCR 技术,具快速、特异性强、敏感性高等特点。一旦检出 HCMV-mRNA 或高载量 HCMV-DNA 提示有活动性感染。

4.血清学检查

抗 HCMV-IgM 是原发感染或活动性感染标志。IgM 不能通过胎盘,如果脐血或生后 2 周 HCMV-IgM 阳性可诊断为先天性感染。儿童 HCMV IgM 阳性表示新近感染。抗 HCMV-IgG 转阳表明原发感染,双份血清抗体效价≥4 倍增高提示活动性感染。母亲抗 HCMV-IgG 可以通过胎盘,生后逐渐减少,6～8 周降至最低,如 3～6 个月时抗 HCMV-IgG 滴度一直维持在低水平,可以排出先天感染可能。如抗 HCMV-IgG 滴度持续升高 6 个月以上,应考虑为宫内或生后感染。

## 五、诊断要点及鉴别诊断

1.诊断

新生儿出现不明原因黄疸、肝大、严重紫癜、贫血同时伴有脑或眼损害;儿童不明原因发热、淋巴细胞分类 > 0.50,以及异性淋巴细胞 0.10 以上,嗜异性凝集试验阴性,均应高度怀疑本病。生后 14 天内证实有 CMV 感染者可诊断先天感染,3～12 周证实有 CMV 感染者多为围生期感染。对器官移植、输血后、恶性肿瘤出现难治性肺炎或不明原因肝炎都要考虑 HCMV 感染可能。由于 HCMV 感染与其他病原感染的临床表现很难鉴别,故病原学诊断是唯一可靠依据。

2.鉴别诊断

在严重先天感染者,应与其他宫内感染如先天性风疹、先天性弓形虫、梅毒螺旋体、单纯疱疹病毒、新生儿败血症等感染鉴别。后天感染应与传染性单核细胞增多症、病毒性肝炎、肺炎等鉴别。

## 六、病情观察及随访要点

1.先天感染

观察黄疸有无进行性加重,有无皮肤、黏膜出血,粪便是否逐渐变白,呈陶土色(除外胆道畸形)。智力落后及听力减退有无加重。咳嗽、呼吸困难有无加重,按一般肺炎治疗有无好转。重点随访黄疸、肝大、腹水、出血倾向、肺部体征及神经系统体征。常规随访血常规、肝功、凝血常规、X 线胸片,腹部 B 超、脑电图、听觉诱发电位。必要时胸腹部 CT,头颅 MRI。

2.获得性感染

观察有无黄疸,肝大程度,有无合并肺炎。定期随访肝功能、腹部 B 超、胸片等。

## 七、治疗

### 1.抗病毒治疗

(1)更昔洛韦(ganciclovir,GCV,丙氧鸟苷)可抑制受染细胞中 CMV-DNA 的合成,较阿昔洛韦抗 CMV 作用强 100 倍,是目前抗 HCMV 感染的首选药物。一般选用静脉给药,时间需>1 小时。治疗方案:①诱导治疗,5mg/kg,12 小时一次,持续 2～3 周;②维持治疗,5mg/(kg·d),连续 7 天,若维持阶段疾病进展,可考虑再次诱导治疗。更昔洛韦主要不良反应为骨髓抑制,其他不良反应有肝功能损害、呕吐、皮疹等。肾损害者应减量使用。

为预防 GCV 的不良反应需注意:①用药前检查血常规、肝功能、肾功能;②诱导治疗期间,每 2～3 天复查血常规,每周复查肝肾功能。诱导治疗期结束后再复查,并检查 CMV-DNA 水平,以观察疗效;③维持治疗期间:每周复查血常规,每 2～4 周复查一次肝功能。

(2)膦甲酸(foscarnet,PFA)是病毒 DNA 聚合酶抑制药。可用于更昔洛韦治疗无效者,也可与 GCV 联合应用。治疗方案为诱导治疗:60mg/kg/次,8 小时一次,连用 2～3 周后改为维持治疗,90～120mg/(kg·d),再用 2～3 周。PFA 主要不良反应是肾毒性,其他不良反应有红细胞下降、电解质紊乱、胃肠不适等。儿童使用较少。

(3)西多福韦西多福韦为脱氧胞苷酸类似物,不需病毒酶激活,除具抗 HCMV 活性外,对其他病毒,如腺病毒,单纯疱疹病毒也具抗病毒活性作用。研究发现,干细胞移植受者,CMV感染初次抗病毒治疗失败后,西多福韦可作为二线药物使用。该药对某些耐药病毒株的治疗具重要意义。

### 2.对症治疗

肝炎时应给予降酶、退黄、护肝治疗;并发肺炎有呼吸困难时予以吸氧等;注意防治二重感染。

## 八、预防

### 1.卫生措施

对 CMV 患者的分泌物及排泄物应彻底消毒。加强卫生宣传,养好良好的个人卫生及公共卫生习惯。

### 2.切断传播途径

(1)严格掌握输血的适应证及献血员的筛查。

(2)器官移植前常规对供体进行 CMV 血清学检查。使用冷冻去甘油血制品或洗涤红细胞可减少输血后感染。在移植前后预防性使用抗 HCMV 药物或同时使用高效价 HCMV 免疫球蛋白能降低 CMV 感染率。

(3)高危新生儿的预防:对母乳中 CMV 阳性者,原则上尽量不哺乳。若必须喂养,对带病毒母乳,需处理后食用,将母乳置-20℃冻存后再加巴斯德灭菌法(62.5℃)可消除病毒感染性。

### 3.主动免疫

在 20 世纪 70 年代,有人利用实验室适宜的 CMV,即 Ab16 株和从先天感染患儿分离到的 CMV 即 Towne 株制成减毒活疫苗,但没有发现有保护作用。目前国外利用生物工程技术制备亚单位疫苗如 gB、gH 和 pp65 正在研究之中。

# 第七节　手足口病

## 一、概述

手足口病(HFMD)主要由柯萨奇 A16 及肠道病毒 EV71 型引起的儿童常见传染病。本病传染性强、传播途径复杂、传播速度快,在短时间内可造成较大范围的流行。临床以发热、手、足、口腔等部位的皮疹或疱疹为主要特征。大多数患者症状轻微。少数可出现神经系统、神经源性肺水肿、循环衰竭等严重并发症,危及生命。好发年龄为学龄前儿童,尤其是 3 岁以下。一年四季均可发病,以夏秋季多见。人对肠道病毒普遍易感,感染后均可获得特异性免疫力,持续时间尚不明确。病毒的各型间无交叉免疫。

## 二、临床表现

潜伏期:多为 2～10 天,平均 3～5 天。

1.普通病例表现(第一期,手足口出疹期)

(1)急性起病。

(2)发热,口腔黏膜出现散在疱疹,手、足和臀部出现斑丘疹、疱疹,疱疹周围可有炎性红晕,疱内液体较少。(部分病例皮疹表现不典型,如单一部位或仅表现为斑丘疹)。

(3)可伴有咳嗽、流涕、食欲不振等症状。部分病例仅表现为皮疹或疱疹性咽峡炎。多在一周内痊愈,预后良好。

2.重症病例表现

少数病例(尤其是小于 3 岁者)病情进展迅速,在发病 1～5 天左右出现脑膜炎、脑炎(以脑干脑炎最为凶险)、脑脊髓炎、肺水肿、循环障碍等,极少数病例病情危重,可致死亡,存活病例可留有后遗症。

(1)重症(第二期,神经系统受累期):发热＋皮疹＋脑炎表现(精神差、嗜睡、易惊、头痛、呕吐、谵妄甚至昏迷;肢体抖动,肌阵挛、眼球震颤、共济失调、眼球运动障碍;无力或急性弛缓性麻痹;惊厥。查体可见脑膜刺激征,腱反射减弱或消失,巴氏征等病理征阳性)。无呼吸循环衰竭,无脑疝,无瘫痪表现。

(2)危重症(心肺功能衰竭前期、心肺功能衰竭期;第三期及第四期):在重症基础上出现:

1)神经系统表现:谵妄甚至昏迷。

2)呼吸系统表现:呼吸浅促、呼吸困难或节律改变,口唇发绀,咳嗽,咳白色、粉红色或血性泡沫样痰液;肺部可闻及湿啰音或痰鸣音。

3)循环系统表现:面色苍灰、皮肤花纹、四肢发凉,指(趾)发绀;出冷汗;毛细血管再充盈时间延长。心率增快或减慢,脉搏浅速或减弱甚至消失;血压升高或下降。

## 三、实验室检查

1.血常规

白细胞计数正常或降低,病情危重者白细胞计数可明显升高。

**2.血生化检查**

部分病例可有轻度谷丙转氨酶(ALT)、谷草转氨酶(AST)、肌酸激酶同工酶(CK-MB)升高,病情危重者可有肌钙蛋白、血糖升高。C反应蛋白(CRP)一般不升高。乳酸水平升高;

**3.血气分析**

呼吸系统受累时可有动脉血氧分压降低、血氧饱和度下降,二氧化碳分压升高,酸中毒。

**4.脑脊液检查**

神经系统受累时可表现为:外观清亮,压力增高,白细胞计数增多,多以单核细胞为主,蛋白正常或轻度增多,糖和氯化物正常。

**5.病原学检查**

CoxA16、EV71等肠道病毒特异性核酸阳性或分离到肠道病毒。咽、气道分泌物、疱疹液、粪便阳性率较高。

**6.血清学检查**

急性期与恢复期血清CoxA16、EV71等肠道病毒中和抗体有4倍以上的升高。

## 四、物理学检查

**1.胸X线检查**

重症或危重症可表现为双肺纹理增多,网格状、斑片状阴影,部分病例以单侧为著。

**2.磁共振**

神经系统受累者可有异常改变,以脑干、脊髓灰质损害为主。

**3.脑电图**

可表现为弥漫性慢波,少数可出现棘(尖)慢波。

**4.心电图**

无特异性改变。少数病例可见窦性心动过速或过缓,Q-T间期延长,ST-T改变。

## 五、诊断标准

**1.临床诊断病例**

(1)在流行季节发病,常见于学龄前儿童,婴幼儿多见。

(2)发热伴手、足、口、臀部皮疹,部分病例可无发热。

(3)极少数重症病例皮疹不典型,临床诊断困难,需结合病原学或血清学检查做出诊断。无皮疹病例,临床不宜诊断为手足口病。

**2.确诊病例**

临床诊断病例＋肠道病毒(CoxA16、EV71等)特异性核酸检测阳性。

**3.临床分类**

(1)普通病例:手、足、口、臀部皮疹,伴或不伴发热。

(2)重症病例:

1)重型:出现神经系统受累表现。如精神差、嗜睡、易惊、谵妄;头痛、呕吐;肢体抖动,肌阵挛、眼球震颤、共济失调、眼球运动障碍;无力或急性弛缓性麻痹;惊厥。体征可见脑膜刺激征,腱反射减弱或消失。

2)危重型:出现下列情况之一者:①频繁抽搐、昏迷、脑疝;②呼吸困难、发绀、血性泡沫痰、肺部啰音等;③休克等循环功能不全表现。

## 六、鉴别诊断

### 1.其他儿童发疹性疾病

手足口病普通病例需要与丘疹性荨麻疹、水痘、不典型麻疹、幼儿急疹、带状疱疹以及风疹等鉴别。可根据流行病学特点、皮疹形态、部位、出疹时间、有无淋巴结肿大以及伴随症状等进行鉴别,以皮疹形态及部位最为重要。最终可依据病原学和血清学检测进行鉴别。

### 2.其他病毒所致脑炎或脑膜炎

由其他病毒引起的脑炎或脑膜炎如单纯疱疹病毒、巨细胞病毒(CMV)、EB病毒、呼吸道病毒等,临床表现与手足口病合并中枢神经系统损害的重症病例表现相似,对皮疹不典型者,应根据流行病学史尽快留取标本进行肠道病毒,尤其是EV71的病毒学检查,结合病原学或血清学检查做出诊断。

### 3.脊髓灰质炎

重症手足口病合并急性弛缓性瘫痪(AFP)时需与脊髓灰质炎鉴别。后者主要表现为双峰热,病程第2周退热前或退热过程中出现弛缓性瘫痪,病情多在热退后到达顶点,无皮疹。

### 4.肺炎

重症手足口病可发生神经源性肺水肿,应与肺炎鉴别。肺炎主要表现为发热、咳嗽、呼吸急促等呼吸道症状,一般无皮疹,无粉红色或血性泡沫痰;胸片加重或减轻均呈逐渐演变,可见肺实变病灶、肺不张及胸腔积液等。

### 5.暴发性心肌炎

以循环障碍为主要表现的重症手足口病病例需与暴发性心肌炎鉴别。暴发性心肌炎无皮疹,有严重心律失常、心源性休克、阿斯综合征发作表现;心肌酶谱多有明显升高;胸片或心脏彩超提示心脏扩大,心功能异常恢复较慢。最终可依据病原学和血清学检测进行鉴别。

## 七、重症病例早期识别

EV71感染重症病例诊疗关键在于及时准确的甄别确认第二期、第三期。下列指标提示可能发展为重症病例危重型:

### 1.持续高热

体温(腋温)大于39℃,常规退热效果不佳。

### 2.神经系统表现

出现精神萎靡、呕吐、易惊、肢体抖动、无力、站立或坐立不稳等,极个别病例出现食欲亢进。

### 3.呼吸异常

呼吸增快、减慢或节律不整。若安静状态下呼吸频率超过30~40次/分(按年龄),需警惕神经源性肺水肿。

### 4.循环功能障碍

出冷汗、四肢发凉、皮肤花纹、心率增快(>140~150次/分,按年龄)、血压升高、毛细血管再充盈时间延长($\beta_2$秒)。

5、外周血白细胞计数明显增高

外周血白细胞计数超过 $15\times10^9/L$,除外其他感染因素。

6、血糖升高

出现应激性高血糖,血糖大于 8.3mmol/L。

可疑神经系统受累的病例应及早进行脑脊液检查。EV71 感染重症病例甄别的关键是密切观察患儿的精神状态,有无肢体抖动、易惊、皮肤温度及呼吸、心率、血压等,并及时记录。

## 八、处置流程

门诊医师在接诊中要仔细询问病史,着重询问周边有无类似病例以及接触史、治疗经过;体检时注意皮疹、生命体征、神经系统及肺部体征。

(1)临床诊断病例和确诊病例按照《传染病防治法》中丙类传染病要求进行报告。

(2)普通病例可门诊治疗,并告知患者及家属在病情变化时随诊。

3 岁以下患儿,持续发热、精神差、呕吐,病程在 5 天以内应密切观察病情变化,尤其是心、肺、脑等重要脏器功能,根据病情给予针对性的治疗。

(3)重症病例应住院治疗。危重病例及时收入重症医学科(ICU)救治。

## 九、治疗

1.普通病例

(1)一般治疗:注意隔离,避免交叉感染。适当休息,清淡饮食,做好口腔和皮肤护理。

(2)对症治疗:发热等症状采用中西医结合治疗。

2.重症病例

(1)控制颅内高压:限制入量,积极给予甘露醇降颅压治疗,每次 0.5～1.0g/kg,每 4～8 小时一次,20～30 分钟快速静脉注射。根据病情调整给药间隔时间及剂量。必要时加用呋塞米。

(2)酌情应用糖皮质激素治疗,参考剂量:甲基泼尼松龙 1mg～2mg/kg·d;氢化可的松 3mg～5mg/kg·d;地塞米松 0.2mg～0.5mg/kg·d,病情稳定后,尽早减量或停用。个别病例进展快、病情凶险可考虑加大剂量,如在 2～3 天内给予甲基泼尼松龙 10mg～20mg/kg·d(单次最大剂量不超过 1g)或地塞米松 0.5mg～1.0mg/kg·d。

(3)酌情应用静脉注射免疫球蛋白,总量 2g/kg,分 2～5 天给予。

(4)其他对症治疗:降温、镇静、止惊。

(5)严密观察病情变化,密切监护。

3.危重症

及时清 PICU 会诊,转入 PICU 抢救治疗

4.恢复期治疗

(1)促进各脏器功能恢复。

(2)功能康复治疗

(3)中西医结合治疗。

### 十、预防

(1)早发现、早报告、早诊断、早治疗是控制本病扩散最有效措施。目前尚无有效的疫苗对本病进行预防。

(2)手足口病传播途径多,做好儿童个人、家庭和托幼机构的卫生,勤洗手是预防本病的关键。

(3)本病流行期间不宜带儿童到人群聚集、空气流通差的公共场所,居室常通风,教室、宿舍通风(2～3次/日,＞半小时)。轻症患儿不必住院,宜居家治疗、休息,以减少交叉感染。隔离期2周。

# 第八节 猩 红 热

### 一、概述

猩红热是由产生红疹毒素的A组乙型溶血性链球菌所引起的急性呼吸道传染病,也是一种常见的出疹性疾病。其临床特征有:发热、咽峡炎、全身弥漫性鲜红色皮疹、疹退后有明显脱屑或片状脱皮,少数患儿在发病2～3周后可发生急性风湿热、肾小球肾炎等并发症。患者与带菌者为传染源,主要通过空气飞沫直接传播。全年均有发病,而以冬、春季多见,5～15岁儿童发病最高。目前由于广谱抗生素使用,尤其是青霉素的应用,重型病例比较少,而轻型病例增多。

### 二、病史要点

(1)有无猩红热接触史、过去有无猩红热病史。

(2)近期用药史,有无外伤、皮肤感染史。

(3)全身中毒症状:发热的热程、热型;有无畏寒、寒战、头痛、咽痛等伴随症状及其程度。

(4)皮疹发生、发展过程,发热与皮疹的关系、出疹顺序、蔓延范围。

### 三、体检要点

(1)咽峡炎表现:咽、扁桃体充血、肿大情况,有无脓性分泌物及其特点(颜色、范围、剥离难易)。

(2)皮疹的特点(皮肤弥漫性发红,其上有粟粒疹,疹间无正常皮肤)、分布,有无贫血划痕征、环口苍白圈、帕氏线、杨梅舌等特殊体征存在。恢复期有无脱皮。

(3)注意并发症的体征:如化脓性脑膜炎、败血症、中毒性心肌炎、中毒性肝炎、中毒性脑病或感染性休克。

### 四、辅助检查

1.血常规

白细胞总数及中性比例增高,胞浆中可有中毒颗粒。

2.咽拭子培养

入院后应常规送检。有A组乙型溶血性链球菌生长。

3.特殊检查

疑有并发症时可做相应检查如血培养、心电图等。

## 五、诊断要点及鉴别诊断

1.诊断要点

(1)发热、咽痛和扁桃体充血、肿大,有的有脓性分泌物,发热 24 小时内出疹,24 小时内皮疹出齐,皮肤弥漫性发红,其上有粟粒疹,疹间无正常皮肤,可有贫血划痕征、环口苍白圈、帕氏线、杨梅舌等特殊体征,退疹后有糠麸样或片状脱皮。重型患儿高热,皮疹密集,甚至为出血性皮疹,全身中毒症状重。外科型猩红热患儿有皮肤化脓性病变,全身症状轻,常无咽部症状,侵入部位周围最先出现皮疹且较明显。

(2)白细胞及中性粒细胞明显增多。

(3)咽拭子培养有 A 组乙型溶血性链球菌生长。

2.鉴别诊断

(1)川崎病:多见于<3 岁的婴幼儿;发热 5 天以上,抗生素治疗无效;黏膜表现:眼结合膜充血,口唇樱红、皲裂,口腔黏膜充血;特殊体征:手足硬肿,指趾末端及肛周可见脱皮。

(2)药疹:有使用药物史;皮疹为多形性(可为猩红热样皮疹);感染中毒症状轻;无咽峡炎及杨梅舌表现;停药后症状减轻,抗生素治疗无效。

(3)金黄色葡萄球菌感染:多见于 5 岁以下儿童,年龄越小,越易感染,且大多有原发感染病灶;中毒症状更重;发烧与皮疹关系不密切,疹退后全身症状不减轻,也无脱屑或脱皮;病灶部位脓液及血培养可发现金黄色葡萄球菌;一般用青霉素治疗无效。

## 六、病情观察及随访要点

(1)观察皮疹发展至消退的变化过程及与之伴随的全身和局部症状、体征消长情况。

(2)注意全身中毒症状的程度,有无中毒性肝炎、中毒性心肌炎和周围循环衰竭的表现。

(3)咽、扁桃体呈严重化脓性炎症者应注意有无化脓性中耳炎、乳突炎、鼻窦炎及颌、颈部淋巴结炎。有无咽后壁脓肿、颈部蜂窝组织炎形成。

(4)恢复期患者应注意随访关节炎、风湿热、急性肾炎等变态反应并发症出现。

## 七、治疗

1.抗菌治疗最主要的治疗,首选青霉素,可缩短疗程,改善预后。青霉素 10 万 U/(kg·d),分 2 次肌内注射或静脉滴注,疗程 7～10 天。对青霉素过敏或耐药者选用红霉素或复方SMZ 等治疗。红霉素 20～40mg/(kg·d),分 2 次静脉滴注,用 7～10 天。

2.对症处理

高热者用物理降温和退热剂,皮肤瘙痒者用止痒药。

## 八、预防

(1)控制传染源:及早隔离患者,治疗患者,隔离期:治疗后 1 周,咽拭子培养阴转为止。

(2)对密切接触者主要是应用药物预防(口服磺胺、红霉素或肌内注射青霉素)。

# 第九节 细菌性痢疾

## 一、概述

细菌性痢疾(简称菌痢)是由志贺菌(又称痢疾杆菌)引起的肠道传染病。主要临床表现为发热、腹痛、腹泻、里急后重及黏液脓血便,严重者有感染性休克或/和中毒性脑病。临床表现轻重悬殊,轻者能自愈,重者可导致死亡。全年均有发生,夏季为高峰季节。各年龄组儿童均易感,多见于3岁以上儿童。细菌性痢疾分为急性(包括轻型、普通型、中毒型)、慢性菌痢。中毒型菌痢(毒痢)起病急骤、发展迅速、极为凶险,主要发生在2～7岁儿童,根据其临床表现可分为休克型、脑型和混合型,早期诊断、及时准确治疗可明显降低病死率。

## 二、病史要点

(1)不洁饮食史,腹泻患者接触史。

(2)热型、热度(常为突起高热)。有无寒战、抽搐及其次数、意识改变。

(3)肠道症状出现的时间,与发热的关系。腹痛的性质、程度、部位;腹泻次数,大便性状、颜色,有无脓血,有无里急后重。中毒型病初可无腹泻及脓血便。

(4)精神、食欲、尿量。

## 三、体检要点

(1)有无脱水、代谢性酸中毒及其程度。

(2)有无周围循环衰竭征象:包括面色、皮肤有无大理石样花纹、肢端循环、甲床颜色、血压、心率、呼吸次数。

(3)有无神志改变,意识障碍程度,脑膜刺激征;有无呼吸浅快、节律不齐、暂停等中枢性呼吸衰竭表现。

## 四、辅助检查

1.血常规

血常规高,以中性为主,严重时可下降。

2.大便常规

WBC≥(＋＋)/HP,少量RBC和不同程度吞噬细胞诊断即确定。

3.大便培养

大便培养阳性可证实诊断,并可作药敏指导抗菌选药,但阴性不能排除。

## 五、诊断要点及鉴别诊断

1.诊断要点

(1)普通型:起病急,发热,腹痛,腹泻黏液脓血便伴里急后重。失水轻,循环好。个别病例在发病24～48小时内转变为中毒型。

(2)中毒型:起病急骤,发展迅速,临床以严重毒血症为主要表现,病初肠道症状轻甚至缺乏。按临床表现又分为:①休克型:最常见,以感染性休克为主要表现;②脑型:以脑水肿,颅内高压引起的严重脑病症状为主,意识障碍明显,反复惊厥,可突发脑疝造成呼吸衰竭引起死亡;③混合型:兼有周围循环衰竭和脑水肿的表现,病死率最高。

2.鉴别诊断

(1)流行性乙型脑炎:夏季发病,有高热、抽搐、意识障碍,但其进展较毒痢慢,体温逐渐升高,一般发热 3 天后出现抽搐、意识障碍,可出现脑膜刺激征,脑脊液有变化,但无循环障碍表现,另通过大便常规、大便培养可鉴别。

(2)高热惊厥:年龄 6 月~3 岁小孩因上感或其他原因突然引起高热,可以发生惊厥,但患儿往往有热性惊厥史和家族史,无循环障碍和严重感染中毒症状,抽搐时间短、抽搐后一般情况好,无意识障碍,神经系统无阳性体征可鉴别。

## 六、病情观察及随访要点

(1)急性菌痢入院后常规记录体温、脉搏、呼吸、血压、肢端循环及尿量至发病 48 小时以后,中毒型病例至病情好转并稳定以后。

(2)普通型病例应随访发热等毒血症及肠道症状的变化、恢复情况。

(3)中毒型病例应建立特别护理及抢救记录,及时记载病情的演变及治疗情况,着重观察:

1)感染性休克的发展与纠正,如面色、末梢循环状况,补液的成分、量及速度,补液后失水、代谢性酸中毒纠正情况,有无继发电解质紊乱,测定电解质、血气分析以指导补液。注意排尿及尿量;注意观察心功能不全、肺水肿出现的体征;随访有无出血倾向,及时进行凝血功能检查。

2)观察意识障碍程度,惊厥发作情况,瞳孔改变,有无呼吸衰竭征象。补液后应严密注意脑水肿加重表现,及时使用脱水药,防止脑疝出现。

## 七、治疗

1.抗菌治疗

可选用第三代头孢菌素(头孢曲松、头孢噻肟钠等)和喹诺酮类药物,疗程 7～10 天。

2.对症处理

降温(冷盐水灌肠)、止惊、给氧。

3.抗休克

4.抗脑水肿

20%甘露醇或复方甘油,糖皮质激素。

## 八、预防

(1)患者实行胃肠道隔离,用具、排泄物严格消毒;疗程结束,停药 3 天后作大便培养,连续 3 次阴性方可解除隔离。

(2)加强食物、水源、粪便管理,消灭苍蝇及滋生场所,不吃生冷、不洁、腐败变质、未经处理的残余食物;饭前便后要洗手,养成良好的个人卫生习惯。

(3)目前细菌性痢疾的主动免疫尚未普遍推广。

# 第十节 流行性脑脊髓膜炎

## 一、概述

流行性脑脊髓膜炎（Epidemic cerebrospinal meningitis）简称流脑，是由脑膜炎奈瑟菌（meningococcus）感染引起的急性呼吸道传染病，是最常见的化脓性脑膜炎之一，多发生于冬春季节，可呈散发或流行。主要发生在 15 岁以下儿童，其中 6 月～2 岁发病率最高。临床表现为高热、头痛、呕吐、皮肤瘀斑瘀点、脑膜刺激征，脑脊液呈化脓性改变，是常引起儿童感染性休克的传染病之一。依病情分普通型、暴发型（包括休克型、脑型和混合型）。目前我国仍以 A 群脑膜炎双球菌感染为主，但 B 群和 C 群发病逐渐增多。

## 二、病史要点

(1)本病流行情况，接触史，预防接种史。

(2)起病急缓，发热高低，头痛的性质、程度和部位；呕吐次数、性质及呕吐物内容，有无呕吐诱因。精神、意识改变的时间及表现形式，有无惊厥及其发生情况。

(3)婴幼儿应注意精神萎靡或烦躁，有无尖叫、拒食。

## 三、体检要点

(1)精神、意识情况。

(2)周围循环情况（面色、有无大理石样花纹、甲床色泽及肢端温度），血压及脉压，呼吸节律、频率、深浅。

(3)流行季节有发热史的患儿，无论有无明确头痛、呕吐，都应常规寻找有无瘀斑、瘀点及其分布、数量、大小、形态、颜色，瘀点有无融合，瘀斑有无坏死。

(4)脑膜刺激征，病理征，深、浅反射改变。瞳孔、眼底、眼球活动变化。婴幼儿注意前囟突出及紧张度，颅缝有无增宽。

## 四、辅助检查

1.血常规

白细胞总数及中性分类明显增高。

2.脑脊液检查

呈化脓性脑膜炎改变。

3.皮肤瘀点涂片

取新鲜皮肤瘀点涂片找革兰阴性双球菌，阳性率 50%～80%。

4.细菌培养

血培养、脑脊液培养可阳性。

## 五、诊断要点及鉴别诊断

### (一)诊断要点

(1)在流行季节，起病急骤，出现高热、头痛、呕吐、皮肤瘀斑瘀点、脑膜刺激征阳性的患儿，可诊断流脑。

（2）临床分型

1）普通型：具有全身感染，皮肤瘀点或瘀斑及化脓性脑膜炎的常见症状、体征。周围循环好，无休克存在，临床疗效及恢复均佳。90%以上为此型。

2）暴发型：病势凶险，发展迅速，常在24小时内演变至危险阶段，甚至死亡。①休克型：严重的感染性休克和皮肤大量的或迅速增多、融合、坏死的瘀斑为本型特征。常导致 DIC 发生，而颅内感染表现（颅内压增高及脑膜刺激征）可不明显。②脑膜脑炎型：严重脑水肿及颅内高压症，易发生脑疝，引起呼吸衰竭。皮肤瘀点可多可少，可有可无。③混合型：兼有上述二型特点，病死率高。

**（二）鉴别诊断**

1.血小板减少性紫癜

一般无感染中毒症状；全身可见大小不等的出血点、瘀斑、鼻出血；血常规示血小板减少，出血时间延长、凝血时间正常；骨髓巨核细胞增多或正常伴成熟障碍。

2.其他化脓性脑膜炎

有明显的感染中毒症状；皮肤无瘀斑瘀点；脑膜刺激征阳性；脑脊液培养可鉴别。

## 六、病情观察及随访要点

除注意一般感染中毒症状的消长及变化外，重症患者应建立特别护理记录，及时记录病情变化及主要抢救措施，并密切观察：

（1）感染性休克的发展与控制，随时掌握面色、皮肤色泽、肢端循环、血压、脉搏、心率的变化，根据失水与代谢性酸中毒的程度及纠正情况，及时调整、定时总结补液的成分、量及速度。补液后注意尿量及心、肺、肝脏体征变化，及时防止心力衰竭、肺水肿的发生。

（2）出血倾向：皮肤瘀斑、瘀点显著增多、融合坏死预示病情在发展，应注意观察。及时进行凝血功能检查。重症应注意有无呕血、便血或隐匿性胃肠道出血及其他部位出血，并应进行有关 DIC 的实验室检查。

（3）密切注意脑水肿、颅内高压的发展，仔细观察有无呼吸衰竭及瞳孔改变，意识障碍加深，惊厥加重，血压增高等脑疝征兆。

（4）急性期患者注意并发肺炎、泌尿系统感染、瘀斑坏死并继发感染。

（5）恢复期患者注意脑积水、硬脑膜下积液的发生；有无浆液性关节炎发生。

## 七、治疗

1.抗菌治疗

青霉素为首选药物，20万～40万 U/(kg·d)，疗程5～7天。不能完全除外其他细菌所致脑膜炎，可用氨苄西林（国外治疗细菌性脑膜炎较多选用）、头孢噻肟钠或头孢曲松钠等；对青霉素、头孢菌素过敏者，选用氯霉素。

2.对症治疗

高热者使用药物或物理降温；严重烦躁或惊厥者选用适当镇静药；呼吸衰竭者应保持呼吸道通畅及给氧，必要时使用人工呼吸机，同时辅以降低颅内压措施。

3.抗休克治疗

4.抗脑水肿治疗

5.抗凝治疗

用于有大片瘀斑;瘀点在短期内明显增多或有融合趋势;经抗休克治疗微循环改善不明显者。常用肝素 0.5~1mg/kg 加入葡萄糖液中缓慢静脉注入。

## 八、预防

(1)隔离传染源 1 周,密切接触者应给予磺胺类药物至少 3 天,并密切观察 1 周。

(2)患者房间应通风、消毒。流行期间,儿童应避免去公共场所或参加集体活动。

(3)使用流脑疫苗对易感儿童有良好免疫效果。

# 第十一节 结 核 病

## 一、概述

结核病是由结核杆菌引起的慢性感染性疾病,它危害人类已经有数千年的历史。结核曾一度控制得很好,但目前全球结核病发病有明显上升的趋势,因此,结核病仍是危害人类(包括儿童)的常见病及多发病。儿童常见的结核病类型有:原发型肺结核、粟粒性肺结核、结核性脑膜炎,其中以原发型肺结核最多见,它也是成人期继发性肺结核的根源,而粟粒性肺结核、结核性脑膜炎是结核病的严重类型。

### (一)原发型肺结核

1.概述

原发型肺结核是结核杆菌初次侵入肺部后发生的原发感染,是小儿肺结核的主要类型。原发型肺结核包括原发复合征和支气管淋巴结结核。典型原发复合征包括肺部原发病灶、支气管淋巴结结核和两者之间的淋巴管炎,在 X 线上形成哑铃状的双极阴影。支气管淋巴结结核是肺内原发病灶较小或已吸收,而以支气管淋巴结肿大为主。临床表现轻重不一,大多起病缓慢,轻者无明显自觉症状或类似上呼吸道炎表现,稍重者有明显结核中毒症状,重者急性起病伴高热,肺部体征阙如,诊断常借助胸部 X 线检查和 PPD 试验。

2.病史要点

(1)流行病学资料:仔细询问结核接触史,特别是家族及密切接触者结核发病史、病情与治疗情况。患儿年龄越小,接触史愈重要。卡介苗接种史。近期有无麻疹、百日咳等传染病史。

(2)结核中毒症状:有无不规则低热、食欲不振、消瘦、盗汗、乏力、疲倦等及出现时间。发热者注意热程、热型。

(3)呼吸道症状:有无咳嗽,干咳或有痰,有无声嘶、喘鸣、呼吸困难。

3.体检要点

(1)有无慢性病容、贫血、浅表淋巴结肿大。

(2)肺部体征:较重者因病灶周围炎症可使呼吸音减低、叩浊或出现管状呼吸音。支气管淋巴结明显肿大时,可压迫支气管引起百日咳样痉挛性咳嗽;压迫喉返神经可致声嘶;压迫静脉可致胸部一侧或双侧静脉怒张。

(3)有无疱疹性结膜炎、皮肤结节性红斑、双上臂有无卡介苗接种后的瘢痕。

4.辅助检查

(1)PPD试验:PPD试验呈阳性或强阳性。

(2)胸部 X 线检查:原发复合征呈哑铃状的双极阴影。支气管淋巴结结核可见肺门淋巴结呈浸润型或肿瘤型团块状阴影。胸部 CT 示纵隔、肺门淋巴结肿大及肺部病变。

(3)痰或胃液涂片找抗酸杆菌及结核培养。

(4)血沉:增快。

5.诊断要点及鉴别诊断

(1)诊断要点

1)流行病学资料:结核接触史,卡介苗接种史。

2)临床表现:有结核中毒症状,尤其是在患麻疹、百日咳之后出现结核中毒症状,更要考虑原发型肺结核的可能。但多数患儿没有任何症状,因此靠临床表现诊断十分困难,还需借助辅助检查。

3)辅助检查:PPD试验呈阳性或强阳性,胸部影像学检查是诊断原发型肺结核最可靠的方法,也是最主要的诊断依据。

(2)鉴别诊断

1)纵隔恶性淋巴瘤:多见于 4 岁以上儿童,病情进展快,进行性加重;无痛性淋巴结肿大;晚期一般情况差,发热、消瘦、贫血、恶病质;胸片有纵隔淋巴结肿大,侵犯骨髓者,骨髓穿刺可发现司-瑞氏细胞或白血病样骨髓象。

2)百日咳。

6.病情观察及随访要点

(1)治疗后注意观察患儿体温、精神、食欲、咳嗽、盗汗、体重、淋巴结肿大情况;疱疹性结膜炎、皮肤结节性红斑的改变。

(2)复查血沉、胸部 X 线、病原学检查。

7.治疗

(1)一般治疗:避免与患开放性肺结核的患者接触,卧床休息、室内保持通气良好,保证足够的营养补充。

(2)抗结核治疗

1)无明显症状的原发型肺结核:方案:INH＋ RFP 和(或)EMB,疗程:INH1 年,RFP6～9月,EMB3～6 月。

2)活动性原发型肺结核:方案:INH＋RFP＋PZA＋SM,疗程:INH1～1.5 年,RFP9 月,PZA6 月,SM3 月。

8.预防

(1)结核菌涂片阳性患者是小儿结核病的主要传染源,早期发现及合理治疗这类患者是预防小儿结核病的根本措施。

(2)卡介苗接种是预防小儿结核病的有效措施。

(3)对密切接触家庭内开放性肺结核者、3 岁以下婴幼儿未接种卡介苗而结核菌素试验阳性者、结核菌素试验强阳性者或结核菌素试验新近由阴性转为阳性者进行预防性化疗。

### (二)结核性脑膜炎

**1.概述**

结核性脑膜炎简称结脑,是小儿结核病中最严重的类型,是原发型肺结核恶化的结果。常在原发结核感染后1年以内发生,尤其在初染结核3～6个月最易发生结脑。多见于3岁以内婴幼儿。本病脑膜受累为主,尤其以颅底为著。脑实质与脑血管也常受累。故结脑的临床征候除结核中毒症状外,尚有神经系统受损表现,包括脑膜刺激征,颅神经损害征,颅内高压症、脑实质破坏征、脊髓功能障碍等。临床过程分为早中晚三期,每期1～2周。早期诊断、早期治疗,绝大多数患儿是可以治愈的,若诊断不及时和治疗不当,病死率及后遗症的发生率仍较高。

**2.病史要点**

(1)询问起病及进展情况。

(2)仔细询问性格改变情况和结核中毒症状。

(3)有无不明原因之头痛、呕吐、思睡,头痛程度及加重情况,年幼儿有无突然尖叫、啼哭、皱眉不安;呕吐次数、性质,与进食的关系。有无惊厥及程度,惊厥与意识障碍的关系。

(4)院外诊断、治疗情况。

**3.体检要点**

(1)神经系统体征:包括颅内高压症、意识障碍的程度、脑膜刺激征、病理反射征、颅神经损害征、自主神经功能紊乱表现,有无肢体活动障碍。

(2)有无呼吸循环衰竭表现。

**4.辅助检查**

(1)脑脊液检查:脑脊液检查是诊断结脑的最主要的辅助检查和诊断依据,早期结脑即有改变,中期变化明显。典型结脑脑脊液外观呈毛玻璃状或似清非清,WBC多为$(50～500)×10^6/L$,分类以单个核细胞为主。糖及氯化物降低而蛋白增高。取脑脊液静置12～24小时后出现蛛网状薄膜进行抗酸染色,易找到抗酸杆菌。

(2)PPD试验:多呈阳性,晚期可转阴。

(3)胸部X线检查或胸部CT:发现肺部结核有助于诊断。

(4)头颅CT扫描或磁共振(MRI)结脑患儿:CT、MRI的征象没有特异性,但有规律性。可以表现为脑积水、钙化、结核瘤、脑池密度增高、脑室扩大等征象,这些征象对结脑的诊断有帮助。

**5.诊断要点及鉴别诊断**

(1)诊断要点

1)流行病学资料:结核接触史、卡介苗接种史、近期急性传染病史、既往结核病史。

2)多起病缓慢,逐渐进展。

3)临床表现:早期:性格改变和结核中毒症状;中期:神经系统表现明显(如头痛、喷射状呕吐、抽搐、意识障碍等颅内高压表现,脑膜刺激征、颅神经麻痹等表现);晚期:极度衰竭、昏迷、顽固性惊厥、水、盐代谢紊乱。

4)辅助检查:脑脊液检查,PPD试验,胸部X线或胸部CT,头颅CT扫描或磁共振(MRI)。

（2）鉴别诊断

1）化脓性脑膜炎：①起病急、病程短、发展快；②有明显的感染中毒症状；③迅速出现明显的颅内压增高症状：头痛、喷射状呕吐、抽搐、并迅速出现意识障碍；④其病变主要在脑顶部，颅神经损害少见；⑤常伴有皮肤或其他部位的化脓性感染灶：脓疱疮、中耳炎、肺炎、败血症等；⑥脑脊液检查：外观浑浊、细胞数＞$1000×10^6$/L，分类以中性粒细胞为主，涂片或培养可找到化脓性细菌。

2）隐球菌脑膜炎：①起病较结脑更缓慢，病程更长；②有不规则的发烧，而全身中毒症状不重；③颅内高压症状明显：头痛剧烈，与脑膜炎其他表现不平行；④视力障碍（主要表现为视力减退）及视神经盘水肿较常见；⑤多有长期使用广谱抗生素及（或）免疫抑制药史；⑥脑脊液检查：脑脊液墨汁染色找到隐球菌或真菌培养出隐球菌。

6.病情观察及随访要点

（1）随访发育、营养状态及体重等全身情况。是否出现脱水、酸中毒、电解质紊乱及其纠正情况。

（2）观察抗结核治疗效果。重点记录治疗后体温、神志、惊厥、颅内高压症、脑膜刺激征等各项表现的改善。注意前囟、颅缝变化。

（3）重症患儿应密切观察呼吸节律、频率及深浅、脉搏强弱、节律、瞳孔大小、对光反射。

（4）随访各种后遗症及其治疗效果，包括意识障碍、失明、失语、颅神经麻痹或肢体瘫痪、脑积水等。

（5）随时防治压疮发生及继发感染。

（6）观察有无抗结核药物及糖皮质激素不良反应。

（7）酌情复查脑脊液及其他辅助检查以确定疗效，指导治疗。

7.治疗

（1）一般治疗：卧床休息、室内保持通气良好，保证足够的营养补充，昏迷患者可用鼻饲。细心护理，防治眼、皮肤、肺部、泌尿道并发症。

（2）抗结核治疗：四联抗结核，分强化治疗阶段和巩固治疗阶段，总疗程：INH18～24 月（1.5～2 年），RFP9 月，PZA6 月，SM3 月。

（3）糖皮质激素：有降低颅内压，减轻结核中毒症状，减少纤维素渗出及减少粘连、从而减轻或防止脑积水的发生。在开始抗结核治疗的同时常规使用。地塞米松 0.25～0.5mg/(kg·次)或泼尼松 1～2mg/(kg·d)，疗程：2～3 个月（8～12 周）。

（4）鞘内注射：患儿有椎管阻塞时（脑脊液蛋白量≥3.0g/L 以上），可以采用鞘内注射，INH25～50mg/次；地塞米松 0.5～1mg/次，每日一次，1～2 周为一疗程，或隔日一次，2～4 周为一疗程。

（5）降低颅内压：脱水药（20％甘露醇、甘油果糖）；利尿药（呋塞米）。

（6）对症治疗：止惊、退热、纠正水电解质紊乱。

8.预防

见原发型肺结核

# 第十二节 梅 毒

## 一、概述

梅毒(syphilis)是由梅毒密螺旋体(Treponema,TP)所致的传染病。分为先天和后天(获得性)梅毒,可累及多个或单个器官,其特征为连续顺序的临床分期和数年无症状潜伏期。获得性梅毒主要通过性传播,先天梅毒(又称胎传梅毒)指胎儿在子宫内通过母体胎盘感染(危险性为60%~80%)。先天梅毒患儿出生时可无临床症状,仅梅毒血清试验阳性,3周后出现生长停滞、消瘦、老人貌、梅毒疹、肝大,贫血和血小板减少等。本节主要介绍先天梅毒。

## 二、病史要点

(1)流行病学史:询问父母梅毒病史。

(2)主要询问有无皮疹(手掌、足底、口鼻周及臀部)。

(3)有无生长停顿、智力落后。

(4)有无脓性或血性鼻腔分泌物,有无肢体活动障碍。

(5)有无听力、视力异常、抽搐。

## 三、体检要点

1.早期先天性梅毒(2岁内)

有无手掌和足底的大疱疹或青铜色斑疹和口鼻周围和尿布区斑疹/丘疹样皮损,有无全身性淋巴结肿大和肝大。

2.婴儿期

(1)有无生长停顿、"老人貌"和贫血貌。

(2)有无口周放射状皲裂/瘢痕,脓性或血性鼻腔分泌物、有无声音嘶哑、脱发、指甲炎等。有无骨软骨炎(生后3个月内)。

(3)有无智能落后、脑膜刺激征、有无视力障碍、脑积水。

3.晚期先天性梅毒(>2岁,以5~8岁多见)

(1)有无鼻、鼻中隔和硬腭可见树肿胶样溃疡。

(2)有无"军刀状"胫骨和额骨及顶骨的隆起。

(3)有无神经性梅毒、有无间质性角膜炎、有无感觉神经性耳聋。

(4)有无哈钦森三联症(哈钦森门齿、桑树样磨牙和"斗犬"面容)。

## 四、辅助检查

1.检测组织或体液中的TP(诊断早期梅毒快速可靠)

(1)暗视野镜检(用皮肤或黏膜损害处渗物或刮取物找TP)。

(2)病理切片银染色。

2.血清学实验

1)非螺旋体抗原试验:①性病研究实验室试验(VDRL):定性/定量检测血清中抗心类脂

抗体;②快速血浆反应素(RPR)试验。

2)特异性 TP 抗体检测试验:①TP 酶联免疫吸附试验(TP-ELISA):可用作筛查和确认试验,为梅毒血清学诊断的首选方法;②荧光螺旋体抗体吸收试验(FTA-ABS)。

3)PCR 技术检测 TP-DNA:可用于诊断早期梅毒和潜伏期梅毒,其特异性和敏感性均可达 100%。

4)X 线长骨摄片:骨软骨炎常见于肘、膝关节。

5)CSF 检查:凡有先天性梅毒临床表现或 X 线证据及梅毒血清试验阳性者,治疗前做 CSF 检查。神经梅毒 CSF 中淋巴细胞、蛋白增加,糖和氯化物正常。

### 五、诊断要点及鉴别诊断

1.诊断

(1)早期梅毒诊断:主要根据病史(父母梅毒史、治疗史,母亲分娩史,有无流产、早产胎死宫内及娩出梅毒儿史)、临床表现、实验室检查及 X 线检查综合分析。

(2)晚期先天性梅毒的诊断:通过临床病史,特征性体征和血清学试验阳性。哈钦森三联症及神经性耳聋具有诊断价值。FTA-ABS 试验阳性。

2.鉴别诊断

(1)早期先天性梅毒:应与败血症、巨细胞病毒肝炎、播散性单纯疱疹先天性弓形虫病、先天性佝偻病、大疱性表皮松解症、新生儿天疱疮等鉴别。

(2)晚期先天性梅毒 1)假性麻痹应与先天性臂丛神经麻痹、脊髓灰质炎、化脓性骨髓炎和维生素 C 缺乏鉴别。

2)梅毒皮疹应与勒雪氏病、尿布疹、药物疹和疥疮等鉴别。

### 六、病情观察及随访要点

(1)在开始治疗后的 6～12 小时内,注意赫氏反应(表现为全身不适、发热、头痛、出汗、寒战或梅毒病变的暂时性加剧,通常在 24 小时消退)。

(2)治疗结束后 3、6 和 12 个月时复查 RPR。若滴度升高或不下降,应当重复治疗。

(3)观察 1 年后应复查脑脊液,若 VDRL 持续阳性超过 1 年,或滴定度上升,应复治。

### 七、治疗

1.对症治疗

(1)加强护理、保证营养和防止继发感染;

(2)维持水电解质平衡,纠正贫血;

(3)间质性角膜炎和神经性耳聋,皮质类固醇治疗可能有益。

2.病原治疗

(1)对母亲接受过治疗、婴儿血清阳性、但无临床症状、脑脊液正常者,可予苄星青霉素 5 万 U/kg,肌内注射 1 剂,然后在 1、2、4、6、12 个月进行随访。

(2)对有症状先天性梅毒,予青霉素 G10～15 万 U/(kg·d),在最初 7d,以 5 万 U 做计算,1 次/12h,以后 1 次/8h,直至总疗程 10～14d;或予普鲁卡因青霉素 G5 万 U/(kg·d)肌内注射,1 次/d,至少 10d。

(3)对年龄在 4 周以上的婴儿,予青霉素 G5 万 U/(kg·d),肌内注射,1 次/6h,连续 10～14d。首剂或首日剂量可适当减少。如治疗间断 1d 以上,需重新开始整个疗程。

青霉素过敏者,可选用大环内酯类(如红霉素或阿奇霉素)或头孢菌素(如头孢曲松钠)。

## 八、预防

对妊娠梅毒进行治疗是预防先天性梅毒最有效的措施。

(1)婚前妊娠前检查:常规 STS 检测。

(2)可疑梅毒孕妇,首次产前 VDRL 阳性者,再查 TP 抗原血清试验,若后者结果阴性且无临床症状者,4 周后复查;若后者结果阳性且有临床表现应予青霉素治疗,必要时终止妊娠。

(3)经治梅毒孕妇所生婴儿,应定期做临床及血清学检查,直至血清学检查阴性维持 3 个月以上。

# 第十三节 肺吸虫病

## 一、概述

肺吸虫病(distomatosis pulmonum)是因肺吸虫寄生于人体所致的人畜共患的自然疫源性疾病。人因吃生的、醃腌制、半生不熟含囊蚴的蟹或螯虾(蝲蛄)或饮含囊蚴的溪水感染。卫氏肺吸虫在人体内发育为雌雄同体的成虫,主要寄生于肺部,也可移行至其他脏器,引起咳嗽、咯血或寄生部位受损的相应症状,成虫的寿命可长达 20～25 年。四川肺吸虫在人体内不能发育为成虫,幼虫常移行至皮下、肝脏、胸腔、心包腔、颅内、脊髓等处,形成幼虫移行症(如:皮下包块、胸膜炎、心包炎、脑损害等,肺部症状轻微或阙如。牲畜、兽类为肺吸虫传染源和保虫宿主。人只是卫氏肺吸虫的传染源。

## 二、病史要点

(1)询问患儿是否到过或来自疫区,是否经常去溪沟玩耍、捕捉溪蟹、螯虾等。

(2)是否饮用溪水、吃生的、腌制或半生不熟的蟹或螯虾(蝲蛄)。

(3)询问起病急缓,有无长期咳嗽、咯痰(痰量、气味、痰中是否带血、是否为铁锈色痰)。

(4)有无胸痛、气急,有无皮下游走性包块(出现时间、大小、部位等);有无头痛(发作时间、性质、部位、程度等)、是否伴有呕吐;有无癫痫或惊厥发作;有尿潴留或大小便失禁。

(5)有无气急、发绀、不能平卧、心前区疼痛、浮肿等。

(6)有无腹痛、腹泻、恶心、呕吐、便血。

## 三、体检要点

(1)注意神志、意识,注意呼吸频率,瞳孔大小。

(2)注意有无皮下包块(质地、有无压痛、活动度、表面皮温、包块间有无条索块状物)。

(3)注意患儿体位、有无颈静脉充盈;注意心界、心音,有无心包摩擦音或摩擦感;双肺呼吸音有无减低、有无胸膜摩擦音(感)或叩诊浊音。

(4)注意有无腹部压痛、肌紧张或腹块;注意肝脏大小;注意有无腹水,阴囊有无包块。

(5)有无脑膜刺激征、颅内高压症、各种神经反射有无异常,有无肢体运动障碍等。

## 四、辅助检查

1.血常规

WBC 可有不同程度增高。嗜酸性粒细胞比例普遍增高(5%～80%)。血沉增快。

2.有肺部症状者

做痰、胃液、大便查虫卵(卫氏肺吸虫)、嗜酸性粒细胞和夏科-雷登氏结晶。

3.脑脊液和各种渗出液(胸腔积液、腹水、心包积液)

做常规＋嗜酸性粒细胞计数;涂片作嗜酸性粒细胞百分比,查夏科-雷登氏结晶或卫氏肺吸虫卵。

4.对流免疫电泳试验

检测肺吸虫抗原(作诊断和疗效评价依据)。

5.其他检查

(1)肝脏肿大者行肝功能检查。

(2)X 线检查:入院常规摄胸片,并定期随访(1～3 月)复查。

(3)病变部位 B 超检查:胸膜腔、心包腔、腹部(肝脏等)、阴囊等处。

(4)头颅脊髓影像学检查:MRI 或 CT。

(5)有癫痫样或惊厥发作者进一步作脑电图等。

(6)包块活检:可见嗜酸性肉芽肿或找到成虫。

## 五、诊断要点及鉴别诊断

1.诊断

根据流行病学史、临床表现和辅助检查不难诊断;若临床证据不足有高度怀疑肺吸虫感染者,可予驱虫诊断性治疗。

2.鉴别诊断

(1)肺吸虫出现呼吸困难,慢性咳嗽,胸痛和咯血;X 线检查显示弥散性浸润、结节状或环状阴影、空洞、肺脓肿、胸膜积液和气胸时应与肺结核相鉴别。

(2)肺吸虫脑病应与占位性肿瘤、原发性癫痫等相鉴别。

## 六、病情观察及随访要点

(1)观察药物不良反应。

(2)观察和治疗效果(治疗开始后临床症状体征改善情况)。

1)包块移行动态、大小变化情况。

2)咳嗽、咯痰、气急、胸痛等症状改善情况。

3)胸腔、心包腔积液量的变化,症状体征改善情况。

4)神经系统症状转归情况。

(3)随访有无并发症、后遗症发生(心包缩窄、偏瘫、视力障碍、失语、癫痫等)。

(4)随访外周血嗜酸性粒细胞计数、胸片等影像学检查、血清肺吸虫抗原滴度等评估疗效。

## 七、治疗

1.病原治疗

(1)吡喹酮:首选,总量210mg/kg,分9次口服,3次/天,共服3d为1疗程,间歇7d后可再行第2疗程。

(2)三氯苯达唑:儿童5mg/(kg·d),每日1次,连服3天;10mg/(kg·d),每日2次,服1天。

(3)硫双二氯酚(硫氯酚)50~60mg/(kg·d),分3次口服,共服20d为1疗程,间歇7~14d后可再行第2疗程。

2.对症处理

(1)咳嗽、咯血者用止咳、止血药物。

(2)心包、胸腔积液者外科引流,并加用糖皮质激素(泼尼松、地塞米松等)防止粘连。

(3)包块引起压迫症状者外科摘除。

(4)发生癫痫者用抗癫痫药物。

(5)合并细菌感染者,选用敏感抗生素。

## 八、预防

(1)不吃生的或半生不熟的蟹或螯虾。

(2)不接触疫水、不饮用溪水。

# 第十四节　慢 性 胃 炎

## 一、概述

慢性胃炎为各种有害因子长期或反复作用于胃黏膜而引起的慢性炎症。可能的病因有幽门螺杆菌(HP)感染、胆汁反流、长期不良的饮食习惯、反复服用对胃黏膜有刺激的药物(尤其是非甾体消炎药、糖皮质激素)、精神紧张或压力、遗传因素及某些慢性病影响等。根据病理改变分为慢性浅表性胃炎和慢性萎缩性胃炎,儿童以前者为多(占95%以上),萎缩性胃炎很少见。

慢性胃炎是儿童时期常见的上消化道器质性疾病,也是反复腹痛的常见原因之一。因症状和体征缺乏特异性,单凭临床诊断较困难,主要依靠胃镜及病理学检查;因HP感染是常见原因,故应常规做HP感染的检查,以便确定是否给予HP根除治疗。

## 二、病史要点

(1)询问腹痛的病程、发作时间、有无发作间歇、发作诱因;记录腹痛与饮食的关系;腹痛的部位、性质。

(2)询问有无恶心、呕吐、食欲缺乏、反酸、嗳气、上腹饱胀。

(3)询问排便频率、大便性状,有无腹痛发作即感便意、排便后即腹痛缓解。

(4)有无黑便、呕血。

(5)了解有无胃病家族史和幽门螺杆菌感染者,有无长期服用非甾体消炎药、糖皮质激素史,有无饮食不良习惯。

### 三、体检要点

(1)腹部检查,腹部有无固定的压痛部位(常代表病变部位)、有无包块、腹水征等。

(2)评估生长发育状况、有无贫血。

### 四、辅助检查

1.胃镜检查

首选检查方法。能直接观察胃黏膜病变并可取病变部位组织进行组织学检查及幽门螺杆菌检测。内镜下表现为充血、水肿、糜烂、新鲜或陈旧性出血、黏液斑或/和胆汁反流。患 HP 相关胃炎时,还可见胃窦黏膜微小结节形成。

2.钡餐检查

非创伤性检查、但病变检出率不高、准确性差,可作为胃镜的补充检查手段。可见胃窦部激惹征,黏膜纹理增粗、迂回或锯齿状,幽门前区半收缩状态等。

3.病理学检查

胃镜下钳取胃黏膜做病理学检查,可明确有无炎症、区分急性与慢性、炎症是否活动、炎症分度(轻、中、重)。

4.HP 感染的检查

HP 是儿童慢性胃炎常见原因,因此,慢性胃炎患儿均应做 HP 感染的检查。检查方法有:

(1)细菌培养。

(2)组织切片染色法:找到较多典型形态幽门螺杆菌即可诊断。

(3)快呋塞米素酶试验:初筛试验,简单、快速,临床运用最多的方法。

(4)$^{13}$C 尿素呼气试验:非创伤性检查,最适宜于治疗后的随访。

(5)血清 HP 抗体:阳性提示既往感染,主要用于流行病学调查。

### 五、诊断及鉴别诊断

1.诊断要点

(1)有下列表现或病史者应考虑慢性胃炎诊断:①反复腹痛,尤其伴中上腹压痛者。②消化不良症状如反酸、嗳气、上腹饱胀、食欲缺乏。③不明原因消瘦、贫血而大便潜血阳性。④有胃病家族史或长期不良饮食习惯或长期服用非甾体消炎药、糖皮质激素者。

(2)辅助检查:胃镜和病理学检查,并同时做 HP 感染的检测。

2.鉴别诊断

应与可引起反复腹痛的其他器质性和功能性疾病相鉴别,如肠蛔虫症、肠痉挛、偏头痛、肠易激综合征、功能性消化不良等。

### 六、病情观察及随访要点

(1)观察腹痛缓解情况如发作频率、腹痛程度。

(2)消化不良症状有无改善。

(3)注意患儿对药物的耐受性、有无不良反应,必要时做调整。

(4)慢性胃炎伴 HP 感染者、疗程结束后宜复查胃镜或 13C 尿素呼气试验。

## 七、治疗

1.去除病因

积极治疗原发病。

(1)HP 感染者:HP 相关性胃炎需给予 HP 根除治疗,其方案有:①奥美拉唑+阿莫西林+克拉霉素,疗程 2 周;②奥美拉唑+克拉霉素+甲硝唑,疗程 2 周;③次枸橼酸铋钾+阿莫西林+克拉霉素,疗程 4 周;④次枸橼酸铋钾+阿莫西林+甲硝唑;疗程 4 周。其中以第一个方案的 HP 根除率最高,可达 90%以上。

相关药物剂量及用法:奥美拉唑 0.7~1mg/(kg·d)清晨顿服;次枸橼酸铋钾 6~8mg/(kg·d),分三次;阿莫西林 20~30mg/(kg·d),分三次;克拉霉素 15~20mg/(kg·d),分三次;甲硝唑 20~30mg/(kg·d),分三次。

(2)慢性胃炎伴胆汁反流者:给予促进胃排空的药物,多潘立酮(吗丁啉)每次 0.2~0.3mg/kg,每日三次(餐前 15~30 分钟口服),疗程 2~4 周。

(3)停用对胃黏膜有刺激的药物:如非甾体消炎药、糖皮质激素等。

(4)创造良好的生活环境、避免长时间的精神压力。

2.饮食疗法

(1)养成良好饮食习惯。

(2)避免进食生冷及刺激性食物,少量多餐。

3.药物治疗

(1)制酸剂或抗酸剂:①H$_2$ 受体拮抗药:西咪替丁 10~15mg/(kg·d),q12h,疗程 2~4 周;雷尼替丁 3~5mg/(kg·d),q12h(早晚),疗程 2~4 周;②质子泵抑制药:奥美拉唑 0.7~1mg/(kg·d),清晨顿服,疗程 2 周;③抗酸剂:碳酸钙口服液、氢氧化铝、氢氧化镁等;碳酸钙口服液:2~5 岁 5mL/次,>5 岁 10mL/次,每日三次,餐后 1 小时服用。

(2)胃黏膜保护剂:①次枸橼酸铋(CBS)6~8mg/(kg·d),分三次,疗程 4 周;②硫糖铝 10~25mg/(kg·d),分四次,疗程 4 周;③麦滋林-S 每次 30~40mg/kg,每日三次,疗程 4 周。

## 八、预防

(1)养成良好饮食习惯:进食规律、不要暴饮暴食、少食对胃有刺激的食物(如辛辣的、生冷粗糙的食品),多吃富含纤维素的食物。

(2)家中有 HP 感染者,主张分餐进食、以避免交叉感染。

(3)因故需要长期服用非甾体消炎药、糖皮质激素时,必要时同时每晚口服雷尼替丁 1 次。

# 第十五节 消化性溃疡

## 一、概述

消化性溃疡(PU)是消化道黏膜及其深层组织因消化性损伤而形成的病理性缺损。胃酸和胃蛋白酶是消化性溃疡形成的基本因素,因此、理论上凡能接触胃酸的部位均可发生如食道、胃、十二指肠、吻合口、异位胃黏膜部位,但绝大多数发生在胃和十二指肠,即胃溃疡(gastric ulcer,GU)和十二指肠溃疡(duodenal ucler,DU)。

随着儿童胃镜的开展,发现消化性溃疡并非儿童少见病,是仅次于胃炎,为第二位的上消化道器质性疾病。是儿童反复腹痛和上消化道出血的常见原因,占儿童胃镜检出病变的10～20%。

溃疡病的分类:按部位分:胃溃疡(GU)、十二指肠溃疡(DU);按病因分:原发性溃疡、继发性溃疡;按病程分:急性溃疡、慢性溃疡。

不同年龄的儿童其溃疡种类不同、临床表现也不一样。

1.新生儿期

多为急性、继发性溃疡;先有原发病如早产儿、缺血缺氧、低血糖、呼吸窘迫、严重感染、神经系统疾病等;多发生于生后24～48小时内、并多以上消化道出血、穿孔为首发症状。

2.婴幼儿期

以急性、继发性溃疡多见,多于原发性溃疡;继发性溃疡多以上消化道出血、穿孔为首发症状,有基础疾病或使用非甾体消炎药、糖皮质激素;原发性溃疡则表现不典型,可有呕吐、进食后哭吵、吃奶差、腹胀、生长发育迟缓,也可发生呕血、黑便。

3.学龄前期儿童

原发性溃疡增多、临床表现更接近学龄期儿童。

4.学龄期儿童

以原发性溃疡为主,DU多于GU,也可发生继发性溃疡;

主要表现为:①反复腹痛;②恶心、呕吐、反酸、嗳气、食欲不振等消化不良症状;③小细胞低色素贫血、大便隐血阳性,是反复少量出血的结果;④严重者可发生上消化道出血(呕血、黑便)、穿孔。

## 二、病史要点

(1)询问腹痛的病程、发作时间、有无发作间歇、发作诱因;记录腹痛与饮食的关系;腹痛的部位、性质,有无放射痛和夜间痛醒。

(2)询问有无恶心、呕吐、呕吐物,有无食欲缺乏、反酸、嗳气、上腹饱胀。

(3)询问排便频率、大便性状,有无黑便或暗红色便、呕血。

(4)近期或现在有无严重的基础疾病。

(5)了解有无胃病家族史和幽门螺杆菌感染者,有无服药史,尤其是服用感冒药、非甾体消炎药、糖皮质激素史,有无饮食不良习惯。

### 三、体检要点

(1)中上腹有无压痛;有无腹胀、气腹征、腹膜炎体征,了解有无胃肠穿孔。

(2)贫血及程度,有无休克体征,以判断有无消化道出血及出血量。

(3)营养状况。

### 四、辅助检查

**1.胃镜检查**

是首选方法,为确诊的依据。

**2.消化道钡餐造影**

由于儿童的溃疡病变较浅,钡剂征象不如成人典型,所以只是作为补充检查手段。直接征象:龛影(充盈缺损)。间接征象:局部变形;胃大弯痉挛切迹;幽门梗阻;十二指肠球部变形、激惹、痉挛。

**3.HP 的检测**

由于消化性溃疡的发生与 HP 感染密切相关,所以要常规做 HP 检测。参见胃炎节。

### 五、诊断及鉴别诊断

**1.诊断要点**

(1)病史:有下列表现者提示溃疡病可能

1)继发性溃疡:有严重基础疾病的儿童,尤其是新生儿和小婴儿,或者在应用非甾体类药物/糖皮质激素后,出现上消化道出血或穿孔表现。

2)原发性溃疡:剑突下烧灼痛或饥饿痛,进食后缓解;反复腹痛而无寄生虫感染者;与进食有关的反复呕吐;有小细胞低色素性贫血、大便隐血阳性者;原因不明的呕血、黑便或者穿孔;有上述表现且有消化性溃疡(尤其是 DU)家族史者。

(2)首选胃镜检查,常规做 HP 检测。

**2.鉴别诊断**

主要需与其他可引起反复腹痛(见慢性胃炎节)、上消化道出血、反复呕吐的疾病相鉴别。

### 六、治疗

治疗目的为缓解症状,促进溃疡愈合,预防复发,防治并发症。治疗难点是溃疡病的复发。

**1.一般治疗**

(1)养成良好的饮食习惯。

(2)停止一切刺激性的食物及药物。

(3)少吃多餐、易消化食物。

(4)避免长时间的紧张、减轻压力。

(5)继发性溃疡者应积极治疗原发病。

**2.药物治疗**

(1)制酸剂或抗酸剂:

(1)$H_2$受体拮抗药:药物包括雷尼替丁、西咪替丁(甲氰米呱)等,这类药物儿童使用安全,不良反应发生率低,可能的不良反应有头疼、嗜睡、疲劳、肌痛、腹泻或便秘。雷尼替丁 8 岁内的儿童慎用。

(2)质子泵抑制药:奥美拉唑。

(2)胃黏膜保护剂:枸橼酸铋钾(colloidal bismuth subcitrate,CBS)、硫糖铝。注意:枸橼酸铋钾不能长期大剂量使用,因可导致不可逆的神经系统、肾功能损害。服药期间最好监测血铋的浓度,安全的浓度为$100\mu g/mL$。

(3)抗 HP 治疗:凡是伴 HP 感染的消化性溃疡,无论是初发还是复发,均需进行 HP 根除治疗。方案参见胃炎节。

(4)药物治疗策略:消化性溃疡:初治病例,制酸剂+胃黏膜保护剂,疗程 4~8 周。伴 HP 检查阳性者,同时给予 HP 根除治疗。复发病例,按上述方案治疗结束后、继续使用制酸剂维持治疗 1~2 年。

3.手术治疗

指征:①上消化道出血、内科治疗无效者;②急性胃穿孔;③器质性幽门狭窄;④难治性溃疡。

### 七、预防

参见慢性胃炎节。

# 第十六节 儿童腹泻病

## 一、概述

腹泻病(diarrhea)是一组由多病原、多因素引起的、以大便次数增多和大便性状改变为主要表现的消化道综合征,是儿童特别是婴幼儿最常见疾病之一,以婴幼儿尤其 6 月~2 岁发病率最高,是造成儿童营养不良、生长发育障碍的主要原因之一。在我国,随着生活水平的提高、卫生状况的改善,儿童腹泻病的发生率有所下降,但其仍然危害着儿童的健康。

婴幼儿易患腹泻,主要与以下易感因素有关:①消化系统发育不成熟;②生长发育快,胃肠负担重;③机体防御功能差;④肠道菌群失调;⑤人工喂养。

病因包括肠道内感染性因素和非感染因素。

引起肠道内感染的病原包括:①病毒:以轮状病毒最常见,其他还有诺如病毒、札如病毒、肠腺病毒、星状病毒、肠道病毒等;②细菌包括致泻性大肠杆菌(致病性大肠杆菌、产毒性大肠杆菌、侵袭性大肠杆菌、出血性大肠杆菌和黏附性大肠杆菌)、空肠弯曲菌、耶尔森菌、沙门菌、难辨梭状芽孢杆菌、金黄色葡萄球菌、绿脓杆菌等;③真菌有白色念珠菌、曲霉菌、毛霉菌;④寄生虫有蓝氏贾第鞭毛虫、阿米巴原虫、隐孢子虫。病毒是感染性腹泻最常见的病原,占80%。真菌性肠炎易发生于营养不良、长期使用广谱抗生素和糖皮质激素的儿童。

非感染因素包括:①喂养不当;②症状性腹泻:由肠道外感染所致腹泻,如上呼吸道感染、肺炎、中耳炎、泌尿道感染等;③过敏性腹泻;④原发性或继发性乳糖不耐受;⑤气候因素等。

## 二、病史要点

(1)腹泻的起病、病程及发展过程。

(2)腹泻每日次数、大便性状(量、水分多少、黏液脓血),有无酸臭和腥臭味,是否伴里急后重(或坠胀感)。

(3)是否伴恶心、呕吐、腹痛、腹胀等其他消化系统症状。

(4)进食情况,是否伴口渴、喜饮、眼泪较少,尿量减少及其减少的程度,询问最后一次排尿的时间。

(5)是否伴全身感染中毒症状(发热、精神萎靡、食欲减少等),有无其他系统症状(如意识障碍、抽搐、皮疹等)。

(6)入院前接受何种治疗,补液方式、性质和量。

(7)有无基础疾病,或伴随其他系统感染表现(如呼吸系统感染等)及其治疗情况。

(8)详细询问病前喂养史、添加辅食史、腹泻患者接触史、不洁饮食史。

(9)发病的季节,当地有无腹泻病的流行。

(10)既往腹泻史,包括诊断及治疗情况。

## 三、体检要点

### 1.有无脱水表现

眼眶及前囟的凹陷程度、皮肤弹性、尿量、有无周围循环衰竭等判断有无脱水以及脱水的程度。注意高渗性脱水表现为高热、烦渴、烦躁、意识障碍、抽搐等细胞内脱水表现,而脱水体征不明显。

### 2.腹部检查

有无腹胀、肠型、蠕动波、压痛、肌紧张、反跳痛、腹部包块、腹水征、肠鸣音活跃程度等。

### 3.有无代谢性酸中毒表现

口唇樱红、呼吸深大、精神萎靡、呼出的气体有丙酮味,注意小婴儿表现不典型。

### 4.有无低钾血症表现(包括在纠正脱水的过程中)

精神不振、无力、腹胀、肠鸣音减弱、心音低钝、心律失常、腱反射减弱等。

### 5.有无肠道外感染病灶

如外耳道、咽部、肺部,有无皮疹。

### 6.有无其他系统体征

如心脏及神经系统等其他肠道外并发症,其中尤其注意心脏并发症。

### 7.营养状况

营养不良或病程长的患儿,还需注意有无肛周糜烂、直肠脱垂、维生素 A、B 族维生素缺乏表现,如角膜混浊、毕脱氏斑、口角炎和口炎等。

## 四、辅助检查

### 1.大便常规

(1)侵袭性细菌所致感染者大便为黄稀黏液便、黏液血丝便或脓血便,显微镜下可见红细胞、白细胞及脓细胞。

（2）病毒性腹泻及产毒性大肠杆菌性肠炎大便为黄稀水样便,无黏液及脓血,显微镜下无红白细胞,或少许白细胞。

（3）食饵性腹泻大便为黄色糊状大便,有不消化奶块或食物,镜下见较多脂肪滴。

2.血清电解质（血钠、钾、氯、钙、镁）及肾功能

有脱水及电解质紊乱者应检测。血钠可协助判断脱水的性质。

3.血浆渗透压

有条件的单位应进行,判断脱水的性质。

4.血气分析

中度脱水以上应进行。

5.大便涂片

可查找寄生虫、霍乱弧菌、真菌菌丝及孢子。

6.大便病毒学检查

疑为病毒感染者需进行检测,如大便轮状病毒抗原检测。

7.大便培养及药敏试验

疑为细菌感染者需进行。

8.大便还原糖试验

了解有无乳糖不耐受。

9.食物过敏原检测

10.腹部影像学检查（腹部 X 片或腹部 B 超）

腹胀者、腹痛剧者或有腹部异常体征者,了解有无并发症（坏死性小肠结肠炎等）或外科急腹症。

11.心电图

尤其是病毒性肠炎疑并发心肌炎者。

## 五、诊断要点及鉴别诊断

### （一）诊断依据

（1）大便性状改变:呈稀便、水样便、黏液便或脓血便等。

（2）大便次数较平时增多。

### （二）根据病程分类

1.急性腹泻

病程在 2 周以内。

2.迁延性腹泻

病程为 2 周～2 月。

3.慢性腹泻

病程在 2 月以上。

### （二）根据病情严重程度分型

1.轻型

腹泻不剧烈,不伴脱水,无中毒症状。多因饮食不当或肠道外感染所致。

**2.中型**

腹泻较剧烈,伴轻或中度脱水或有轻度中毒症状。

**3.重型**

腹泻严重,伴有重度脱水或明显中毒症状,严重者可死亡。

### (三)根据病因分类

**1.感染性腹泻**

病原体感染肠道而引起的腹泻。进一步根据所致病原进行命名,如轮状病毒性肠炎、致病性大肠杆菌性肠炎等。

**2.非感染性腹泻**

进一步分为食饵性腹泻、过敏性腹泻、症状性腹泻、乳糖不耐受等。

### (四)各类腹泻的诊断要点

**1.病毒性肠炎**

(1)轮状病毒性肠炎:①四季均可发病,流行季节为 10 月~次年 2 月,高峰年龄为 6 月~3 岁,潜伏期 2~3 天;②起病急,以呕吐、腹泻为主要症状,大便次数多,为蛋花汤样或稀水样便;③腹泻严重者伴脱水、电解质紊乱及代谢性酸中毒;④可伴发热、精神萎靡、食欲下降;⑤可伴流涕、轻咳等上呼吸道炎表现;⑥少数可并发肺炎、心肌炎或脑炎等;⑦自然病程为 3~8 天;⑧大便常规示粪质少、白细胞很少,大便轮状病毒抗原检测阳性可确诊。

(2)诺如病毒性肠炎:①各年龄组均可发病,是婴幼儿腹泻的常见病原,秋冬至冬春季节发病最多,潜伏期数小时~3 天;②起病急,以腹泻、腹痛、恶心、呕吐为主要症状,大便次数与形状与轮状病毒性肠炎相似;③可伴发热、精神萎靡、食欲下降、畏寒、肌痛等全身症状;④病程 2~7 天;⑤大便常规示粪质少、白细胞很少;⑥大便诺如病毒抗原检测阳性或 RT-PCR 检测到诺如病毒则确诊。

**2.细菌性肠炎**

(1)产毒性大肠杆菌性肠炎:①5~8 月份为多,潜伏期 1~2 天;②腹泻为主要症状,轻者大便次数稍多、大便形状稍稀、排泄数次后即愈,病情较重者腹泻频繁、大便呈水样或蛋花汤样便;③可伴脱水、电解质紊乱及代谢性酸中毒;④可伴呕吐,但多无发热及全身症状;⑤病程多为 3~7 天;大便常规镜检可有少量白细胞;⑥大便培养可分离出产毒性大肠杆菌。

(2)致病性大肠杆菌性肠炎:表现同产毒性大肠杆菌肠炎。

(3)空肠弯曲菌肠炎:①6 月~2 岁婴幼儿发病率较高,夏季多发;②可有发热、恶心、呕吐、腹痛、腹泻、全身不适;③大便初为水样,很快变为黏液便或黏液脓血便,有恶臭味;④大便镜检见较多白细胞及多少不等的红细胞。

(4)鼠伤寒沙门菌肠炎:①2 岁内发病较多见;全年发病,6 月~9 月发病率较高;消化道传播;可引起院内流行;②潜伏期 8~48 小时;③以胃肠型或败血症型较多见,发热、腹泻为主要表现,有感染中毒症状;大便形状多种多样,可为稀便、水样便、黏液便或脓血便;④重症可出现水、电解质及代谢性酸中毒,甚至感染性休克;败血症型可并发肺炎和其他化脓病灶;⑤常迁延反复;⑥大便镜检见较多白细胞及多少不等的红细胞。

3.真菌性肠炎

以白色假丝酵母菌所致最常见。①多发生于 2 岁以下婴幼儿;②腹泻为主要症状,大便为黄色稀便、有泡沫及黏液,可见豆腐渣样细块;③常伴鹅口疮;④病程迁延;⑤大便镜检有真菌孢子及菌丝;⑥大便真菌培养阳性可确诊。

### (四)鉴别诊断

急性腹泻需与外科急腹症(肠套叠、急性阑尾炎及穿孔等)、坏死性小肠结肠炎等相鉴别。迁延性慢性腹泻应与生理性腹泻、炎症性肠病、肠结核等相鉴别。

## 六、病情观察及随访要点

(1)观察脱水、代谢性酸中毒纠正情况,并随时调节输液方案。在液体治疗过程中,必须防治低钾血症,佝偻病或营养不良儿童还需警惕低钙血症的发生。

(2)复查血电解质、肾功能、血气分析。

(3)密切观察腹泻和呕吐的次数、量及形状,以准确评估体液丢失量,同时掌握进食情况及液体总摄入量,以正确估计每日水和电解质的继续损失量、判断治疗效果,制定进一步液体治疗方案。

(4)注意发热等全身症状、呼吸道表现、心脏体征、肛周皮炎等。

(5)大便性状改变情况,腹泻与进食某种食物的关系。

## 七、治疗

### (一)急性腹泻

1.调整饮食

(1)母乳喂养者,继续母乳喂养,暂停辅食。

(2)牛奶喂养者,可以等量米汤或稀释牛奶。

(3)病毒性腹泻合并乳糖不耐受者,可改用去乳糖配方奶、豆类或淀粉类代乳品。

(4)呕吐剧烈者,可暂禁食 4~6 小时(不禁水)。

(5)腹泻停止后,逐步恢复营养丰富的饮食,并每日加餐 1 次,共 2 周。

2.纠正脱水、电解质紊乱和代谢性酸中毒(见液体治疗)

3.合理用药

(1)控制感染。

1)水样便腹泻多为病毒感染所致(70%),一般不用抗生素;伴有严重感染中毒症状,不能用脱水解释时,应选用抗生素。

2)黏液便、黏液血丝便或脓血便多由侵袭性细菌所致,应根据临床特点,针对病原经验性选用抗菌药物,再根据大便培养及药敏试验结果进行调整。大肠杆菌、空肠弯曲菌、耶尔森菌、鼠伤寒沙门菌所致感染选用抗 G-菌抗菌药物和大环内酯类药物。金黄色葡萄球菌、难辨梭状芽孢杆菌、真菌性肠炎应立即停用原用抗生素,根据病原选用万古霉素、新青霉素、利福平、甲硝唑或抗真菌药。

3)症状性腹泻应积极治疗原发感染。

(2)微生态制剂:双歧杆菌、嗜乳酸杆菌等,有助于肠道正常菌群的恢复,抑制病原菌定植和侵袭。

（3）黏膜保护剂：如蒙脱石散。

（4）抗分泌治疗：消旋卡多曲可用于肠毒素性腹泻。

（5）补锌治疗：6 月龄以下儿，补元素锌 10mg/d；6 月龄以上者，补元素锌 20mg/d；共 10～14 天。

（6）避免用止泻剂。

**（二）迁延性和慢性腹泻**

多伴有营养不良和其他并发症，病因复杂，在积极寻找病因的同时，采取综合治疗。

（1）预防和纠正脱水、电解质紊乱和酸碱平衡紊乱。

（2）营养治疗：①继续母乳喂养，牛奶喂养着调整饮食，保证足够热能；②乳糖不耐受者，采用去双糖饮食，可选用豆浆、酸奶或去乳糖配方奶；③过敏性腹泻者，避免食用含过敏原的食物；④要素饮食是肠黏膜受损患儿最理想的食物；⑤静脉营养，不能耐受口服营养物质者可采用。

（3）药物治疗：①抗生素：勿滥用，避免顽固性的肠道菌群失调，仅用于培养分离出特异病原者，并根据药敏试验结果选用；②补充维生素及微量元素，铁、锌、维生素 A、维生素 C、维生素 B 族、叶酸等；③微生态制剂；④黏膜保护剂。

**八、预防**

（1）合理喂养，提倡母乳喂养，及时、逐步过渡添加辅食。

（2）养成良好卫生习惯，注意乳品的保存和乳具的清洁。

（3）感染性腹泻患儿，应做好消毒隔离以避免交叉感染。

（4）避免长期滥用广谱抗生素，以免引起肠道菌群紊乱。

（5）接种轮状病毒减毒活疫苗以预防该病毒引起的腹泻。

# 第十七节　发热待查

**一、概述**

发热（fever，pyrexia）是指病理性体温升高，使人体对于致病因子的一种全身性反应。当晨起休息时体温超过正常体温范围或一日之间体温相差在 1℃以上时称为发热。正常人体温范围：口腔温度（舌下测量）36.3～37.21℃，直肠温度（肛门测量）36.5～37.71℃，腋下温度（腋窝测量）36.0～37.01℃。

按发热时间长短，发热可分为 4 类：①短期发热指发热<2 周，多伴有局部症状及体征；②长期发热指发热时间≥2 周，有的可无明显症状、体征，需实验室检查帮助诊断；③原因不明发热（FUO）指发热持续或间歇超过 3 周，经体检、常规辅助检查不能确诊者；④慢性低热指低热持续 1 个月以上。

发热待查的定义：发热待查又称未明热或不明原因发热（FUO）。

（1）发热持续 2～3 周以上；

（2）体温数次超过 38.5℃；

(3)经完整的病史询问、体检和常规实验室检查不能确诊(1周内)。

## 二、发热的病因

1.病因分类

根据致病原因不同可分为两大类:感染性疾病和非感染性疾病。

2.感染性疾病

包括病毒、细菌、支原体、衣原体、立克次体、螺旋体、真菌、原虫等病原微生物感染。

3.非感染性疾病

肿瘤性疾病:血液系统肿瘤如:恶性组织细胞病、恶性淋巴瘤、白血病、多发性骨髓瘤等;实体性肿瘤如:原发性肝癌、肺癌、肾癌、结肠癌、胃癌、胰腺癌等。

(1)血管-结缔组织疾病:常见的如:系统性红斑狼疮、成人 Still 病、类风湿性关节炎、风湿热、混合性结缔组织病;少见的有:皮肌炎、结节性多动脉炎、变应性肉芽肿性血管炎、Wegener 肉芽肿等。

(2)其他疾病:如药物热、脱水热、各种坏死组织吸收热、中暑、功能热、伪热等。

病因的分布和构成:北京儿童医院分析 1993—1998 年发热(持续 2 周以上)待查儿童 744 例,结果感染性疾病占 63.2%,结缔组织病占 13.7 %,恶性肿瘤 4.7 %,其他 5.4 %,原因不明 13.0 %。

## 三、发热待查的诊断思路和步骤

1.判断有无发热

当口温超过 37.3℃、肛温超过 37.7℃、腋温超过 37℃以上,且除外生理因素和测量方法误差时即可诊断发热。

生理性体温升高的常见原因:①进食:可升高体温 0.2～0.7℃;②运动:剧烈运动可升高体温 1.5℃;③妊娠:妊娠前三月,可有持续低热;④月经:经前低热;⑤高温环境;⑥生理性应激:心情紧张、焦虑等。⑦原发性体温升高:原因不明,多见于女性。

2.鉴别器质性与功能性发热

(1)器质性发热:存在病理因素,主要是由于致热原间接或直接作用于下丘脑体温调节中枢,使体温调节中枢的体温调定点水平升高,导致机体产热增加,而散热不能相应地随之增加或散热减少,体温升高。特点是:体温一般较高,≥38℃,常伴有相应的组织器官病变、损伤的临床表现和实验室检查的异常。

(2)功能性发热:主要是由自主神经功能紊乱,影响正常的体温调节过程,是产热大于散热,体温升高。特点是:多为低热,很少超过 38℃,常伴由自主神经功能失调的其他表现。

3.区分感染性与非感染性发热

(1)感染性发热特点:①起病较急,伴有寒战或无寒战;②常有感染中毒症状;③常有感染的定位症状和体征;

(2)非感染性发热的特点:①一般发热时间较长,常超过 2 月,时间越长可能性越大;②长期发热但一般情况较好,无明显感染中毒症状;③常伴有贫血、无痛性多部位的淋巴结肿大、肝大等;④血管-结缔组织疾病发热常伴有皮疹和多器官受损的表现;⑤肿瘤性发热患者常伴有不明原因的体重明显下降等表现。

4.病因诊断

(1)诊断的基本原则:"一个、常见、多发、可治、器质性疾病"。

(2)诊断的方法:详细询问病史、全面细致的体格检查,选择性的实验室检查和必要的诊断性治疗。

## 四、发热待查的诊断方法

1.详细询问病史和全面细致的体格检查

全面、系统、准确无误的病史是做出正确诊断的关键。体检资料是比较客观的,常能证实病史中的诉述和发现病史中的遗漏,准确、全面、系统地进行体格检查,发现一些阳性病理体征,常能为诊断提供重要线索。

(1)病史询问的要点:发热待查大多是以长期发热为主要临床表现,因此,对发热的经过及特点要重点详细询问。①发热有无诱因;②有无前驱症状;③发热的方式,是急骤还是缓慢;④发热的程度、有无规律性(热型);⑤发热时的伴随症状和自觉症状;⑥发热以来至就诊时的诊疗经过;⑦解热剂、抗生素、糖皮质激素及免疫抑制药的使用情况。

此外,不能忽视对个人既往史(疾病史、手术史、外伤史、药物过敏史、输血史),个人史(出生史、生长发育史、喂养史、预防接种史等)及家族和生活环境史(传染患者或类似患者接触史等)的详细询问。

(2)发热待查的病史线索:

表 7-2　发热待查的病史线索

| 临床表现 | 疾病 |
|---|---|
| 药物或毒物接触史 | 药物热、烟雾热 |
| 蜱接触史 | 间歇热、落基山斑点热、莱姆病 |
| 动物接触史 | 鹦鹉热、钩体病、布氏杆菌病、弓形虫病、猫抓热、Q热、兔咬热 |
| 肌痛 | 旋毛虫病、亚急性心内膜炎、结节性多动脉炎、类风湿、家族性地中海热、多发性肌炎 |
| 头痛 | 间歇热、兔咬热、慢性脑膜炎/脑炎、疟疾、布氏杆菌病、CNS肿瘤、落基山斑点热 |
| 神志异常 | 类肉瘤性脑膜炎、结核性脑膜炎、隐球菌性脑膜炎、肿瘤性脑膜炎、CNS肿瘤、布氏杆菌病、伤寒、HIV |
| 干咳 | 结核、Q热、鹦鹉热、伤寒、肺部肿瘤、落基山斑点热、急性风湿热 |
| 眼痛或视力异常 | 一过性动脉炎(栓塞)亚急性心内膜炎、间歇热、脑脓肿、Takayasu动脉炎 |
| 消耗 | 肿瘤、淋巴瘤、巨细胞病毒、单核细胞增多症、伤寒、系统性红斑狼疮、类风湿、弓形虫病 |
| 腹痛 | 结节性多动脉炎、脓肿、家族地中海热、卟啉病、间歇热、胆囊炎 |
| 背痛 | 布氏杆菌病、亚急性心内膜炎 |
| 颈痛 | 亚急性甲状腺炎、一过性动脉炎、化脓性颈静脉炎 |

(3)发热相关因素与疾病病因的关系:

1)起病情况:一般感染性疾病起病较急,尤其是细菌、病毒感染;典型伤寒、结核等除外。

非感染性疾病发病相对较慢。恶组、淋巴瘤、噬血细胞综合征等，可以表现为急骤起病，且病情凶险

2)热型：①稽留热：伤寒、斑疹伤寒、大叶性肺炎；②弛张热：伤寒缓解期、出血热、败血症、脓毒血症、肝脓肿、严重肺结核、风湿热；③间歇热：疟疾、肾盂肾炎、布鲁菌病；④波状热：布鲁菌病；⑤消耗热：败血症；⑥马鞍热：登革热；⑦回归热：回归热、霍奇金病；⑧不规则热：结核病、感染性心内膜炎、流感、风湿热、恶性肿瘤。

3)热程与疾病病因的关系：一般的规律是随着热程时间的延长，感染性疾病的可能性逐渐减少，而肿瘤性疾病及血管-结缔组织性疾病的比例相对增加，持续时间愈长，这种趋势也愈明显。

4)发热病因与年龄、性别的关系。

①6岁以下患儿，感染性疾病的发病率最高，特别是原发性上呼吸道、泌尿道感染或全身感染；6~14岁，结缔组织-血管性疾病和小肠炎症性疾病开始常见；14岁以上成人，感染性疾病仍占首位，但肿瘤性疾病的发病率明显增高。

②女性患者，泌尿性感染、血管-结缔组织疾病、胆道感染及肺外结核常见，明显高于男性；而恶性肿瘤、原发性肝癌、肺结核、阿米巴肝脓肿等男性明显多于女性。

(4)伴随症状与体征：

1)寒战：寒战、高热可见于多种急性疾病，如反复寒战、高热则多发生于细菌感染播散(病原体一时侵入血流)，某种并发症的发展阶段(如局限性脓肿侵入血流)，寄生虫的自然生物学周期(如疟疾)或肿瘤坏死液化吸收等。临床上以某些细菌感染和疟疾最为常见；罕见：结核病、伤寒、立克次体病、病毒感染，风湿热。感染性疾病引起的寒战与输液反应相鉴别。

2)面容：伤寒面容、酒醉貌、蝶形红斑、口周苍白等。

3)皮疹、黏膜疹：玫瑰疹、巴氏线、柯氏斑、搔抓状出血点等。

几种特征性皮疹：

莱姆病——慢性移行性红斑

皮肌炎——淡紫色眼睑

结节性脂膜炎——皮下结节

4)淋巴结肿大：

①全身性淋巴结肿大：传染性单核细胞增多症、结核病、兔热病、弓形虫病、HIV感染，白血病、恶性淋巴瘤、结缔组织病等

②局部淋巴结肿大：局灶性感染、恶性淋巴瘤、恶性肿瘤转移等

(5)体格检查的几个要点和要求：

1)养成全面、系统、反复地"从头到脚"细致地检查的习惯。

2)不放过任何可疑体征；不放过任何部位；

3)疑是感染性疾病时应注意检查具有和外界相通的部位。如外耳道、鼻道、鼻咽部、气道、胆道、尿道和外阴等；

4)要注意检查容易被忽视或遗漏的淋巴结肿大、皮疹和口、咽、甲状腺、外阴等部位；

5)需要引起重视一些重要的体征：皮疹、出血点，淋巴结、肝、脾肿大，关节肿大、畸形、功能

障碍,局部隆起、肿块,新出现的心脏杂音,肺部啰音,局部叩痛等;

2.选择性的实验室检查

有针对性地应用检测手段和准确的检测结果有助于疾病的确诊。

常规检查项目:血、尿、便常规,血生化、胸片、腹部 B 超。

(1)疑为感染性疾病:

1)炎症标志物检查:白细胞总数及分类、血沉、C-反应蛋白、唾液酸、血清转铁蛋白、血清铜蓝蛋白、PCT 测定、内毒素测定、真菌 D-葡聚糖测定等。

2)病原学检查:各种病原微生物的培养、涂片镜检和分子生物学 PCR 技术检测等。

3)血清学检查:各种病原微生物抗原、抗体的检测。

4)皮内试验:PPD、组织胞浆菌皮内试验、布氏杆菌病皮内试验、肺吸虫病皮内试验、血吸虫病皮内试验和华支睾吸虫病皮内试验。

5)影像学检查:B 超、CT、MRI、X-线等。

(2)疑为肿瘤性疾病:

1)影像学检查:B 超、CT、MRI、X-线、PET、胃肠钡餐、血管造影、泌尿道造影、ERCP、PTC 等。。

2)内窥镜检查:纤维支气管镜、胃镜、肠镜、胸腔镜、腹腔镜等。

3)肿瘤标志物:①甲胎蛋白(AFP):原发性肝癌;②癌胚抗原(CEA):消化道癌、肺癌。

4)病理组织、细胞学检查:①淋巴、皮肤、骨髓及其他脏器活检;②免疫组化检查。

(3)疑为血管-结缔组织性疾病:

1)抗核抗体检查:ANA 总抗体检查:①ds-DNA 抗体:SLE;②抗组蛋白抗体:药物性 SLE、SLE、RA;③抗 SM 抗体:SLE;④抗 U1-RNP 抗体:MCTD、SLE;⑤抗 SS-A 抗体:SS、SLE;⑥抗 SS-B 抗体:SS、SLE;⑦抗 SCI-70 抗体:PSS;⑧抗 PM-1 抗体:PM、DM;⑨抗 JO-1 抗体:PM、DM。

2)免疫学检查:①类风湿因子;②抗中性粒细胞胞浆抗体(ANCA);③免疫球蛋白;④蛋白电泳;⑤免疫复合物;

3)疑为免疫功能缺陷:①抗体及补体;②淋巴细胞分类计数;③NBT 试验;④免疫缺陷病相关基因检查。

4)外周血"反常"改变的临床意义:

绝大多数细菌性感染外周血白细胞总数和中性粒细胞增多;病毒性感染外周血白细胞总数和中性粒细胞大多减少;而支原体、衣原体、立克次体等感染外周血白细胞总数和中性粒细胞大多正常。但在某些传染病中外周血常规却"反常"改变。

(1)外周血白细胞减少的细菌性感染:①伤寒;②结核;③布氏杆菌病;④某些 G- 杆菌败血症;

(2)外周血白细胞增多的病毒性感染:①传染性单核细胞增多症;②流行性出血热;③传染性淋巴细胞增多症;④流行性乙型脑炎;⑤森林脑炎;⑥狂犬病。外周血异形淋巴细胞是某些传染病的特征性改变。

(3)外周血异形淋巴细胞的临床意义:主要见于:①流行性出血热;②传染性单核细胞增多症;③病毒性肝炎;④输血后综合征;也可见于①疟疾;②结核;③布氏杆菌病;④对氨基水杨酸钠、苯妥英钠等药物的变态反应。

## 五、诊断性治疗

某些发热待查患者虽然经过反复考虑、细致检查及临床观察,但仍不能确诊,可根据最近的拟诊。进行试验性治疗,以期达到既能验证诊断又能完成治疗的目的。这是一种仅被列为特定条件下的一项诊断手段,不能滥用。

(1)诊断性治疗的风险:

1)降低诊断性培养的检出率;

2)改变感染形式而非治愈;

3)治疗副反应:激素可降低免疫学试验阳性率,激素可诱发感染而无炎症征象

(2)诊断性治疗的适应证:严格来说诊断性治疗一般只限于下列情况:

1)氯喹:用于疑为疟疾者。

2)甲硝唑或依米丁:用于疑为阿米巴肝脓肿者。

3)抗结核药:用于疑为结核病者。

4)水杨酸制剂:用于疑为风湿热者。

5)糖皮质激素:用于疑为变应性亚败血症等变态反应性和结缔组织病者。

6)万古霉素:用于疑为耐药 G＋球菌感染者。

7)大环内酯类:用于疑为支原体、衣原体感染者。

8)阿米卡星、头孢拉定、亚胺培南(泰能):用于疑为铜绿假单胞菌感染者。

9)链霉素、庆大霉素:用于疑为土拉伦斯菌(兔热病)感染者。

(2)诊断性治疗的原则:

1)疾病的可能性是单一的。

2)药物治疗的机制和作用环节是明确的。

3)所选药物是特异的。

4)判断疾病治愈的标准是已知的和客观的。

(3)介绍两个发热待查的诊断试验:

1)萘普生试验:萘普生每日 2 次口服,每次 350mg,连用 3 天,对肿瘤性发热有退热作用,并可降至正常以下;对血管-结缔组织疾病可略退热,但不能降至正常;对感染性疾病发热无效。萘普生试验性治疗对鉴别三种发热类别有一定的参考意义。

2)功能性低热试验:先让患者在发热期间(如为午后发热则可自 14:00～22:00)每半小时测量一次体温,并做好记录,连续 3 天,以判断其发热由何时开始,持续时间多长。自第四天开始,与发热开始前半小时口服阿司匹林 0.5～1.0g 或吲哚美辛 25mg,继续每半小时测量一次体温,连续 3 天,以判定退热剂有无退热作用(使体温降至37℃以下)。如肯定有退热作用,则常提示为感染性发热(以结核为最多见)或风湿热,需进一步检查和(或)试验性治疗,如肯定无退热作用,则常提示为功能性发热。

## 六、特别提示

（1）血常规检查时应注意嗜酸性细胞计数、单核细胞、淋巴细胞、异型淋巴计数等变化。

（2）血沉检查特异性不强。

（3）有时骨髓穿刺应多部位、多次复查，或活检。

（4）重视病原微生物的涂片检查和培养。

（5）影像学检查有时需要动态观察和复查。

（6）结核病（尤其是肺外结核）和淋巴瘤的临床表现千变万化，是 FUO 病因诊断永远要考虑的两种疾病；

（7）要重视久病和用药后的真菌二重感染以及"药物热"的问题；因为，目前不合理用药、滥用抗生素等情况，十分普遍和严重。

（8）拟诊分析和临床诊断仍应遵循临床诊断的基本原则："一个、常见、多发、可治、器质性疾病"，因为，FUO 最后确诊仍以常见病、多发病为主。

# 第八章　内分泌科疾病

# 第一节　矮　小　症

## 一、矮小症的定义

矮身材是指在相似生活环境下,同种族、同性别和年龄的个体身高低于正常人群平均身高 2 个标准差者(-2SD),或低于第 3 百分位数(-1.88SD)者,其中部分属正常生理变异。为正确诊断,对生长滞后的儿童必须进行相应的临床观察和实验室检查。

## 二、病史要点

(1)出生身长、体重。

(2)询问患儿何时开始生长减慢,每年生长速度多少。

(3)询问有无挑食及食欲差。有无多饮多尿、呕吐、头痛、视物模糊、多汗、心慌、怕冷等。

(4)询问智力有无落后。出牙和换牙的时间。

(5)出生时有无窒息及难产。

(6)既往有无脑炎、脑外伤病史。头部是否接受过放射线治疗等。

(7)孕期、家庭成员身高情况,特别是父母及近亲的身高。父母亲的青春发育和家族中矮身材情况等。

## 三、体检要点

(1)测量以下指标:身高、体重、上部量、下部量、皮下脂肪厚度、指间距、头围。

(2)观察身材是否匀称,有无面容幼稚、面痣多、腹脂堆积。

(3)外生殖器发育状,况青春发育分期

## 四、辅助检查

(1)骨龄。

(2)生长激素激发试验。

(3)血胰岛素样生长因子-1(IGF-1)及胰岛素样生长因子结合蛋白(IGFBPs)。

(4)头颅垂体 MRI。

(5)甲状腺功能测定。

(6)染色体核型。

(7)排除各系统器官疾病的相关检查。

## 五、诊断及鉴别诊断

根据病史、体检等资料分析,对营养不良、精神心理性、家族性特发性矮身材、小于胎龄儿、慢性系统性疾病等因素造成的非生长激素缺乏的矮身材比较容易识别。对常见的导致矮身材的病因应予以鉴别,如软骨发育不良、甲状腺功能低下症、体质性青春发育延迟;临床还需注意某些综合征的可能,如:Prader-Willi 综合征、Silver-Russell 综合征、Noonall 综合征等。

## 六、治疗

(1)矮身材儿童的治疗措施取决于其病因。精神心理性、肾小管酸中毒等患儿在相关因素被消除后,其身高增长率即见增高,营养和睡眠的保障与正常的生长发育关系密切。甲状腺功能低下用甲状腺素治疗等。

(2)生长激素临床应用于生长激素缺乏症、慢性肾功能衰竭、先天性卵巢发育不全、Prader—Willi 综合征、小于胎龄儿和特发性矮身材的治疗。生长激素根据不同病因选择不同剂量,睡前皮下注射,6-7 次/周。

# 第二节　儿童糖尿病

## 一、概述

儿童糖尿病(DM)是由于胰岛素缺乏所造成的糖、脂肪、蛋白质代谢紊乱症。分为原发性和继发性两类。原发性糖尿病又可分为:①1 型糖尿病:由于胰岛细胞 β 破坏,胰岛素绝对分泌不足所造成,必须使用胰岛素治疗,故又称胰岛素依赖性糖尿病;②2 型糖尿病:由于胰岛细胞分泌胰岛素不足或靶细胞对胰岛素不敏感(胰岛素抵抗)所致;③青少年成熟期发病型:是一种罕见的遗传性 β 细胞功能缺陷症,属常染色体显性遗传。继发性糖尿病大多由一些遗传综合征和内分泌疾病所引起。98％的儿童糖尿病为 1 型糖尿病,2 型糖尿病较少,但随着儿童肥胖症的增多而有增加趋势。

## 二、病史要点

(1)多饮、多尿、多食和体重下降(即三多一少)发生的时间和进展程度。是否伴倦怠乏力、精神不振、反复感染。是否伴神志改变、恶心、呕吐、腹痛、关节或肌肉疼痛。

(2)详细询问有无糖尿病家族史。

(3)了解有无流行性腮腺炎病史及胰腺炎病史

(4)既往治疗情况,是否用过胰岛素,有无突然中断胰岛素治疗。

## 三、体检要点

(1)消瘦程度,生长发育有无落后。

(2)有无脱水征、有无呼吸深长,呼吸有无酮味,有无神志改变。

(3)体格发育、肝脏大小、有无腹胀、腹压痛。

(4)血压、呼吸、心率、心音,四肢末端循环。

## 四、辅助检查

(1)尿液检查:尿糖、尿酮体、尿蛋白。

(2)血液检查:血糖、血脂、血气分析、糖化血红蛋白、电解质、肝肾功能。

(3)葡萄糖耐量试验。

（4）胰岛素 C 肽释放试验

## 五、诊断要点及鉴别诊断

典型病例症状为多饮、多尿、多食和体重下降（即三多一少）。空腹血糖≥7.0mmol/L 随机血糖 11.1≥ mmol/L，尿糖阳性。对有多饮、消瘦、遗尿症状的患儿；或有糖尿病家族史者；或有不明原因的脱水、酸中毒的患儿都应考虑本病的可能性，避免误诊。胰岛素、C 肽释放试验有确诊意义。

本病应与下列情况相鉴别。

### 1.婴儿暂时性糖尿

病因不明，可能与患儿胰岛 β 细胞功能发育不够成熟有关。多在出生后 6 周内发病，表现为发热、呕吐、体重不增、脱水等症状。血糖增高，尿糖及酮体阳性，给予小剂量的胰岛素即可恢复。需进行葡萄糖耐量试验和长期随访。

### 2.糖尿病高渗性非酮症性昏迷

糖尿病昏迷伴高血糖（血糖往往达 41.7 mmol/L 以上），但无酸中毒，血、尿酮体无明显增高者要考虑。患者血浆渗透压＞310mmol/L，有时可达 371mmol/L。

## 六、病情观察及随访要点

（1）注意精神、食欲、生长发育情况、有无合并感染。

（2）每日监测血糖或尿糖，根据血糖或尿糖结果，可每 2 天调节 1 次胰岛素，避免发生低血糖

（3）运动前减少胰岛素用量或加餐，避免发生运动后低血糖。

（4）积极预防微血管继发损害所造成的肾功能不全、视网膜和心肌等病变。

## 七、治疗

### 1.胰岛素治疗

糖尿病初治患者先用短效胰岛素（RI）治疗，初始剂量每天 0.5～1.0μ/kg，分 4 次，于早、中、晚餐前 30 分钟皮下注射，晚睡前再注射一次（每天总量分配：早餐前 30％，中餐前 30％，晚餐前 30％，睡前 10％），病情控制后可取消晚睡前的一次。病初患者也可一开始就用中效胰岛素（NPH）加短效胰岛素（RI）治疗，按 2：1 混合，每日皮下注射两次：早餐前 30 分钟，2/3 总量，晚餐前 30 分钟 1/3 总量。

应根据血糖检测调整胰岛素用量，具体方法如下：如果早餐后 2 小时血糖高或午餐前血糖高，则增加早餐前的 RI；如果午餐后 2 小时或晚餐前血糖高，则增加早餐前的 NPH；如果晚餐后 2 小时或睡前血糖高，则增加晚餐前的 RI；早上空腹血糖高可增加晚餐前的 NPH。

### 2.糖尿病酮症酸中毒的治疗

（1）体液治疗：体液资治疗主要针对脱水、酸中毒和电解质紊乱。酮症酸中毒时脱水量为 100mL/kg，一般均属等渗性脱水，应按下列原则输液。

输液开始的第一小时，按 20mL/kg 快速静脉滴注氯化钠溶液，以纠正血容量、改善血循环和肾功能。第 2 小时，按 10mL/kg 静脉滴注 0.45％氯化钠溶液。当血糖＜17mmol/L 后，改用含有0.2％氯化钠的 5％葡萄糖液静脉滴注。要求在开始的 12 小时内至少补足累积丢失量

的一半,在此后的 24 小时内,可视情况按 60~80mL/L 静脉滴注同样的液体,以供给生理需要量和补充继续丢失量。

患儿在输液开始前由于酸中毒、分解代谢和脱水的共同作用血清钾较高,但总体体内缺钾严重。随着液体的输入,尤其是应用胰岛素后,血钾迅速降低。因此,在患儿开始排尿后应立即在输入液体中加入氯化钾溶液,一般按 0.3% 浓度,每日 2~3mmol/kg。

酮症酸中毒时的酸中毒主要是由于酮体和乳酸的堆积,补充水分和胰岛素可以矫正酸中毒。为了避免发生脑细胞酸中毒和高钠血症,对酮症酸中毒不宜常规使用碳酸氢钠溶液,仅在 PH<7.1,$HCO_3^-$<12mmol/L 时,可按 2mmol/L 给予 1.4% 碳酸氢钠溶液静脉滴注,先用半量,当血 PH≥7.2 时即停用,避免酸中毒纠正过快加重脑水肿。

在治疗过程中,应仔细检测生命体征、电解质、血糖和血气分析,以避免酮症酸中毒治疗过程产生并发症,如脑水肿其表现为:头痛、呕吐、意识不清和嗜睡等。

(2)胰岛素治疗:糖尿病酮症酸中毒时多采用小剂量胰岛素静脉滴注治疗。将胰岛素(短效)25U/kg 加入等渗盐水 250mL 中,按每小时 0.1U/kg,从另一静脉通道缓慢匀速输入。输入 1~2 小时后,复查血糖以调整输入量。当血糖<17mmol/L 后,改用含有 0.2% 氯化钠的 5% 葡萄糖液静脉滴注,并停止静脉滴注胰岛素,改为皮下注射,每次 0.25 U/kg,每 6 小时 1 次,直至患儿进食、血糖稳定为止。

(3)控制感染:酮症酸中毒常并发感染,应在治疗的同时采用有效的抗生素治疗。

3.饮食治疗

(1)每日总热量需要量:每日总热量的需要量应满足正常生长发育。按下列公式计算:每日总热量 kal(千卡)=1000+(年龄×80~100),对年幼儿宜稍偏高,此外还要考虑体重、食欲及运动量。

(2)食物的成分和比例:饮食中能量的分配为:蛋白质 15%~20% 糖类 50%~55% 脂肪 30%。蛋白质成分在 3 岁以下应稍多,其中一半以上应为动物蛋白,因其含有必需的氨基酸。糖类则以含纤维素高的如粗粮为主,因其造成的血糖波动较小。应避免蔗糖等精制糖。脂肪应以含多价不饱和脂肪酸的植物油为主。蔬菜选用含糖较少的蔬菜。

4.运动治疗

运动可减少胰岛素用量,坚持每天运动有利于摄入热量和胰岛素用量的调节,并能控制体重及促进心血管功能。

## 八、预防

积极预防感染性疾病,如风疹病毒、腮腺炎病毒及柯萨奇病毒等,加强锻炼,提高自身免疫力。

# 第三节　先天性肾上腺皮质增生症

## 一、概述

先天性肾上腺皮质增生症(congenital adrenal hydroxylase,CAH)是肾上腺皮质激素合成途径中酶缺陷,导致皮质醇合成不足,继发下丘脑 CRH 和垂体 ACTH 代偿分泌增加,导致肾上腺皮质增生症的一组疾病。属常染色体隐性遗传病。其中 21-羟化酶缺乏最常见,占90%以上。根据 21 羟化酶缺乏的程度,可分为失盐型、单纯男性化型、非典型型三种类型。

## 二、病史要点

1.失盐型

女性患儿由于出生时外生殖器异常,伴发皮肤色素沉着和失盐表现,易于诊断。故生后外生殖器异常,未触及睾丸,染色体核型为 46XX 者,首先考虑 21-OHD,男性患儿外生殖器多正常,诊断较为困难。当新生儿期出现失盐表现,血电解质示低钠,高钾者,伴皮肤色素沉着,应首先考虑 21-OHD。

2.单纯男性化型

男孩,如出生后未被筛查诊断,多在 2 岁后出现阴毛早现,面部多毛,阴茎增大,生长加速伴骨龄提前等周围性性早熟表现。在受累女孩多表现为外生殖器男性化,表现为阴蒂肥大、增长似阴茎、阴唇不同程度融合。女孩因生后外生殖器异常而易于生后早期诊断,未早期诊断的女孩也渐出现阴毛早现、多毛、生长骨龄加速等周围性性早熟表现。而两性周围性性早熟到一定年龄时触发中枢性性早熟。未治疗女孩阴蒂进一步增大,多毛、痤疮,乳房发育不良,月经紊乱,原发性闭经或继发性闭经,类多囊卵巢综合征样表现。

3.非典型 21-羟化酶缺陷症

临床症状出现更晚,一般表现为青春期前或围青春期出现周围性性早熟伴男性化表现,生长加速伴骨龄提前,阴毛早现伴脱氢表雄酮升高,雄激素增高的体征或无症状。

## 三、体检要点

(1)重视出生时外生殖器检查,女孩多表现为外生殖器男性化,表现为阴蒂肥大,增长似阴茎、阴唇不同程度融合。男孩外生殖器多正常。

(2)皮肤不同程度色素沉着,尤以外生殖器、乳晕、牙龈、皮肤皱褶处明显。

(3)小婴儿出现体重不增或下降、脱水体征、肢端循环。

(4)周围性性早熟的体征:男孩,多在 2 岁后出现阴毛早现,面部多毛,阴茎增大,生长加速等周围性性早熟表现,其与中枢性性早熟的显著差别是睾丸不增大,为青春期前睾丸大小。受累女孩多表现为阴蒂肥大,增长似阴茎、阴唇不同程度融合。未早期诊断的女孩也渐出现阴毛早现、多毛、生长加速等周围性性早熟表现。

(5)青春期前或围青春期出现周围性性早熟伴男性化表现。

## 四、辅助检查

(1)17-OHP 增高是其标志性临床诊断依据。

(2)同时测定血 ACTH、睾酮、肾素或肾素活性、醛固酮、电解质、脱氢表雄酮等明确诊断。

(3)进行内生殖器,肾上腺超声检查,染色体核型或快速 FISH 性染色体检查明确性别。

(4)骨龄提前。

(5)性激素激发试验明确是中枢性或周围性性早熟。

## 五、诊断要点

(1)失盐型:生后体重不增、消瘦、脱水、皮肤色素沉着、低血钠、高血钾,伴 17-OHP 等增高。

(2)单纯男性化型:周围性性早熟伴 17-OHP 等增高。

(3)非典型:需 ACTH 兴奋试验或基因检查确诊。

## 六、治疗

治疗的目的:治疗的目标是替代所缺皮质激素同时,抑制肾上腺性激素,抑制 21 羟化酶反应前皮质类固醇的过多分泌;防止男性化,维持正常的生长发育,保护生育潜能。故治疗剂量大于生理需要量。

1.失盐型的治疗

(1)糖皮质激素:在婴儿期,为降低显著升高的肾上腺性激素所需要氢化可的松(HC)的初始治疗剂量常高达 $25\sim50\text{mg/m}^2/\text{d}$,而后续控制治疗剂量多为 $10\sim15\text{mg/m}^2/\text{d}$。氢化可的松是首先制剂。醋酸可的松需要在体内进一步转变为生物活性形式,故不作为首选。当线性生长完成后,可选用长效激素如泼尼松或泼尼松龙,剂量 $2\sim4\text{mg/m}^2/\text{d}$ 分为一天两次,地塞米松 $0.25\sim0.375\text{mg/m}^2/\text{d}$,一天一次。

(2)盐皮质激素:所有失盐型均需要盐皮质激素氟氢可的松治疗,剂量多为 $0.05\sim0.3\text{mg/d}$,盐皮质激素补充能有效减少糖皮质激素的用量。

(3)食盐的补充:在婴幼儿时期常需要 $1\sim3\text{g/d}$,分数次服入。

(4)应激时处理:由于应激时正常人体内的皮质醇水平明显升高,故 CAH 患儿在应激时应增加糖皮质激素的剂量,当 CAH 患者能口服药物时,应激剂量是维持剂量 $2\sim3$ 倍,当某些严重疾病时如骨折、肺炎,口服应激剂量应维持 $2\sim3$ 天。对不能口服,创伤和手术时 CAH 患儿应给予肌内注射或静脉输注氢化可的松。

(5)外科治疗,对生殖器异常的 CAH 女孩应予以外科手术。

(6)发生肾上腺危象时应进行相关急救。

2.单纯男性化型的治疗

早期诊断(新生儿筛查或外生殖器异常的女孩)的患儿在婴幼儿期需要氢化可的松和氟氢可的松,以后则根据血压及肾素活性决定是否继续用盐皮质激素治疗。以周围性性早熟就诊的患儿需要氢化可的松治疗,如肾素活性升高,可加用氟氢可的松治疗($12.5\sim37.5\mu\text{g/d}$),可减少氢化可的松的剂量。当出现中枢性性早熟时应加用 GnRH 治疗,治疗至女孩骨龄 12 岁 6 个月,男孩骨龄 13 岁。

3.非典型 21-羟化酶缺陷症治疗

激素仅用于有症状的患者,对于那些骨龄提前伴预测身高异常的患儿,多毛、严重痤疮,月经混乱、睾丸肿块和不孕不育的患者可予以激素治疗。

# 第四节　肥　胖　症

## 一、概述

肥胖症(obesity)是以体内脂肪聚积过多为主要症状的营养障碍性疾病,分为单纯性肥胖和症状性肥胖。儿童肥胖的诊断标准目前仍采用 WHO 推荐的方法——身高和体重标准来衡量,以正常儿童不同身高值相对应的体重值作为标准进行评价。体重超过标准值的 20％诊断为肥胖,20％～29％为轻度肥胖,30％～49％为中度肥胖,大于 50％为重度肥胖。

## 二、病史要点

(1)开始肥胖的年龄。

(2)肥胖进展的情况。

(3)食量及饮食习惯。

(4)生长发育是否正常,有无生长缓慢及开始的时间。

(5)体育活动情况,是否活动过少,有无肌无力。

(6)有无智力落后或倒退。

(7)是否伴有头痛、恶心、呕吐及视物异常。

(8)是否用糖皮质激素类药物(用药持续时间、剂量,因何种原因用药)。

(9)过去史及家族史:过去有无头颅外伤、病毒性脑炎、化脓性或结核性脑膜炎、颅内肿瘤史等,家族肥胖史及家庭饮食、生活习惯。

在儿童青少年期阶段,单纯性肥胖为儿童肥胖症的主要原因,询问患儿的生活习惯及家族肥胖史甚为重要,但应注意排除疾病所致的症状性肥胖如皮质醇增多症、肥胖-生殖无能综合征、多囊卵巢综合征、高胰岛素血症、甲状腺功能减低症、假性甲状旁腺功能低下症、劳-蒙-毕综合征、性幼稚-肌张力低下-肥胖综合征等。

## 三、体检重点

### (一)一般项目

(1)获得生命体征:呼吸、脉搏、血压。

(2)测量身高、体重、腰围、臀围、皮下脂肪厚度;肥胖伴身材矮小多为症状性肥胖。

### (二)皮肤皮下

脂肪呈均匀性分布或呈向心性分布,有无色素沉着,尤其在颈部、腋下、腹股沟处及大腿内侧,如该处色素沉着特别深提示胰岛素抵抗伴黑棘皮病。皮肤细嫩或粗糙,在腹部、臀部及大腿有无暗红色紫纹;有无体毛增多或毛发稀松。

### (三)头、颈部

(1)有无视力障碍及视缺损,有视野缺失提示下丘脑、垂体部位肿瘤;甲状腺大小。

(2)胸部、腹部:男孩要注意是否有女性乳房,呼吸节律,有鼾音及睡眠时呼吸暂停提示已发生肥胖并发症睡眠呼吸暂停。

(3)四肢及外生殖器官:埋藏阴茎见于绝大多数肥胖患儿,小阴茎、小睾丸伴指尖细小提示肥胖-生殖无能综合征;小阴茎、小睾丸或隐睾伴有肌张力低下提示性幼稚-肌张力低下-肥胖综合征;小阴茎、小睾丸伴有多指畸形提示劳-蒙-毕综合征。

## 四、重要辅助检查

(1)皮质醇昼夜分泌节律检查及24小时尿游离皮质醇测定。

(2)地塞米松抑制试验。

(3)血浆促肾上腺皮质激素(ACTH)测定。

(4)尿17-羟类固醇、17-酮类固醇测定。

(5)头颅、肾上腺MRI或CT扫描。

(6)其他特殊检查:血生化、血脂(胆固醇、三酰甘油、高、低密度胆固醇)、糖耐量试验、胰岛素、性激素、甲状腺素、甲状旁腺素测定。

## 五、肥胖症诊断鉴别诊断要点

### 1.单纯性肥胖

呈均匀性肥胖,体格发育快,身高多高于同龄儿童,智力及性发育正常。皮质醇水平及其昼夜节律正常,24小时尿游离皮质醇测定正常;单次或小剂量地塞米松抑制试验能被抑制。

### 2.皮质醇增多症

包括库欣病(由垂体腺瘤或小肿瘤引起)及库欣综合征(由肾上腺增生、肿瘤及用大量糖皮质激素引起)两大类疾病,其临床表现相似,病因截然不同。女多于男,进行性向心性肥胖,满月脸,水牛背,生长缓慢,多数不伴骨龄延迟;伴血压升。血皮质醇水平升高,失去正常昼夜节律;24小时尿游离皮质醇检查升高;单次及小剂量地塞米松抑制试验不被抑制,大剂量地塞米松能抑制者多为库欣病,大剂量地塞米松不能抑制者多为肾上腺增生或肿瘤;尿17-羟类固醇、17-酮类固醇水平升高;X线检查可有蝶鞍异常或有骨质疏松;肾上腺CT扫描可示肾上腺增生或肿瘤,头颅MRI扫描示垂体肿瘤。

### 3.肥胖综合征

弗勒赫利希综合征、劳-蒙-毕综合征、性幼稚-肌张力低下-肥胖综合征等,除肥胖外,伴有各综合征的相应表现。

## 六、肥胖症治疗

单纯性肥胖进行减肥治疗,其余肥胖根据不同病因进行治疗。

# 第五节 中枢性尿崩症

## 一、概述

尿崩症(DI)是由于患儿完全或部分丧失尿液浓缩功能,以多饮多尿,尿比重低为特点的临床综合征。造成尿崩症的原因很多,其中较多见的是由于抗利尿激素(ADH)分泌或释放不足引起,称中枢性尿崩症。

## 二、病史要点

(1)多饮多尿发生的时间和进展程度:是否伴有食欲减退、乏力、烦躁、有无发热等。

(2)详细询问既往史。询问有无头颅外伤、头颅手术及有无颅内肿瘤及感染病史。询问有无郎格汉组织细胞增生症或白血病等。

(3)详细询问家族史,父母是否为近亲结婚,家中是否有类似多饮多尿患者。

(4)既往治疗情况,是否用过去氨加压素或其他治疗尿崩症的药物。

## 三、体检要点

(1)有无脱水及其程度,注意唇干燥、眼眶凹陷及皮肤弹性情况。

(2)体格发育、营养状态、精神反应。

(3)体温、呼吸、心率、血压情况。

## 四、辅助检查

1.尿液检查

每日尿量可达 4~10L,色淡,尿比重小于 1.005,尿渗透压低于 200mmol/L,尿蛋白、尿糖及有形成分均为阴性。

2.血生化检查

肌酐、尿素氮正常,血钠正常或稍增高。血渗透压正常或增高。血渗透压＝2×(血钠＋血钾)＋血糖＋血尿素氮,计数单位均用 mmol/L。

3.禁水试验

自试验前晚上 8 时开始禁食,直至试验结束。于次日早晨 8 时开始,试验前先排尿,测体重、尿量、尿重比及尿渗透压,测血钠和血浆渗透压。于 1 小时内饮水 20mL/kg,随后禁饮 6~8h,每 1 小时收集一次尿,测尿量、尿比重及尿渗透压,称体重,共收集 6 次。试验结束时采血测血钠及血浆渗透压。虽然禁饮还不到 6h,而体重已较原来下降 3%~5%,或血压明显下降,立即停止试验。

结果判断:正常儿童禁止后不出现脱水症状,每小时尿量逐渐减少,尿比重逐渐上升。尿渗透压可达 800mmol/L 以上,而血钠和血渗透压均正常。尿崩症患者血钠和血渗透压分别上升超过 145 mmol/L 和 295mmol/L,体重下降超过 3~5%。尿渗透压低于血渗透压。

4.加压素试验

禁水试验结束后,皮下注射精氨酸加压素 0.1U/Kg,然后两小时内多次留尿,测定渗透压。如尿渗透压上升峰值超过给药前的 50%,则为完全中枢性尿崩症;在 9~50%者为部分性尿崩症。

## 五、诊断要点及鉴别诊断

### (一)诊断要点

本病可发生于任何年龄,以烦渴多饮多尿为主要症状。饮水多(可大于 3000mL/m²)尿量可达 4~10L,甚至更多,尿比重低,夜尿增加,可出现遗尿。婴儿期发病者,由于供水不足及慢性脱水,常有发热,烦操不安及呕吐,甚至出现生长障碍。年长儿发病的,其生长正常,无明显体征。禁水试验及加压素试验呈阳性反应。

### （二）鉴别诊断

#### 1.原发性肾性尿崩症

为 X-连锁或常染色体显性遗传病,是肾小管受体对 ADH 反应缺陷。多为男性,有家族史。出生时症状已存在,病情可轻可重,有的可在新生儿期发病,有的一生中症状轻微。严重患儿除多尿外,往往有脱水,体重不增加,发热,便秘甚至休克。此病用加压素无效。

#### 2.精神性多饮

常有精神因素存在,可通过禁水试验进行鉴别。

#### 3.继发性肾性多尿

慢性肾炎、慢性肾盂等疾病导致慢性肾功能衰退时,一般夜尿多,尿常规及肾功能可有改变。

#### 4.高钙尿症

见于维生素 D 中毒,甲状旁腺功能亢进症等引起的尿,其原因为血钙及肾髓质中钙含量升高,肾浓缩功能下降。

#### 5.低钾血症

见于原发性醛固酮增多症、慢性腹泻、Batter 综合征,由于肾小管空泡变性,尿浓缩功能障碍,同时对 ADH 反应性也降低出现多尿,随着低钾的纠正,细胞损伤可恢复。

## 六、病情观察及随访要点

(1)去氨加压素或加压素治疗后注意多饮、多尿好转情况。

(2)药物治疗 3 天后,检查尿量、尿比重、尿渗透压、血钠及血渗透压。

(3)长期随访头颅磁共振,有报道特发性中枢性尿崩症实际上继发于颅内肿瘤。

## 七、治疗

#### 1.针对病因治疗

对有原发病灶的患儿必须针对病因治疗。肿瘤可手术切除。特发性中枢性尿崩症,应检查有无垂体及其他激素缺乏情况。除药物治疗外要供给充分的水分呢,尤其是新生儿和小婴儿,避免脱水及高钠血症。

#### 2.药物治疗

(1)鞣酸加压素(加压素):为混悬液,用药前需稍加温并摇匀,再进行深部肌内注射,开始注射计量为 0.1~0.2mL,作用可维持 3~7 天,需待多饮多尿症状出现时再给用药,根据药效调整计量。

(2)1-脱氨-8-D-精胺酸加压素(DDAVP)为合成的 AVP 类似物。口服片剂:醋酸去氨加压素(弥凝,MInirin),每次 50~100 ug,每日 1~2 次。DDAVP 的不良反应很小,偶可引起头痛或腹部不适。

(3)非激素疗法

1)氢氯噻嗪:每日 3~4mg/kg,分次服用。用药期间应限钠补钾,适用于轻型或部分性尿崩症,长期使用可能会损害肾小管浓缩功能。

2)氯磺丙尿:增强肾脏髓质腺苷环化酶对 AVP 的反应,每日 $150mg/m^2$,1 次口服。不良反应为低血糖、白细胞减少、肝功能损害、低血钠或水中毒。

3)氯贝丁酯(安妥明)增加 AVP 的分泌或加强 AVP 的作用.每日 15～25mg/kg,分次口服。不良反应为胃肠反应、肝功能损害等。

4)卡马西平:具有使 AVP 释放作用,每日 10～15mg/kg。不良反应为头痛、恶心、疲乏、眩晕、肝损害与白细胞减低。

### 八、预防

(1)避免头颅外伤。

(2)积极防治颅内感染。

(3)禁止近亲婚配。

# 第六节　性　早　熟

### 一、定义和病因分类

性早熟是指女孩在 8 岁前,男孩在 9 岁前呈现第二性征的发育异常性疾病。按发病机理不同性早熟可分为两大类:中枢性性早熟,又称真性性早熟或促性腺激素释放激素依赖性性早熟;外周性性早熟,又称假性性早熟或非促性腺激素释放激素依赖性性早熟。

性早熟的常见病因有:特发性性早熟、获得性(放疗、炎症、外伤、手术、肿瘤、积水、颅内压升高)性早熟、肾上腺疾病如先天性肾上腺皮质增生症、肾上腺肿瘤等引起的性早熟、性腺肿瘤如卵巢肿瘤、畸胎瘤、睾丸间质细胞瘤等引起的性早熟、摄入外源性甾体激素引起的性早熟等。

### 二、病史询问要点

(1)详细询问性发育的时间、顺序、是否呈进行性以及进展速度。

(2)详细询问近期是否接触避孕药和其他含激素的保健品或药物。

(3)了解有无窒息、产伤、颅脑外伤和感染的病史。

(4)了解父母青春期发动的年龄。

(5)了解生活环境、饮食习惯、生长和智力情况。

### 三、体检要点

(1)评估第二性征发育程度(按 Tanner 标准分期),乳房、外阴有无着色,处女膜有无水肿。乳房、睾丸双侧大小和质地。

(2)皮肤有无咖啡斑、色素沉着、水肿和多毛。

(3)身高、体重、智力、甲状腺大小,腹部有无肿块。

### 四、辅助检查

(1)下丘脑-垂体-性腺轴激素检查。

1)基础血清促卵泡激素(FSH)、促黄体素(LH)、雌二醇(E2)或睾酮(T)水平。

2)促性腺激素释放激素激发试验。

(2)骨龄检查。

(3)颅脑 MRI 或 CT。

(4)盆腔超声检查:子宫、卵巢、卵泡。

(5)睾丸超声检查。

(6)其他(根据患儿宾病情选择性检查):

(7)血清绒毛膜促性腺激素(HCG)、脱氢表雄酮(DHS)、雄烯二酮(A2)、双氢睾酮(DHT)、17羟孕酮(17OHP)、肾上腺促皮质激素(ACTH)和肾上腺CT检查。

## 五、诊断要点

### 1.中枢性性早熟

(1)第二性征提前出现(符合定义的年龄),并按正常发育程序进展。

(2)血清促性腺激素升高达青春期水平。

1)LH基础值:第二性征已达到青春中期程度并LH基础值>5.0IU/L。

2)GnRH激发试验呈青春期反应:

LH峰值 女孩>12.0IU/L 男孩>25.0IU/L

LH峰/FSH峰>0.6~1.0(放射免疫法)或两性LH峰值>3.3~5.0IU/L LH峰/FSH峰>0.6(化学发光法)

(3)性腺增大:女孩在超声下见卵巢容积>1mL,并可见多个直径>4mm的卵泡;男孩睾丸容积>4mL。

(4)线性生长加速。

(5)骨龄超越年龄1年或1年以上。

(6)血清性激素升高至青春期水平。

以上诊断依据中(1)、(2)、(3)条是必具的。(4)、(5)、(6)条在中枢性和外周性性早熟均可表现。

### 2.外周性性早熟

(1)第二性征提前出现(符合定义的年龄)。

(2)性征的发育不按正常发育程序进展。

(3)血清促性腺激素在青春前期水平。

(4)性腺大小在青春前期水平。

## 六、治疗

### 1.真性性早熟的治疗

(1)治疗的原则:核心是改善患儿成年后的终身高(FAH)。控制性发育的速度,预防月经早潮。恢复其实际年龄应有的心理行为。

如果能找到病因的对因治疗,肿瘤大多采取外科治疗,甲状腺功能低下用甲状腺激素替代治疗。

(2)治疗药物:

1)促性腺激素释放激素类似物(GnRH-a)。

2)制剂有曲普瑞林(Triptorelin)(商品名:达菲林、达必佳)和醋酸亮丙瑞林(leuprorelin)(商品名:抑那通)。GnRH-a能有效抑制LH的分泌,使性腺暂停发育,性激素下降到青春前期水平,骨成熟减缓,延长生长年限,改善最终成年期身高。

# 第七节 糖尿病酮症酸中毒

## 一、概述

糖尿病酮症酸中毒(DKA)是以高血糖、高血酮、酮尿、脱水、电解质紊乱、代谢性酸中毒为特征的一组综合征.糖尿病酮症酸中毒在1型糖尿病(T1DM)及2型糖尿病(T2DM)患者中均可发生.是儿童糖尿病死亡的首要原因,其发生率存在地域差异,与糖尿病发生率并不相符,其发生率与年龄相关,<5岁儿童占总发生率的35%。

## 二、病史要点

(1)有无多尿、多饮、多食、消瘦。

(2)有无恶心、呕吐、腹痛,可类似急腹症。

(3)有无进行性意识障碍或丧失。

(4)合并感染时可发热。

## 三、体检要点

(1)皮肤弹性,眼眶有无凹陷,口唇是否干燥。

(2)深大或叹气样呼吸。

(3)呼气时有无烂苹果味。

(4)四肢末梢循环情况。

## 四、辅助检查

(1)血糖(静脉血糖)。

(2)电解质、动脉血气分析、血渗透压。

(3)肝、肾功能、血脂。

(4)糖化血红蛋白。

(5)血液分析和尿常规中尿酮体、尿糖。

## 五、诊断要点

(1)多尿、多饮、多食、消瘦。

(2)脱水,深大或叹气样呼吸。

(3)恶心、呕吐、腹痛,可类似急腹症。

(4)进行性意识障碍或丧失。

(5)血糖>11.1 mmol/L。

(6)动脉血气分析 pH<7.3  $HCO_3^-$<15mmoL/L。

(7)尿酮体尿糖阳性。

## 六、治疗

1.有重度脱水或循环衰竭时

(1)给氧。

(2)生理盐水 20mL/kg,1 小时内输入,轻度酮症酸中毒或轻度脱水者,生理盐水 10mL/kg。其后生理盐水应该保持在 10mL/kg/小时的速度 1～2 小时。

**2.纠正脱水**

酮症酸中毒时细胞外液减少,脱水程度为中度脱水时,补液量为 120～150mg/kg;轻度脱水时,补液量为 100～120mL/kg。脱水性质为等渗性脱水。由于治疗过程中易发生严重并发症脑水肿,静脉过快地补充张力性液体会加重脑水肿过程。因此,酮症酸中毒的补液应很小心,要比其他病因引起的脱水更缓慢地纠正。

(1)补液量的计算:维持量＋10％丢失量

| | |
|---|---|
| 3～9 公斤 | 6mL/公斤/小时 |
| 10～19 公斤 | 5mL/公斤/小时 |
| ＞20 公斤 | 4mL/公斤/小时 |

(2)补液的速度及时间:48 小时均匀输入。

(3)补充的液体种类:主要为生理盐水。根据血钠浓度,继续输入生理盐水或改为半张盐水(同体积盐水和灭菌注射用水混合液)当血糖降至 15～17mmol/L 时,液体换为含糖液,建议用等张盐水与 5％的葡萄糖液各 1/2 合用。

**3.胰岛素治疗**

酮症酸中毒时胰岛素的用法采用小剂量胰岛素持续静脉滴注,选用胰岛素,按 0.1u/kg/h 计算,将胰岛素 25u 加入等渗盐水 250mL 中(0.1u/mL),用另一静脉途径按需缓慢输入,监测血糖调节输入量。当血糖 15～17mmol/L 时,将输入液体换成等张盐水与 5％葡萄糖混合液,并停止静脉滴注胰岛素(首次皮下注射胰岛素 30 分钟后停止静脉滴注胰岛素),改为胰岛素皮下注射,每次 0.25～0.5u/kg,每 4～6 小时 1 次,直至患者进食、血糖稳定为止,根据血糖监测调整胰岛素用量。理想的血糖下降速度为 4～5mmol/L/小时。

**4.纠正电解质紊乱**

当血钾在 4mmol/L 以下,可立即补充钾盐,如血钾＞5mmol/L 时则见尿后补钾,其剂量为 2～3mmol/kg(150～225mg/kg),输入浓度不＞40mmol/L(0.3g/dL),能口服后改口服钾盐。

**5.纠正酸中毒**

酮症酸中毒不宜常规使用碱性液,只有在中、重度酮性酸中毒(Ph＜7.1 或碳酸氢根＜15mmol/L＝时才用碱性液纠正酸中毒。一般用 1.4％碳酸氢钠,用量为:所需 NaHCO3＝0.6×kg×(15-所测的 HCO3mmol/L)。计算后的量先输入一半后,再查血气分析,仍为 Ph＜7.1 时再将另一半量输入,若血 pH＞7.1 时则不再输入。

**6.急诊实验室检查**

指血糖,抽静脉血糖、电解质、血渗透压、肝、肾功能、血脂、糖化血红蛋白、血液分析和动脉血气分析,收集尿常规标本。

**7.护士**

首先查指血糖和抽各种血,并注明抽血糖的时间马上送检,建立两条静脉通路,一条通路输生理盐水补液;一条通路输胰岛素(必须用输液泵按 1mL/kg/h 的速度输入)。

# 第八节 低血糖症

## 一、概述

低血糖(hypoglycemia)是多种原因引起的血糖低于正常范围的综合征,为小儿时期最常见的代谢紊乱之一。全血血糖在婴儿和儿童<2.2mmol/L(<40mg/dL),足月新生儿<1.7mmol/L(<30mg/dL),早产儿或小于胎龄儿<1.1mmol/L(20mg/dL),为低血糖。

## 二、病史要点

(1)交感神经兴奋及脑缺氧的相关症状:儿童常表现为面色苍白、多汗、乏力、饥饿、呕吐、心悸、颤抖、头痛、兴奋、视物模糊、晕厥、抽搐,甚至昏迷。新生儿及小婴儿则表现为喂养困难、发绀发作、呼吸困难或暂停、低体温,兴奋或嗜睡,甚至惊厥。

(2)症状发作的时间,与进食的关系,是否与进某种食物有关。

(3)是否有进食减少、过疲劳或感染史。

(4)是否有误服或误用致低血糖的药物史,如胰岛素、酒精、水杨酸类药物等。

(5)过去史及家族史要注意询问在婴儿期是否出现低血糖症状,发作的次数;家族中是否有婴儿早期不明原因死亡者;是否有遗传代谢病患者。低血糖发生的年龄不同,出现的症状亦不同。在新生儿及婴儿期低血糖的临床表现无特异性,易误诊为呼吸系统或神经系统疾病,因而应仔细询问交感神经兴奋的病史及表现。

## 三、体检重点

(1)一般项目:获得生命体征:体温、呼吸、脉搏、血压;神智是否清楚,反应是否低下。

(2)测量身高、体重、皮下脂肪厚度。

(3)皮肤皮下:皮肤是否湿冷,全身皮肤有无色素沉着,色素沉着出现在四肢关节的伸面提示伸肾上腺皮质功能减低症。

(4)头面部:面色是否苍白,有无色素沉着;眼球有无不正常转动。

(5)胸腹部:呼吸节律,是否有暂停、有无啰音;心率、节律、心音是否正常、有无心脏杂音;肝、脾肿大提示糖原累积症。

(6)其他:四肢有无厥冷;神经系统:肌力、肌张力情况,克氏征、布鲁津斯基征及病理征情况。

## 四、重要辅助检查

(1)空腹血糖及随机血糖。

(2)血、尿酮体。

(3)血气分析及血电解质。

(4)胰岛素、C肽、胰高血糖素、皮质醇、肾上腺素及生长激素。

(5)有机酸测定:乳酸、丙氨酸、丙酮酸等。

(6)胰腺B超、CT。

(7)选择进行各种耐量试验:如葡萄糖、肾上腺素、胰高血糖素、L-亮氨酸等。

### 五、低血糖鉴别诊断

由于低血糖的表现无特异性,很容易误诊为癫痫、脑病、心肌炎及休克等,临床上应保持对该症的警惕性,注意与这些疾病鉴别。对于低血糖症的病因,则根据低血糖发作次数及持续的时间进行鉴别诊断。

*1.一过性低血糖*

见于小于胎龄儿、早产儿、出生窒息,药物性(乙醇、水杨酸盐),Reye综合征,糖尿病母亲娩出儿、有核红细胞增多症等。

*2.持续性低血糖*

见于酮症性低血糖,葡萄糖代谢酶缺陷(糖原累积症、肝糖异生缺陷、半乳糖血症、果糖不耐受症、),氨基酸代谢缺陷(枫糖尿病、甲基丙二酸尿症),脂肪酸代谢缺陷,激素缺乏(肾上腺皮质功能不全、甲状腺功能减低症、生长激素缺乏症)等。持续性葡萄糖耗用过多:见于高胰岛素血症(胰岛细胞增殖症、β细胞增生症、胰岛细胞腺瘤)。

### 六、低血糖的治疗

(1)意识清醒能口服的患儿可立即口服糖水或进食缓解症状。

(2)存在意识障碍不能进食的患儿和婴幼儿建议静脉滴注10%葡萄糖[按5-10mg/(kg·min)速度],保持血糖在4mol/L以上。

(3)口服或静脉用葡萄糖不能维持血糖稳定时可静脉滴注氢化可的松,剂量:2-5mg/(kg·d),分2~3次用。血糖稳定后逐步减量。

(4)针对原发病进行处理。

# 第九节　肾上腺危象

### 一、概述

肾上腺危象为儿科常见急症之一,是指由各种原因导致肾上腺激素分泌不足或阙如而表现的一系列临床症状。病情进展急剧,需紧急救治。急性感染、创伤、外科手术、过热、长期饥饿和情绪激动等都可能是诱发因素。

### 二、病史要点

(1)原发病的临床表现各有特点。

(2)全身症状:萎靡乏力,大多有高热,

(3)消化系统:食欲缺乏、恶心、呕吐、腹痛、腹泻、腹胀。

(4)神经系统:萎靡、烦躁或嗜睡、谵妄或神志模糊,重症者昏迷,尚可出现低血糖症状、乏力、出汗、复视、昏迷。

(5)泌尿系统各:肾流血量减少,肾功能减退,出现少尿、氮质血症,危重症可出现肾功能衰竭。

### 三、体检要点

（1）出现中——重度脱水，口唇及皮肤干燥、弹性差，上诉症状大多非特异性，起病数小时或1～3天病情急剧恶化，出现多个系统的症状。

（2）循环系统：脉搏细弱、皮肤湿冷、出现花纹、四肢末梢冷而发绀、心率增快、心律不齐、血压下降，重危者血压测不出，呈现休克和周围循环衰竭。

### 四、实验室检查

1.血常规

白细胞总数和中性粒细胞升高，血小板计数减低，血中嗜酸性细胞计数增高。

2.血生化检查

低钠血症、高钾血症、空腹血糖降低、血尿素氮升高、二氧化碳结合力降低。

3.心电图

心率增快、心律失常、低电压、Q-T间期延长。

4.X线摄片

伴有感染时可显示肺部感染和心脏改变，可有肾上腺钙化影。

5.尿液检查

尿钠增加，尿17-羟、17-酮降低。

6.其他

凝血时间延长，凝血酶原时间延长。

### 五、诊断要点见相关章节。

### 六、治疗

1.休克时

30～60分钟静推糖盐水（5％葡萄糖生理盐水）450mL/$m^2$扩容，后续3200mL/$m^2$.d纠正脱水。

2.氢化可的松

2.5～5mg/kg/次，q6～8h，连续2～3天，症状缓解渐减量而改为口服维持量。

3.严重低血糖时

10％葡萄糖液2～4mL/kg

4.高血钾时

心电图只有高尖密切随访观察，出现其他心电图改变时：①10％葡萄糖酸钙0.5mL/kg；②葡萄糖胰岛素联合输注（5～6g葡萄糖联合一个单位胰岛素）；③纠正酸中毒

# 第十节　内分泌特殊检查诊疗规范

内分泌特色的功能试验，需要多次抽血，多数需要用药物激发，存在药物反应及过敏反应，受检患儿有潜在危险。为尽可能减少检查给患儿带来的风险，我们制定了医师行内分泌特殊

功能试验的准入及必要的安全防范措施:①准入标准:内分泌专科工作 3 年以上的医师;②风险防范措施。

小年龄患儿对多次采血及对药物不易耐受,已过敏。为尽可能地防范风险,要求 5 岁以下患者住院做内分泌功能检查。

## 一、促性腺激素释放激(LHRH)刺激试验

### (一)试验原理

促性腺激素释放激素(LHRH)为下丘脑分泌的激素,主要刺激垂体的 LH、FSH 分泌。通过本试验可了解垂体促性腺激素细胞的储备功能。

### (二)剂型

戈那瑞林:100μg/支。

曲普瑞林:100μg/支。

### (三)用量

戈那瑞林:2~2.5μg/kg,最大剂量≤100ug;加 NS10mL 稀释

曲普瑞林:100μg/平方米,最大剂量≤100ug;加 NS10mL 稀释

### (四)操作方法

可不禁食,早晨 8 时取静脉血测 FSH、LH 为基础值(0 管),静脉缓慢推药(15 分钟推完)后 30 分钟、60 分钟准时采血测定 FSH、LH。注意事项及标本要求:

(1)严格按上述时间抽血。如抽血不顺利,抽血时间不可顺延。

(2)标本要求:0 管干燥管或促凝管 2mL,如需查性激素全套,抽血 3mL;30 分钟、60 分钟干燥管或促凝管 2mL。

(3)不良反应:偶有过敏反应。

## 二、生长激素激发试验(胰岛素＋左旋多巴激发试验或胰岛素＋可乐定试验)

### (一)试验原理

该试验主要是通过胰岛素诱导低血糖而刺激 GH 分泌。低血糖症状一般出现在静脉注射胰岛素 15~30 分钟后,低血糖降至最低水平后 20 分钟有 GH 分泌的峰值出现。左旋多巴、可乐定可刺激下丘脑 GHRH 释放,以促进 GH 的应答反应。

### (二)药物用量

1.胰岛素

剂量按 0.05~0.1u/Kg,对疑有 ACTH 缺乏或有低血糖发作史者,剂量降至 0.03~0.05u/kg。加 NS 稀释(注射胰岛素浓度为 1u/mL)。

2.左旋多巴

10mg/kg,最大剂量 500mg;或者可乐定 5μg/kg 体重计算,最大剂量为 250ug。

### (三)操作方法

选择大血管留置静脉导管,抽 0 管血查电脑血糖、空腹静脉血糖和生长激素,然后静脉缓慢推药(＞1 分钟),同时口服左旋多巴,然后于推药完毕后 15 分钟时查电脑血糖,如果电脑血糖下降至基础值的 50％或 2.6mmol/L 为试验有效,此时方可抽血查生长激素和静脉血糖,再于 30 分钟查电脑血糖,并抽静脉血查生长激素和血糖;于 45 分钟、60 分钟、90 分钟时抽血查

生长激素。如果血糖不能下降至试验目标值时,应根据医嘱追加胰岛素剂量,监测电脑血糖,再以血糖降至目标值时的时间为前面所述的 15 分钟,按上述要求继续抽血完成检查(30 分钟、45 分钟、60 分钟分别抽血后试验结束,90 分钟不需抽血)。

**(四)注意事项**

(特别提醒:操作前询问家长是否已签署抽血同意书。)

(1)患儿应禁食 8 小时(婴儿至少应禁食 2~4 小时),但不必禁水。

(2)试验前家长需准备好饼干、面包、牛奶等食物,护士须准备 50% 葡萄糖于注射器内,抽血过程中要严密观察患儿的反应,一旦出现低血糖症状(面色苍白、出汗、脉速、嗜睡等),遵医嘱让患儿进食或即刻以 1mL/Kg 体重静脉注射 50% 葡萄糖,同时勿忘按时采集血标本。试验完毕后口服葡萄糖 0.5~1g/Kg 体重或即刻进食。

### 三、生长激素葡萄糖抑制试验

**(一)试验目的**

评估身材高大或生长迅速的儿童是否患有垂体性巨人症。后者 GH 分泌持续性升高,且不能被摄入的葡萄糖所抑制。但正常高度青少年中该试验可出现假阳性。

**(二)患儿准备**

(1)试验前,平衡饮食至少 3 天。

(2)试验前午夜开始禁食,但可饮水。<3 岁幼童实验前一晚应加餐。

(3)试验开始前 1 小时静脉留置针头。

(4)记录受试者体重,计算葡萄糖用量。

**(三)方法**

(1)口服葡萄糖剂量 1.75g/kg,最大量 75g。每克加水 3~4mL,在 5-10 分钟内服完。

(2)于 0、30、60、90、120、150、180 分钟分别取血,测 GH。

(3)试验中需对受试者进行监护并检测血糖。

**(四)注意事项**

(1)迟发低血糖常发生在伴有高胰岛素血症的儿童中,必需检测血糖,每 30 分钟 1 次,持续 5 小时以上。

(2)在午餐后,确定患者无低血糖危险后在拔除静脉留置针头。

### 四、血 ACTH/皮质醇昼夜节律测定

1.抽血

分别于早上 8 点空腹,下午 4 点,午夜 12 点抽血,干燥管或促凝管 2mL。

2.标本分离及保存

全血至于离心机内 4000 转离心 5 分钟后吸取上清液至干燥管内(红头管),冰箱冷藏保存。

### 五、地塞米松抑制试验

**(一)目的**

根据下丘脑-垂体-肾上腺轴反馈抑制的原理设计,检查下丘脑-垂体-肾上腺轴是否能被外

源性糖皮质激素所抑制。主要用于诊断皮质醇增多症,同时对鉴别其病因是增生还是肿瘤有一定价值。

1.过夜地塞米松抑制试验

(1)意义:用于筛查,常与皮质醇昼夜节律测定联合进行。

(2)患儿准备:①患儿不能应用类固醇药物;②无感染和心理疾患。

(3)方法:

1)于实验日抽血测定皮质醇和 ACTH,如怀疑分泌雄激素的肾上腺肿瘤时应加测硫酸脱氢表雄酮(DHEAS)、雄烯二酮和睾酮。

2)取血后服地塞米松 $0.3mg/m^2$。

2.小剂量地塞米松抑制试验

(1)意义:用于肯定皮质醇增多症的诊断。

(2)患儿准备:

1)未服用类固醇药物,根据初筛结果用于高度怀疑库欣综合征的患者。

2)禁用一些药物:利福平、苯妥英等可能导致地塞米松代谢产物增多,出现假阳性结果。

3)糖尿病患者慎用次试验。

(3)方法:

1)服药前一日准确留取 24 小时尿测定 UFC 作为对照。实验当日 8am 取血后,立即开始服用地塞米松每次 0.5mg,每 6 小时 1 次,共 8 次;<10 岁儿童每次 $5\mu g/kg$。

2)试验第 2 日再次留取 24 小时尿,同时继续按时服药。

3)试验第 24 小时、48 小时再次取血测定学 F 和 ACTH 浓度,如怀疑肾上腺肿瘤时应加测 DHEAS、雄烯二酮和睾酮。

3.大剂量地塞米松抑制试验

(1)意义:用于皮质醇增多症病因的鉴别。

(2)方法:除剂量不同,其余方法同前。地塞米松剂量为每次 2mg,每 6 小时 1 次,共 8 次。<10 岁儿童每次 $20\mu g/kg$,或每次 1mg。

## 六、糖耐量试验(OGTT)

1.意义

正常人服葡萄糖或进餐 30 分钟后血糖开始升高,60 分钟达高峰,120 分钟左右血糖恢复至空腹水平。同时胰岛素、C 肽释放也岁血糖变化而变化。测血糖的同时检测胰岛素、C 肽的分泌情况有助于鉴别 1 型和 2 型糖尿病。次试验还可用于评价胰岛素抵抗情况。

2.患儿准备

(1)试验前应平衡饮食至少 3 天,每日糖类入量不少于 150g,从试验前午夜禁食,可饮水。幼儿在试验前一晚可加餐一次。

(2)对受试者进行监护病安放静脉留置针头,穿刺后应休息 1 小时。

(3)记录受试者体重,计算葡萄糖用量。

(4)糖尿病患者试验当日需停用外源性胰岛素及口服降糖药。

3.方法

(1)试验前夜禁食 10 小时以上。

(2)口服葡萄糖 1.75g/kg,最大量 75g。每克葡萄糖加水 3～4mL,在 5-10 分钟内服完。

(3)与 0、30、60、120、180 分钟分别取血 3mL,测定血糖、胰岛素、C 肽浓度。

(4)已明确糖尿病诊断的患者采用馒头餐试验(100g 面粉制作的馒头相当于 75g 葡萄糖)。

4.注意事项

(1)过量的胰岛素分泌可能导致迟发性低血糖,所以必须严密监测血糖至 300 分钟。

(2)试验结束后正常进食午餐,午餐后在撤去静脉通路。

## 七、胰岛素、C 肽释放试验

1.意义

反映胰岛 β 细胞功能的重要指标,目的是了解胰岛 β 细胞分泌功能及有无胰岛素抵抗,用于Ⅰ型或Ⅱ型糖尿病的鉴别诊断。正常人空腹胰岛素水平为 5～25mU/L(5～25μU/mL)C 肽为 0.8-1.5ng/mL,餐后 30～60 分钟为高峰,是基础值的 5～10 倍,到 180 分钟恢复到基础水平。Ⅰ型糖尿病患者没有进餐刺激后的成倍增加。

2.方法

选择大血管留置静脉导管,抽 0 管(查空腹血胰岛素、C 肽)后,口服葡萄糖 1.75g/kg(最大 ≤ 75g),之后 0.5h、1h、2h、3h 时再分别抽血查胰岛素、C 肽。

3.注意事项

(1)试验前空腹,试验当日晨不注射胰岛素。

(2)干燥管或促凝管 2mL,送重庆医科大学附属第一医院;

(3)同时检查糖耐量时,用 EDTA 抗凝管抽血 3mL。

(4)抽血前须告知家长标本送检事宜,并做好外院联系工作。

## 八、ACTH 兴奋试验

1.原理

ACTH 可兴奋肾上腺皮质束状带分泌皮质醇,利用外源性 ACTH 兴奋肾上腺皮质可评价其储备功能。

2.用量

新生儿 0.1mg,<2 岁 0.15mg,>2 岁 0.25mg

3.操作方法

抽 0 管血(查血皮质醇、血 17-羟孕酮),然后静脉注射促皮质素(>2 分钟),再分别于注射后 30 分钟、60 分钟、90 分钟、120 分钟抽血测定血皮质醇、血 17-羟孕酮,雄烯二酮,血清脱氢表雄酮及硫酸酯等。

4.注意事项

(1)少数患者可发生过敏反应。

(2)推注促皮质素的时间应大于 2 分钟,推注过程中观察患儿面色及反应。

(3)若检验项目只有皮质醇、血 17-羟孕酮,采静脉血 3mL 入促凝管或干燥管中;如需检测雄烯二酮,血清脱氢表雄酮及硫酸酯项目时,采血量为 4mL。

### 九、莫氏试验(肾小管浓缩稀释试验)

(1)实验日照常进餐,除每餐饮水 500~600mL 外,不再进食和饮水。

(2)晨 8 时排尿后弃去,到晚 8 时,每 2h 排尿一次;晚 8 时至第二天早 8 时的所有尿液收集在一起,共 7 次,分别测每次的尿量和尿比重。

### 十、禁水试验

1.意义

主要用于鉴别尿崩症和精神性烦渴。

2.方法

(1)晨 8 时开始,实验前先排尿,测体重、尿量、尿比重及渗透压,并采血测血钠和血渗透压(置留置针采血并保留至所有试验结束)。

(2)1h 内饮水 20mL/kg,随后禁饮 8~12 小时,每小时收集一次尿液,并测体重、血压、尿量、尿比重及渗透压。

(3)试验结束时采血测血钠及血渗透压。

3.注意事项

(1)禁水过程中患儿出现烦躁不安、嗜睡、烦渴加重,体重下降 3%~5% 或血压下降明显,立即停止试验;

(2)连续两次尿比重相同或尿渗透压变化<30mOsm/(kg·h)r,可结束实验。

### 十一、加压素试验

1.意义

用于中枢性尿崩症与肾性尿崩症的鉴别诊断。

2.方法

(1)实验前先排尿,测体重、尿量、尿比重及渗透压,采血测血钠及血渗透压。

(2)1h 内饮水 20mL/kg,皮下注射水溶性加压素 0.1u/kg,随后禁饮 3 小时,每 30 分测尿量、尿比重及尿渗透压,共 6~8 次。

(3)试验结束时采血测血钠及血渗透压。

# 第十一节　糖皮质激素临床使用规范

糖皮质激素类药物(以下简称糖皮质激素)在儿科临床各科多种疾病的诊断和治疗上广泛应用,长期应用糖皮质激素应严格掌握适应证和妥当选用治疗方法,根据年龄、体重(体表面积更佳)、疾病严重程度和患儿对治疗的反应确定糖皮质激素治疗方案并密切观察不良反应。为规范糖皮质激素的临床应用,保障患者的用药安全,提高疗效,避免或降低糖皮质激素对患儿生长和发育的影响,根据卫计委《糖皮质激素类药物临床应用指导原则》等有关法规特制定本管理办法。

## 一、基本原则

糖皮质激素在临床广泛使用,应用糖皮质激素要非常谨慎,其正确、合理应用主要取决于以下两方面:一是治疗适应证掌握是否准确;二是品种及给药方案选用是否正确、合理。

### (一)适应证

糖皮质激素不适用于所有自身免疫病治疗如慢性淋巴细胞浸润性甲状腺炎、1 型糖尿病、寻常型银屑病等,也不适用于单纯以退热和止痛为目的特别是在感染性疾病中。

### (二)治疗方案

糖皮质激素治疗方案应综合患者病情及药物特点制定,治疗方案包括选用品种、剂量、疗程和给药途径等。

1.品种选择

各种糖皮质激素的药效学和人体药代动力学(吸收、分布、代谢和排出过程)特点不同,因此各有不同的临床适应证,应根据不同疾病和各种糖皮质激素的特点正确选用糖皮质激素品种。

2.给药剂量

生理剂量和药理剂量的糖皮质激素具有不同的作用,应按不同治疗目的选择剂量。一般认为给药剂量(以泼尼松为例)可分为以下几种情况:

(1)长期服用维持剂量:2.5～15.0mg/d。

(2)小剂量:$<0.5mg \cdot kg^{-1} \cdot d^{-1}$。

(3)中等剂量:$0.5～1.0mg \cdot kg^{-1} \cdot d^{-1}$。

(4)大剂量:大于 $1.0mg \cdot kg^{-1} \cdot d^{-1}$。

(5)冲击剂量:(以甲泼尼龙为例)$7.5～30.0mg \cdot kg^{-1} \cdot d^{-1}$。

3.疗程

不同的疾病糖皮质激素疗程不同,一般分为以下几种:

(1)冲击治疗:疗程多小于 5 天。适用于危重症患者的抢救,如暴发型感染、过敏性休克、严重哮喘持续状态、过敏性喉头水肿、狼疮性脑病、重症大疱性皮肤病、重症药疹、急进性肾炎等。冲击治疗须配合其他有效治疗措施,可迅速停药,若无效大部分情况下不可在短时间内重复冲击治疗。

(2)短程治疗:疗程小于 1 个月,包括应激性治疗。适用于感染或变态反应类疾病,如结核性脑膜炎及胸膜炎、剥脱性皮炎或器官移植急性排斥反应等。短程治疗须配合其他有效治疗措施,停药时需逐渐减量至停药。

(3)中程治疗:疗程 3 个月以内。适用于病程较长且多器官受累性疾病,如风湿热等。生效后减至维持剂量,停药时需要逐渐递减。

(4)长程治疗:疗程大于 3 个月。适用于器官移植后排斥反应的预防和治疗及反复发作、多器官受累的慢性自身免疫病,如系统性红斑狼疮、溶血性贫血、系统性血管炎、结节病、大疱性皮肤病等。维持治疗可采用每日或隔日给药,停药前亦应逐步过渡到隔日疗法后逐渐停药。

(5)终身替代治疗:适用于原发性或继发性慢性肾上腺皮质功能减退症,并于各种应激情况下适当增加剂量。

**4.给药途径**

包括口服、肌内注射、静脉注射或静脉滴注等全身用药,以及吸入、局部注射、点滴和涂抹等局部用药。

**(三)综合治疗**

在许多情况下,糖皮质激素治疗仅是疾病综合治疗的一部分,应结合患者实际情况,联合应用其他治疗手段,如严重感染患者,在积极有效的抗感染治疗和各种支持治疗的前提下,为缓解症状,确实需要的可使用糖皮质激素。

**(四)不良反应**

糖皮质激素的不良反应与用药品种、剂量、疗程、剂型及用法等明显相关,在使用中应密切监测不良反应,如感染、代谢紊乱(水电解质、血糖、血脂)、体重增加、出血倾向、血压异常、骨质疏松、股骨头坏死等,小儿应监测生长和发育情况。

**(五)停药反应和反跳现象**

糖皮质激素减量应在严密观察病情与糖皮质激素反应的前提下个体化处理,要注意可能出现的以下现象:

**1.停药反应**

长期中或大剂量使用糖皮质激素时,减量过快或突然停用可出现肾上腺皮质功能减退样症状,轻者表现为精神萎靡、乏力、食欲减退、关节和肌肉疼痛,重者可出现发热、恶心、呕吐、低血压等,危重者甚至发生肾上腺皮质危象,需及时抢救。

**2.反跳现象**

在长期使用糖皮质激素时,减量过快或突然停用可使原发病复发或加重,应恢复糖皮质激素治疗并常需加大剂量,稳定后再慢慢减量。

## 二、临床使用细则

(1)冲击疗法需具有主治医师以上专业技术职务任职资格的医师决定。

(2)短、中程糖皮质激素治疗时,需具备医师职务任职资格的医师开具,且严格掌握适应证,品种选择原则上应使用国家基本药物目录内的品种。

(3)长程糖皮质激素治疗方案,需由相应学科主治医师以上专业技术职务任职资格的医师制定。先天性肾上腺皮质增生症的长程治疗方案制定需三级医院内分泌专业主治医师以上专业技术职务任职资格的医师决定。随访和剂量调整可由内分泌专业主治医师以上专业技术职务任职资格的医师决定。

(4)紧急情况下临床医师可以高于上条所列权限使用糖皮质激素,但仅限于 3 天内用量,并严格记录救治过程。

(5)对发热原因不明和病毒感染性疾病者,原则上不使用糖皮质激素类药物。

(6)使用糖皮质激素类药物应有明确的指征,并根据药物的适应证、药物动力学特征及患者的病情特点,严格选药,并注意剂量、疗程和给药方法进行个性化给药。原则上糖皮质激素使用时间一般不超过 3 天,使用剂量不超过药典规定。

(7)对已经明确诊断,确需较长时间使用糖皮质激素时,应努力寻找最小维持剂量或采用间歇疗法,当病情稳定后应有计划地逐步停药或改用其他药物和治疗方法。

(8)在明确诊断,确需使用糖皮质激素时,应注意以下事项:

1)因细菌感染而需要使用皮质激素类药物的患者,要配合使用敏感而足量的抗菌药物。

2)患者在服用糖皮质激素时应常规补充钙剂和维生素 D 以防止骨质疏松。

3)服用糖皮质激素期间应经常监测血糖,以便及时发现类固醇性糖尿病。

4)长期用药者,糖皮质激素的给药时间应定在早晨 8 时和下午 4 时,以尽可能符合皮质激素的生理分泌规律。撤药时应采取逐渐减量的方式,以使自身的皮质功能得以逐渐恢复。

5)防止各种感染特别是防止多重感染的发生。

6)为减少对胃肠道的刺激,可在饭后服用或加用保护胃黏膜药物。

(9)下列情况禁用糖皮质激素:

1)肾上腺皮质功能亢进症;

2)当感染缺乏有效对病因治疗药物时,如水痘和真菌感染等;

3)病毒感染,如水痘、单纯疱疹性角膜炎、角膜溃疡等;

4)消化性溃疡;

5)新近做过胃肠吻合术、骨折、创伤修复期;

6)糖尿病;

7)高血压;

8)癫痫、精神病患者。

(10)各临床科室应根据本专业诊疗指南/临床路径要求使用糖皮质激素。

(11)药剂人员负责处方检查.对处方中不合理的糖皮质激素药物的使用,药剂人员有责任记录并通知医师改正,并定期将情况汇总。对违反规定、乱开处方、滥用糖皮质激素类药品者,药剂人员有权拒绝调配。

# 参 考 文 献

[1]Waldo E,Nelson,等.尼尔逊儿科学.张国成等译.西安:世界图书出版西安公司,1999.551-553

[2]ChristopHer S,Cooper and HowardM. Snyder III. Ureteral duplication，ectopy, and ureteroceles. In. Pediatric Urology. John P. Gearhart， Richard C. Rink， Pierre D．E. Mouriquand.W.B.Saunders Company.pHiladelpHia，Pennsylvania,2001.430-449

[3]文建国.小儿神经泌尿学.见:张玉海,赵继懋.神经泌尿学.北京:人民卫生出版社,2007

[4]佘亚雄.小儿外科学.第3版.北京:人民卫生出版社,1993

[5]施诚仁.新生儿外科学.第1版.上海:上海科学普及出版社.2002

[6]张金哲,潘少川,黄澄如.实用小儿外科学.杭州:浙江科学技术出版社,2003

[7] Nabhan ZM,Lee PADisorders of sex development.Curr Opin Obstet Gynecol.2007.19(5):440-445

[8]Robboy SJ，Jaubert F.Neoplasms and pathology of sexual developmental disorders (intersex).Pathology,2007,39(1):147-163

[9]Houk CP，Hughes IA，Ahmed SF，Lee PA.Writing Committee for the International Intersex Consensus Conference Participants.Consensus statement on management of intersex disorders.International Consensus Conference on Intersex.Pediatrics92006,118(2):488-500

[11]金锡御,吴雄飞.尿道外科学.第2版.北京:人民卫生出版社,2004

[11]黄澄如.小儿泌尿外科学.济南:山东科学技术出版社,1996

[12]施诚仁.小儿肿瘤.北京:北京大学医学出版社,2007